Stimmdiagnostik

Berit Schneider-Stickler
Wolfgang Bigenzahn

Stimmdiagnostik

Ein Leitfaden für die Praxis

2. Auflage

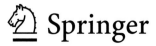 Springer

ao. Univ. Prof. Dr. Berit Schneider-Stickler
Medizinische Universtität Wien, Univ.-HNO-Klinik, Klinische Abt. Phoniatrie-Logopädie
Währinger Gürtel 18–20
1090 Wien

Univ. Prof. DDr. Wolfgang Bigenzahn
Medizinische Universtität Wien, Univ.-HNO-Klinik, Klinische Abt. Phoniatrie-Logopädie
Währinger Gürtel 18–20
1090 Wien

Das Online-Material zu diesem Buch finden Sie auf http://extras.springer.com
(Passwort: 978-3-7091-1479-7)

ISBN-13 978-3-7091-1479-7   ISBN 978-3-7091-1480-3 (eBook)
DOI 10.1007/978-3-7091-1480-3
Springer Wien Heidelberg Dordrecht London New York

Die Deutsche Nationalbibliothek verzeichnet diese Publikation
in der Deutschen Nationalbibliografie; detaillierte bibliografische Daten sind im Internet
über http://dnb.d-nb.de abrufbar.

Springer Medizin
© Springer-Verlag Wien 2007, 2013

Produkthaftung: Für Angaben über Dosierungsanweisungen und Applikationsformen kann
vom Verlag keine Gewähr übernommen werden. Derartige Angaben müssen vom jeweiligen
Anwender im Einzelfall anhand anderer Literaturstellen auf ihre Richtigkeit überprüft werden.

Die Wiedergabe von Gebrauchsnamen, Warenbezeichnungen usw. in diesem Werk berechtigt
auch ohne besondere Kennzeichnung nicht zu der Annahme, dass solche Namen im Sinne der
Warenzeichen- und Markenschutzgesetzgebung als frei zu betrachten wären und daher von
jedermann benutzt werden dürfen.

Gedruckt auf säurefreiem und chlorfrei gebleichtem Papier.

Springer Medizin ist Teil der Fachverlagsgruppe Springer Science+Business Media
www.springer.com

Vorwort zur 2. Auflage

Dieses Vorwort bietet die Gelegenheit, den einzelnen Fachkapiteln persönliche Gedanken voranzustellen. Es sei all jenen Lesern gedankt, deren Wissensdurst die nun vorliegende 2. Auflage der „Stimmdiagnostik" befördert hat. Schon in der Entstehungsphase zur 1. Auflage war zu beobachten, dass Wissenschaft und Forschung zur Stimme Eingang in klinische und pädagogische Bereiche fand.

Stimmforschung ist in den vergangenen Jahren zu einem zentralen interdisziplinären Thema geworden. Als gesellschaftliches Anliegen bedarf es zu deren Umsetzung vermehrt finanzieller und personeller Ressourcen. Ein Blick auf die Inhalte internationaler Fachkongresse, nationaler Fortbildungen und interner Schulungsprogramme belegt die zunehmende Bedeutung der Thematik „Kommunikation und Stimme".

Die Autoren sind sich bewusst, dass Fachkompetenz als Voraussetzung für das Verständnis von Geräte- und Messtechnik sowie für Urteilsvermögen über Messergebnisse in den Ausbildungseinrichtungen zu optimieren ist. Die Gefahr kritikloser Anwendung kommerzieller Soft- und Hardwareangebote besteht in unzulänglicher Befunderhebung und unprofessioneller Umsetzung von Forschungsergebnissen in die Praxis. Apparativ-technische Entwicklungen werden auch in Zukunft Neuerungen auf dem Gebiet der Stimmdiagnostik hervorbringen.

Das Lehrbuch „Stimmdiagnostik – ein Leitfaden für die Praxis" wurde sorgfältig überarbeitet, neue Kapitel sowie erweiterte Übungen und Lernbeispiele werden bereitgestellt. Der Einfachheit halber sind Personen- und Berufsbezeichnungen im Text geschlechtsneutral formuliert.

Berit Schneider-Stickler
Wolfgang Bigenzahn
Wien, im Frühjahr 2013

Vorwort zur 1. Auflage

Das vorliegende Lehrbuch resultiert aus unseren Bemühungen um die Vermittlung stimmdiagnostischer Grundlagen sowie um die Standardisierung der Stimmfunktionsdiagnostik in der klinischen Praxis. Intensive Vortrags- und Unterrichtstätigkeit in den letzten Jahren und nicht zuletzt die Wiener Fortbildungskurse zur „Praxis der Stimmdiagnostik" haben das wachsende Interesse an stimmdiagnostischen Kenntnissen aufgezeigt.

Qualitätssicherung und -kontrolle als Forderungen des modernen Qualitätsmanagements geben dem klinischen Einsatz stimmdiagnostischer Methoden starke Impulse. Daneben gewinnen auch Dokumentation und wissenschaftliche Aufbereitung der Untersuchungsbefunde an Bedeutung.

Dieser Leitfaden soll helfen, Diagnostik und Therapiebeurteilung von Stimmstörungen auf der Grundlage stimmdiagnostischer Parameter zu erlernen, vorhandenes Wissen zu vertiefen sowie Transparenz und Nachvollziehbarkeit im stimmdiagnostischen Bereich zu erhöhen. Die Autoren erheben dabei nicht den Anspruch, das Gebiet der Stimmdiagnostik zur Gänze wissenschaftlich abzudecken bzw. „Leitlinien" zu erstellen. Vielmehr soll ein systematischer Überblick über klinisch relevante stimmdiagnostische Methoden gegeben werden, der zugleich Erfahrungen im Erlernen von deren Grundlagen berücksichtigt. Dabei möge die zunächst breite Vielgestaltigkeit der theoretischen Möglichkeiten nicht darüber hinweg täuschen, dass trotz technischer Fortschritte die apparative Stimmdiagnostik noch immer nicht in der Lage ist, das geschulte Ohr des erfahrenen Untersuchers zu ersetzen.

Die Autoren danken dem Springer-Verlag für die Unterstützung, diese Thematik dem interessierten Fach- und Leserkreis zugänglich zu machen.

Berit Schneider
Wolfgang Bigenzahn
Wien, Frühjahr 2007

Inhaltsverzeichnis

1	**Kommunikation in der modernen Gesellschaft**	1
1.1	**Formen der Kommunikation**	2
1.2	**Stimmberufe und beruflich bedingte Stimmstörungen**	4
1.3	**Stimmliche Risikofaktoren in Privat- und Freizeitbereich**	7
2	**Einsatzgebiete der Stimmdiagnostik**	9
2.1	**Qualitätssicherung in der klinischen Stimmdiagnostik**	10
2.2	**Diagnostik von Stimmstörungen**	10
2.2.1	Organische Dysphonien	11
2.2.2	Funktionelle Dysphonien	12
2.2.3	Phonationsassoziierte Stimmlippenveränderungen	12
2.3	**Phonochirurgie auf der Grundlage moderner Stimmdiagnostik**	15
2.4	**Medizinische Verlaufsbeurteilung von Stimmstörungen**	16
2.5	**Stimmdiagnostik in der Logopädie**	17
2.6	**Prävention von Stimmstörungen**	17
2.7	**Phoniatrische Beurteilung der stimmlichen Tauglichkeit**	19
2.8	**Stimmdiagnostik und Biofeedback in der Gesangspädagogik**	22
3	**Physikalisch-akustische Grundlagen der Stimmdiagnostik**	23
3.1	**Schall, Schwingung, Welle**	24
3.2	**Schalldruckpegelmessung**	26
3.3	**Schallquellen**	26
3.4	**Physikalische Einflüsse auf die Schallausbreitung**	27
3.4.1	Reflexion	27
3.4.2	Brechung und Schalldämmung	27
3.4.3	Beugung	27
3.5	**Grundlagen der Raumakustik**	28
4	**Anatomie und Physiologie der Stimme**	29
4.1	**Funktionsbereiche der Stimmproduktion**	30
4.2	**Atemformen**	31
4.3	**Aufbau der Stimmlippen**	31
4.4	**Ablauf der Stimmlippenschwingungen**	33
4.5	**Der primäre Kehlkopfklang und dessen Teiltonstruktur**	35
4.6	**Ansatzraum und dessen Einfluss auf die Klangformung**	35
4.6.1	Aufbau des Ansatzraums	35
4.6.2	Resonanz- und Filterfunktion des Ansatzraums	35
4.7	**Grundlagen der Artikulation**	38
4.7.1	Terminologie	38
4.7.2	Bildung von Konsonanten	39

4.7.3   Bildung der Vokale 39
4.7.4   Physikalische Eigenschaften der Sprachlaute. 42
4.8   **Nasalität, Hyponasalität und Hypernasalität.** 43
4.8.1   Terminologie. 43
4.8.2   Untersuchungsmöglichkeiten und apparative Zusatzdiagnostik 44
4.8.3   Einfluss der Nasennebenhöhlen auf die Nasalität. 46
4.8.4   Einfluss operativer Eingriffe im Bereich der Nasenhaupt-
         und Nasennebenhöhlen auf die Nasalität 47

5   **Sprech- und Singstimme** 49
5.1   **Sprechen und Singen im Vergleich** 50
5.2   **Akustische Charakteristika gesprochener Sprache.** 50
5.3   **Die ausgebildete Sprechstimme (Sprecherstimme)** 50
5.3.1   Schulung der Sprechstimme 50
5.3.2   Der Sprecherformant 52
5.4   **Die ausgebildete Singstimme (Sängerstimme)** 52
5.4.1   Vokalausgleich und „Decken" 53
5.4.2   Intonationssicherheit und Formanttuning 53
5.4.3   Timbre. 54
5.4.4   Register. 55
5.4.5   Sängerformant. 56
5.4.6   Vibrato und Tremolo. 56
5.4.7   Physiologische Klassifizierung der Stimmlagen. 57

6   **Übersicht stimmdiagnostischer Methoden.** 59
6.1   **Überblick über die Entwicklung stimmdiagnostischer Methoden.** 60
6.2   **Systematik der modernen Stimmdiagnostik.** 61
6.3   **Basisprotokoll der European Laryngological Society (ELS)
       zur funktionellen Stimmbeurteilung** 63
6.4   **Bewertung stimmdiagnostischer Befunde.** 63

7   **Aerodynamische Messungen** 67
7.1   **Atemvolumina und Atemkapazitäten** 68
7.2   **Lungenfunktionsdiagnostik im klassischen Sinne** 68
7.3   **Spirometrie, Pneumotachographie und Bodyplethysmographie.** 70
7.4   **Referenzwerte in der Lungenfunktionsdiagnostik** 73
7.5   **Atemfunktionsmessungen in der Stimmdiagnostik.** 74
7.5.1   Maximale Tonhaltedauer. 74
7.5.2   Phonationsquotient 74
7.5.3   s / z-Ratio 75
7.5.4   Pneumographie. 76
7.5.5   Messung des glottalen Luftstroms und des subglottischen Drucks 77

8 **Untersuchung des Kehlkopfs und der Stimmlippenfunktion** 79
8.1 **Inspektion und Palpation** 81
8.2 **Indirekte Laryngoskopie mit dem Kehlkopfspiegel** 81
8.3 **Endoskopie des Kehlkopfs.** 81
8.3.1 Starre Endoskope 83
8.3.2 Flexible Endoskope. 84
8.3.3 Endoskopische Befunddokumentation 86
8.3.4 Monitore. 86
8.3.5 Bild- und Videodokumentation mit Hilfe digitaler Aufnahme- und
      Speicherstandards 86
8.3.6 Aufbereitung von Endoskopen. 87
8.4 **Visualisierung der Stimmlippenschwingungen mit Hilfe der Stroboskopie** .. 87
8.4.1 Das stroboskopische Prinzip 88
8.4.2 Gerätetechnik. 89
8.4.3 Die stroboskopische Untersuchung 89
8.4.4 Auswertung stroboskopischer Merkmale 90
8.4.5 Klinische Anwendung der Stroboskopie 94
8.4.6 Videostroboskopie versus digitale Stroboskopie 95
8.4.7 Quantifizierung stroboskopischer Merkmale. 96
8.4.8 Darstellung der Stimmlippenschwingungen mit der Shutter-Technik. 97
8.4.9 Anwendungsbeschränkungen 98
8.4.10 Videostrobokymographie. 98
8.5 **Echtzeitaufnahmen der Stimmlippenfunktion** 99
8.5.1 Hochgeschwindigkeitsvideokinematographie 99
8.5.2 Kymographie 101
8.6 **Elektroglottographie** 102

9 **Stimmfeldmessung** 105
9.1 **Hintergrund.** 106
9.2 **Voraussetzungen für die Stimmfeldmessung** 106
9.3 **Sprechstimmfeldmessung.** 106
9.3.1 Durchführung der Sprechstimmfeldmessung 106
9.3.2 Messfehler 108
9.3.3 Auswertung der Sprechstimmfeldmessung 108
9.3.4 Vergleichswerte der Sprechstimmfeldmessung 110
9.4 **Singstimmfeldmessung** 111
9.4.1 Durchführung der Singstimmfeldmessung. 111
9.4.2 Auswertung der Singstimmfeldmessung 113
9.4.3 Beziehungen zwischen Sing- und Sprechstimmfeld 113
9.4.4 Vergleichswerte für Singstimmfeldmessungen. 114
9.5 **Stimmfeldmessungen bei Kindern** 114
9.6 **Ergebnisse der Stimmfeldmessungen
    mit unterschiedlicher Hard- und Software** 119

10   Stimmbelastungstest zur Überprüfung der stimmlichen Belastungsfähigkeit 121

10.1   Simulation der alltäglichen Sprechstimmbelastung im klinischen Test...... 122

10.2   Technische und räumliche Voraussetzungen 122

10.3   Allgemeine Durchführung. 122

10.4   Auswertung des Stimmbelastungstests 123

10.5   Stimmdiagnostische Zusatzuntersuchungen bei Stimmbelastungstest..... 123

10.6   Auswahl des Schwierigkeitsgrades beim Stimmbelastungstest............. 125

10.7   Indikationen für einen Stimmbelastungstest 126

11   Auditiv-perzeptive Stimmklangbeurteilung 127

11.1   GRBAS-Skala 129

11.1.1   Methodik 129

11.1.2   Bewertung.. 130

11.2   RBH-Klassifikation. 130

11.2.1   Methodik 130

11.2.2   Bewertung.. 130

11.3   Consensus Auditory-Perceptual Evaluation of Voice (CAPE-V) 132

11.4   Vor- und Nachteile auditiv-perzeptiver Heiserkeitsbeurteilungen 132

11.5   Auditive Beurteilung prosodischer Merkmale 133

12   Computergestützte Stimmklanganalysen............................. 135

12.1   Stimmschallaufnahme und -wandlung 137

12.1.1   Auswahl des Mikrophons 138

12.1.2   Mikrophonanordnung und -positionierung 138

12.1.3   Bewertungsfilter bei Schalldruckpegelmessungen 138

12.1.4   Darstellung des Stimmsignals.. 139

12.2   Schallspeicherung und signaltechnische Verarbeitung 139

12.3   Auflösung und Abtastrate digitaler Signale................................ 140

12.4   Akustische Analyse von euphonen und dysphonen Stimmen............... 140

12.5   Periodizitätsanalysen 141

12.5.1   Jitter – Periodizitätsvariationen der Periodendauer........................ 141

12.5.2   Shimmer – Periodizitätsvariationen der Amplituden....................... 142

12.5.3   Periodenkorrelation zur Beschreibung der Wellenform 143

12.5.4   Stimmanalysesoftware 143

12.5.5   Kritische Betrachtungen für den klinischen Einsatz 147

12.6   Spektralanalyse von Stimmsignalen....................................... 150

12.6.1   Fast-Fourier Transformation (FFT) als mathematische Grundlage der Spektralanalyse 150

12.6.2   Beschreibung von Schallsignalen mit Hilfe des Frequenzspektrums 152

12.6.3   Vom Spektrum zum Spektrogramm 153

12.6.4   Breit- und Schmalbandspektrum 154

12.6.5   Sprachschallanalyse (Sonagraphie) 154
12.6.6   Heiserkeitsbeurteilung im Spektrogramm 157
12.7   Linear Predictive Coding (LPC) 159
12.8   Cepstrumanalysen 159
12.9   Langzeit-Spektralanalyse: Long Term Average Spectrum (LTAS) 159
12.9.1   Spektrographische Objektivierung nichtharmonischer Stimmklanganteile 160
12.9.2   Alpha-Ratio 160
12.10   Objektivierung prosodischer Merkmale 160
12.11   Grundfrequenzbestimmung während des Sprechvorganges 161

13   Elektrophysiologische Diagnostik des Larynx 163
13.1   Einsatzgebiete 164
13.2   Apparative Voraussetzungen 165
13.3   Laryngeale EMG-Untersuchung 166
13.4   Elektromyographische Untersuchungsbefunde 167
13.4.1   Spontanaktivität 167
13.4.2   Willküraktivität 167
13.4.3   Reinnervationspotenziale 168
13.5   Synkinetische Innervation (Synkinesis) 168
13.6   Kritische Anmerkungen 169

14   Multiparametrische Indexbildung zur Beschreibung
         von Stimmqualität und -quantität 171
14.1   Dysphonia Severity Index nach Wuyts et al. 172
14.2   Dysphonie-Index nach Friedrich 172

15   Selbsteinschätzung der stimmlichen Situation durch den
         Patienten 175
15.1   Visuelle Analogskalen 176
15.2   Voice Handicap Index (VHI) 176
15.3   Stimmstörungsindex (SSI) 177
15.4   Voice-related Quality of Life (V-RQOL) 177

16   Stimmdiagnostik bei organischen Dysphonien 179
16.1   Laryngeale Entzündungen 181
16.1.1   Akute Laryngitis 181
16.1.2   Chronische Laryngitis 184
16.1.3   Reinke-Ödem 187
16.1.4   Refluxlaryngitis bei GERD 192
16.2   Systemische Erkrankungen mit laryngealer Manifestation 193
16.3   Laryngeale Präkanzerosen 195
16.4   Larynxpapillomatose 198

16.5   Larynxkarzinom.. 202

16.6   Stimmlippenlähmungen 206

16.6.1   Lähmungen des N. laryngeus recurrens.. 207

16.6.2   Lähmungen des N. laryngeus superior.. 208

16.6.3   Zentrale Lähmungen 208

16.7   Sulcus vocalis 214

16.8   Vocal Fold Mucosal Bridge... 216

16.9   Stimmlippenzyste.. 217

16.10   Vasektasien an den Stimmlippen und Stimmlippenhämatome 220

16.11   Laryngeale Intubationsschäden... 223

16.12   Mutationsdysphonien.. 225

16.13   Stimmveränderungen im Klimakterium 230

16.14   Presbyphonie 231

16.15   Voice Tremor 234

16.16   Spasmodische Dysphonie 235

17   Stimmdiagnostik bei funktionellen Dysphonien 239

17.1   Funktionelle Dysphonien mit hypofunktioneller Symptomatik 240

17.2   Funktionelle Dysphonien mit hyperfunktioneller Symptomatik 241

17.3   Stimmliche konstitutionelle/konditionelle Hypofunktion 242

17.4   Lärmheiserkeit 243

17.5   Dysodie 244

18   Stimmdiagnostik bei phonationsassoziierten Stimmlippen-
    veränderungen 249

18.1   Funktionelle Phonationsverdickungen 250

18.2   Randödeme der Stimmlippen 253

18.3   Stimmlippenknötchen 255

18.4   Stimmlippenpolypen... 260

18.5   Kontaktulkus und Kontaktgranulom 262

19   Stimmdiagnostik bei Stimmtauglichkeitsuntersuchungen.......... 265

19.1   Stimmtauglichkeitsuntersuchungen bei zukünftigen Sprechberufen....... 266

19.2   Stimmtauglichkeitsuntersuchungen bei Stimmkünstlern.................. 269

19.3   Screening zur Stimmtauglichkeit mittels Punktescore-Ranking............ 271

20   Übungen.. 273

20.1   Übungen zur auditiven Stimmklangbeurteilung nach dem RBH-Schema ... 274

20.1.1   Aufgabe 1... 274

20.1.2   Aufgabe 2... 274

20.2   Übungsbeispiel 1.. 275

20.3   Übungsbeispiel 2.. 278

20.4   Übungsbeispiel 3.. 281

20.5   Übungsbeispiel 4. 282

20.6   Übungsbeispiel 5. 285

20.7   Übungsbeispiel 6. 288

20.8   Übungsbeispiel 7. 291

20.9   Übungsbeispiel 8. 294

20.10   Übungsbeispiel 9. 296

20.11   Übungsbeispiel 10 298

21   **Lösungen** 301

21.1   **Übungen zur auditiven Stimmklangbeurteilung nach dem RBH-Schema** . . . 302

21.1.1   Aufgabe 1. 302

21.1.2   Aufgabe 2. 302

21.2   **Lösung zu Übungsbeispiel 1.** 303

21.3   **Lösung zu Übungsbeispiel 2.** 305

21.4   **Lösung zu Übungsbeispiel 3.** 307

21.5   **Lösung zu Übungsbeispiel 4.** 308

21.6   **Lösung zu Übungsbeispiel 5.** 310

21.7   **Lösung zu Übungsbeispiel 6.** 312

21.8   **Lösung zu Übungsbeispiel 7.** 314

21.9   **Lösung zu Übungsbeispiel 8.** 316

21.10   **Lösung zu Übungsbeispiel 9.** 317

21.11   **Lösung zu Übungsbeispiel 10** 318

A   Anhang 320

Literatur 327

Stichwortverzeichnis 334

Abkürzungsverzeichnis

ALQ	Amplituden-Längen-Quotient
ASHA	American Speech-Language-Hearing-Association
AV	Atemzugvolumen
Cis	Carcinoma in situ
dB	Dezibel
DSI	Dysphonia Severity Index
EGG	Elektroglottographie
ELS	European Laryngological Society
ERV	Exspiratorisches Reservevolumen
FFT	Fast Fourier Transformation
FESS	funktionelle endoskopische Nasennebenhöhlenchirurgie (functional endoscopic sinus surgery)
FEV1	forciertes Exspirationsvolumen in 1 s, Einsekundenkapazität, Atemstoßwert
fps	frames per second, visuelle Wahrnehmung in Bildern pro Sekunde
FRK	funktionelle Residualkapazität
FVC	Forcierte Vitalkapazität
(s) G	(spezifische) Conductance
GERD	Gastro-ösophago-pharyngealer Reflux
GNE	Glottal-to-Noise-Excitation-Ratio
HPV	Human Papilloma Virus
HT	Halbton
IGV	Intrathorakales Gasvolumen
IK	Inspirationskapazität
IRV	Inspiratorisches Reservevolumen
ITGV	Intrathorakales Gasvolumen
IVK (IVC)	Inspiratorische Vitalkapazität
KV	Kardinalvokale
LPC	Linear Predictive Coding
LPS	Laser Projection System
LTAS	Long Term Average Spectrum
MDVP	Multi-dimensional voice program
MUP	Motor Unit Potential
OT	Oberton
PEF	Peak Exspiratory Flow
PIF	Peak Inspiratory Flow
(s) R	(spezifische) Resistance
RV	Residualvolumen
SPL	Schalldruckpegel
SSI	Stimmstörungsindex
TGV	Thorakales Gasvolumen
TK	Totalkapazität
URLNP	Unilateral recurrent laryngeal nerve paralysis
VHI	Voice Handicap Index
VK	Vitalkapazität
V-RQOL	Voice Related Quality of Life

Kommunikation in der modernen Gesellschaft

1.1   Formen der Kommunikation – 2

1.2   Stimmberufe und beruflich bedingte
       Stimmstörungen – 4

1.3   Stimmliche Risikofaktoren in Privat-
       und Freizeitbereich – 7

B. Schneider-Stickler, W. Bigenzahn, *Stimmdiagnostik,*
DOI 10.1007/978-3-7091-1480-3_1, © Springer-Verlag Wien 2013

1.1   Formen der Kommunikation

Die moderne Gesellschaft unterliegt ständiger Entwicklung und Veränderung. Im Zentrum gesellschaftlicher Entwicklung steht nicht länger die industrielle Produktion, sondern zunehmend die Verdichtung, Beschleunigung und Globalisierung der Kommunikation. Menschen kommunizieren, interagieren und arbeiten zusammen. Wir leben in einer Kommunikationsgesellschaft. Begriffe aus den Bereichen Medien und Kommunikation prägen unseren Alltag und gehören zu den zentralen Themen der heutigen Zeit. Dies bestätigt sich beispielsweise darin, dass die moderne Gesellschaft inzwischen als Informations-, Wissens- und Kommunikationsgesellschaft bezeichnet wird. Die Kommunikation als Vermittlung von Informationen hat sich in der menschlichen Evolution mit vielen anderen sozialen und individuellen Fähigkeiten entwickelt.

Der Begriff „Kommunikation" (lat. communicare = teilen, mitteilen) beschreibt den Austausch von Gedanken und Informationen in Sprache, Schrift, Bild, Gestik oder Mimik. Sprache ist sowohl in gesprochener als auch geschriebener Form Träger gedanklich-inhaltlicher Ideen des täglichen Informationsaustauschs; dabei sind Stimme und Sprache untrennbar miteinander verbunden.

Auf zwischenmenschlicher Ebene werden nonverbale und verbale Kommunikation unterschieden.

Die Bedeutung nonverbaler Kommunikation und nonverbaler Kompetenz wurde bereits 1967 von Mehrabian und Ferris untersucht: im Rahmen von Präsentationen vor Gruppen erreichen Sprecher 55 % der Wirkung durch die Körpersprache (d. h. Körperhaltung, Gestik und Augenkontakt), 38 % des Effekts durch die Stimmlage und nur 7 % durch den eigentlichen Vortragsinhalt. Diese „55-38-7-Regel" ist eine der bekanntesten Zahlenvorgaben zur Beschreibung der Bedeutung nonverbaler und verbaler Wirkungen.

Die **nonverbale Kommunikation** beschreibt Kommunikationsformen, die nicht verbal erfolgen, d. h. keine Lautsprache, Gebärdensprache bzw. Schriftsprache. Kanäle für nonverbale Kommunikation sind Gesichtsausdruck, Körperhaltung und -bewegung, Gestik, Augenkontakt, Körpergeruch, Prosodie und allgemeines Erscheinungsbild (Kleidung, Frisur etc.).

Die **verbale Kommunikation** ◘ Abb. 1.1 beginnt mit der zentralen gedanklichen Konzeption einer Information, die einer anderen Person mitgeteilt werden soll. Ihre wesentlichen Elemente sind:

- zentrale Planung („Sprache"),
- Umsetzung in periphere Artikulationsvorgänge („Sprechen"),
- Phonation („Stimme"),
- Aufnahme bzw. akustische und zentrale Wahrnehmung des Stimm- und Sprachschalls („Hören und Verstehen").

Nach Erstellung entsprechender sprachlicher Ausdruckskonzepte wird die Information sprechmotorisch bzw. artikulatorisch umgesetzt und als Sprachschall dem Zuhörer/Empfänger gesendet. Der Sprechvorgang ist dabei direkt an die Stimmgebung (Phonation)

◻ Abb. 1.1 Säulen der verbalen Kommunikation

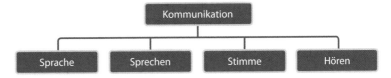

gebunden. Sprechen ist ohne Stimme als klanglicher Energieträger nicht möglich. Das resultierende akustische Produkt enthält das gedanklich-inhaltliche Konzept. Es wird vom Gesprächspartner mit dem Ohr aufgenommen, akustisch analysiert und zentral wahrgenommen.

Die Fähigkeit zur Kommunikation ist Voraussetzung für soziale Integration, berufliche Kompetenz und persönliche Zufriedenheit. Sicherlich war Kommunikation für den Menschen schon immer wichtig, jedoch verlangen die daraus resultierenden Fragestellungen wissenschaftliche Klärung und Untersuchung, die letztendlich zum Verständnis der gesellschaftlichen Entwicklung beitragen. Die Thematik der Stellung von Kommunikation und Medien in der Gesellschaft im Allgemeinen und der Wissenschaft im Besonderen sind Inhalt der Kommunikationswissenschaft (Strohner 2006). Kommunikationswissenschaftliche Studiengänge finden sich an vielen Universitäten. Wichtige gesellschaftliche Beiträge stammen von sozialwissenschaftlichen Fachrichtungen, wie Politikwissenschaft, Soziologie, Sozialpsychologie, Wirtschaftswissenschaften, Pädagogik und Linguistik.

Linguistik

Die Linguistik (auch Sprachwissenschaft) ist die Wissenschaft, die die menschliche Sprache aus verschiedenen Gesichtspunkten untersucht. Sprachwissenschaftliche Forschung untersucht die Sprache als System, ihre Bestandteile und Einheiten. Es werden verschiedene Teildisziplinen unterschieden.

Nonverbale und verbale Kommunikationsformen können in verschiedener Weise durch Störungen beeinträchtigt sein. Folgen sind Kommunikationsstörungen, die zu sozialer Isolation, emotioneller Belastung, Arbeitsunfähigkeit bis hin zur Berufsunfähigkeit führen können. Extreme Formen der Kommunikationsstörung aufgrund psychiatrischer bzw. psychogener Grunderkrankungen erfordern fachspezifische Interventionen durch u. a. Psychiatrie und Psychologie. Häufiger sind jedoch Kommunikationsstörungen durch Störungen auf den Gebieten von Sprachproduktion, Sprechen/Artikulation, Phonation und Perzeption (Hören/Verstehen). Im deutschsprachigen Raum liegen Diagnostik und Therapie dieser vordergründig verbalen Kommunikationsstörungen im Verantwortungsbereich der Phoniatrie, die enge Kooperationen zu Hals-Nasen-Ohren-Heilkunde, Logopädie und benachbarten themenbezogenen Fachdisziplinen unterhält.

> **Logopädie**
>
> Die Logopädie ist die Lehre der Übungsbehandlung von Erkrankungen auf dem Gebiet der Phoniatrie und Pädaudiologie. Sie hat den durch eine Sprach-, Sprech-, Stimm-, Schluck- oder Hörbeeinträchtigung in seiner zwischenmenschlichen Kommunikation eingeschränkten Menschen im Mittelpunkt ihres Arbeitens. Die Logopädie beschäftigt sich mit Prävention, Diagnostik, Therapie und Rehabilitation aller Bereiche der Kommunikationsstörungen.

Die Phoniatrie nimmt eine Schlüsselrolle ein, nicht nur in der Erstellung von Kriterien für die Beurteilung einer gesunden Stimmfunktion und für die Beschreibung pathologischer Abweichungen als Grundlage therapeutischer Konsequenzen. Stimmstörungen nehmen durch steigende Anforderungen an die verbale Kommunikation in allen Lebensbereichen deutlich zu. Modernisierung und technischer Fortschritt erschließen neue Kommunikationsmedien mit immer höherer stimmlicher Belastung und Beanspruchung.

> **Phoniatrie**
>
> Die Phoniatrie befasst sich mit der Ätiologie, Diagnostik, Therapie und Prävention von Kommunikationsstörungen (Störungen von Sprache, Sprechen, Stimme und/ oder Hören). Sie hat ihre Wurzeln in der Hals-Nasen-Ohren-Heilkunde. In den meisten europäischen Ländern ist sie nach wie vor ein Additivfach zur Hals-Nasen-Ohren-Heilkunde. In Deutschland ist sie das „jüngste" medizinische Fachgebiet mit 5jähriger Facharztausbildungsdauer.
>
> Die Phoniatrie ist interdisziplinär ausgerichtet und arbeitet eng mit Fächern wie Logopädie, Phonetik, Linguistik, Kommunikationswissenschaften, Soziologie, Pädagogik, Musik, Akustik und Nachrichtentechnik zusammen.

1.2   Stimmberufe und beruflich bedingte Stimmstörungen

Untersuchungen zu beruflichem Stimmgebrauch ergaben bereits Ende des 21. Jh., dass 80 % aller Berufsgruppen verbale Kommunikation als Arbeitsmittel einsetzt (Ruben 1999). Die Tendenz zeigt eine weitere Intensivierung beruflich bedingter, sprachlicher Kommunikation. Durch Zunahme beruflich bedingter Kommunikationsstörungen entstehen Folgekosten; in den USA werden sie jährlich auf 2,5–3 % des Bruttosozialproduktes (154–186 Mrd. US-Dollar) geschätzt. Diese Zahlen sind nicht allein aus gesundheitspolitischen und ökonomischen Gesichtspunkten bedeutsam, sondern sie machen die volkswirtschaftliche Belastung durch anfallende Kosten für Prävention, Diagnostik und Therapie von Kommunikationsstörungen deutlich.

In Abhängigkeit vom Ausmaß der stimmlichen Beanspruchung können Berufe nach Kaufman u. Isaccson (1991) und Stemple (1993) unterschiedlichen Gruppen (Level I–IV) zugeteilt werden.

Gruppeneinteilung des Ausmaßes der stimmlichen Anforderung

▬ **Level I**: Hochleistungsstimmberufe („elite vocal performer"), z. B. Sänger, Schauspieler
  − Bereits geringfügige Abweichungen der Stimmfunktion können zu schweren beruflichen Konsequenzen führen.

▬ **Level II**: Berufssprecher („professional voice users"), z. B. Lehrer, Geistliche, Dozenten, Politiker
  − Moderate Belastungen können die berufliche Leistungsfähigkeit einschränken bzw. den beruflichen Einsatz unmöglich machen.

▬ **Level III**: Nicht-Berufssprecher („non-vocal professionals"), z. B. Rechtsanwälte, Mediziner, Geschäftsleute, Rezeptionisten
  − Die Stimme wird zur Berufsausübung benötigt, schwere Dysphonien können dies unmöglich machen.

▬ **Level IV**: Berufe ohne Stimmbedarf („non-vocal non-professionals"), z. B. Laboranten, Büroangestellte, Bibliothekare
  − Auch bei schwerer Stimmstörung ist eine Berufsausübung möglich.

Diese Einteilung berücksichtigt einerseits das jeweilige stimmliche Anforderungsprofil, andererseits das Risiko einer beruflich erworbenen Stimmstörung sowie die Konsequenz für die Berufsausübung im Falle einer Stimmstörung. Je höher die berufliche Stimmbelastung ist, desto mehr steigt das Risiko für die Entstehung einer dadurch bedingten Stimmstörung (Berufsdysphonie). Die Gruppeneinteilung unterliegt qualitativ völlig unterschiedlichen Ansprüchen (☐ Tab. 1.1). In den künstlerischen Hochleistungsberufen (Level I) werden bei großer Belastung hohe stimmtechnische Fertigkeiten vorausgesetzt; bei Berufsgruppen des Levels II ist die Belastung der Stimme zwar groß, die Anforderungen an die Qualität dagegen eher durchschnittlich (Vilkman 2000).

Veränderungen der Kommunikationsprozesse mit zunehmender Integration „neuer" Medien im Berufsalltag, Veränderungen der kommunikativen Anforderungen im Berufsalltag heutiger Hochleistungsstimmberufe und Berufssprecher sowie die Entstehung neuer Berufsgruppen lassen Veränderungen der Gruppenzugehörigkeit erwarten. Generell ist eine weitere Zunahme der verbalen Kommunikation in allen Berufsgruppen zu erwarten.

Berufsgruppen mit großer Stimmbelastung sind besonders gefährdet, funktionelle Stimmstörungen mit/ohne sekundär-organischen Stimmlippenveränderungen (Phonationsverdickungen) zu entwickeln. Berufsbedingte Stimmstörungen (Berufsdysphonien) sind bisher nicht in der Liste anerkannter Berufskrankheiten aufgeführt.

Die Liste der Berufskrankheiten (http://www.auva.at/mediaDB/MMDB128507_Berufskrankheitenliste.pdf) umfasst derzeit 53 Diagnosen, die nachweislich durch berufliche Tätigkeit zu einer gesundheitlichen Beeinträchtigung führen. Um als Berufskrankheit anerkannt zu werden, muss ein zumeist monokausaler Zusammenhang mit Schädigung durch exogene Noxen (schädigende Stoffe oder Strahlen) nachweisbar sein. Im Falle einer Berufsdysphonie sind jedoch weder exogene Schadstoffe noch Strahlenbelastungen Ursache für die bestehende Stimmstörungen, sondern vordergründig der häufige Stimmgebrauch.

Tab. 1.1 Prozentualer Anteil ausgewählter Stimmberufsgruppen nach Vilkman (2000)

Prozentualer Anteil an der Gesamtzahl der in Stimmberufen Tätigen		Belastung	Qualität
Schauspieler, Sänger (0,3 %)	Level I	Hoch	Hoch
Radio- und TV-Journalisten (0,2 %)	Level II	Mittel	Hoch
Lehrer/Erzieher (16 %)		Hoch	Mittel
Telefonisten (0,9 %)			
Telemarketing (1,4 %)			
Priester (0,3 %)			
Bankangestellte, Versicherungs- und Vertriebspersonal (50 %)	Level III	Mittel	Mittel
Ärzte, Anwälte, Pflegepersonal			

Chronischer Stress, schlechte Umgebungsbedingungen, mangelnde Berufskompetenz, stimmkonstitutionelle Defizite sind begünstigende Begleitfaktoren. Typische Symptome einer Berufsdysphonie sind denen einer funktionellen Dysphonie ähnlich; sie reichen von Heiserkeit, Räusperzwang, Trockenheitsgefühl, Halsschmerzen und Stimmbelastungsproblemen bis hin zu Stimmversagen. Stimmüberanstrengung kann im Verlauf zu Phonationsverdickungen an den Stimmlippen führen ▶ Kap. 18. Besonders gefährdete Berufsgruppen wie Lehrer, Call-Center-Mitarbeiter (Telefonisten), Sänger und Schauspieler stehen daher seit Jahren im Mittelpunkt des klinisch-wissenschaftlichen Interesses. Epidemiologische Untersuchungen, zumeist auf Fragebogenerhebungen basierend, konnten wesentliche stimmliche Risikofaktoren bei Lehrern, Call-Center-Mitarbeitern, Kindergärtnerinnen und Priestern herausarbeiten (Willams 2003; Alves 2009; Hocevar-Boltezar 2009; Bermúdez de Alvear 2011):

- beruflich bedingte stimmliche Anforderungen,
- lautes Sprechen in geräuschbelasteter Umgebung,
- weibliche Sprechstimmlage,
- fehlende Disziplin in der Klasse,
- häufiges Schreien/Rufen,
- schnelles Sprechtempo,
- überhöhte Sprechstimmlage,
- häufige Atemwegsinfektionen, deren Ausheilung nicht abgewartet wird,
- häufiges Räuspern,
- Rauchen,
- gastroösophagealer Reflux,
- Allergien und Asthma.

Stimmstörungen im Lehrberuf kommt eine zusätzliche gesellschaftliche Rolle zu: Bekanntlich nehmen Lehrer und Erzieher eine besondere stimmerzieherische Rolle ein, da sie allein durch ihre stimmliche Vorbildwirkung Einfluss auf die Stimmfunktion und Lernergebnisse der Schüler ausüben. Untersuchungen zum Einfluss von Heiserkeit auf schulische Lernergebnisse belegen schlechtere Testergebnisse im Falle einer bestehenden Heiserkeit des Lehrers (Rogerson 2005).

Künstlerische Hochleistungsstimmberufe wie **Sänger** und **Schauspieler** absolvieren im Rahmen ihrer Ausbildung in der Regel eine langjährige intensive Stimmausbildung. Sie stehen in ihrer künstlerischen Ausbildung und später in ihrem Arbeitsalltag unter oft erheblicher stimmlicher und physisch-psychischer Belastung, was zu subjektiver Leistungseinschränkung und Indisposition führen kann. Man muss das Risiko kennen, dem heute der Künstler durch Konkurrenzdruck und Kommerzialisierung des Musikbetriebes ausgesetzt ist. Zudem kann wenig auf individuelle stimmliche Entwicklungen und Bedürfnisse des Künstlers eingegangen werden. Das Anforderungsprofil ist durchaus mit dem eines Hochleistungssportlers vergleichbar. Während die Bühne für den Besucher eher einen „Ort der Fantasie" darstellt, ist sie für den Sänger und Schauspieler der Arbeitsplatz. Rollenanforderungen und Interpretationen erfordern mehr als nur eine „schöne" Stimme. Nicht selten ist rollenbezogene Emotionalität wichtiger als Stimmtechnik. Künstlerische Spitzenleistungen lassen sich nur erreichen, wenn Körper, Stimme, Emotion und Ausdruck im Gleichklang sind. Bereits minimale stimmliche Einbußen können die berufliche Karriere gefährden. Der Grat zwischen stimmlicher Höchstleistung und stimmlichem Risiko ist schmal.

Nach unseren Erfahrungen nehmen Sänger und Schauspieler eher spät ärztliche Hilfe in Anspruch, anfängliche Beschwerden werden zunächst bagatellisiert. Die Stresssituation ist daher im Falle einer Stimmerkrankung umso größer. Für Bühnenkünstler sind Phoniater und erfahrene Hals-Nasen-Ohren-Fachärzte die primären Ansprechpartner.

An der Klinischen Abteilung für Phoniatrie-Logopädie der Medizinischen Universität Wien werden etwa ein Viertel aller Patienten wegen Stimmproblemen behandelt. Mehr als die Hälfte der in einer Studie analysierten Patienten wiesen eine funktionelle Dysphonie auf, zum Teil bereits mit sekundär organischen Stimmlippenveränderungen (z. B. Stimmlippenknötchen): 17 % übten Hochleistungsstimmberufe aus (Level I), 30 % waren Angehörige von Berufsgruppen des Levels II, größtenteils Lehrer (Maasz 1999).

1.3 Stimmliche Risikofaktoren in Privat- und Freizeitbereich

Nicht nur beruflich bedingter Stimmgebrauch kann zu Stimmstörungen führen, sondern auch der habituelle private Stimmmissbrauch. In der Anamnese von Stimmproblemen sind daher familiäre Stimmgewohnheiten, Freizeitaktivitäten und berufliche Nebentätigkeiten ebenso zu hinterfragen wie Häufigkeit und Intensität der Telefon- und Skype-Aktivitäten. Nicht selten übersteigen Berufssprecher auch in ihrer Freizeit die physiologische stimmliche Belastungsgrenze von 6–8 Stunden. Mehrstündige Chorproben bei mangelnder Singtechnik und Singen in falscher Stimmlage können Stimmstörungen ebenso begünstigen wie die regelmäßige Betreuung von Kindergruppen in der Freizeit. Die ungewohnte Arbeit mit Kindern kann zu Sprechen in überhöhten Sprechstimmlagen führen.

Laienschauspieler haben oft Probleme mit der stimmlichen Umsetzung von Regieanweisungen. Der Gebrauch falscher Stimmlagen, ungewohnt lautes Sprechen auf der Bühne und rollenspezifische stimmliche Charakterfärbung bergen stimmliche Risiken in sich. Eine stimmliche Fehlentwicklung kann jedoch mit stimmbildnerischer Arbeit vermieden werden.

Stimmliche Überlastung bzw. Missbrauch bei Großveranstaltungen, wie Fußballspiele oder Rockkonzerte, können zu Phonationstraumen führen, die für einige Tage eine Heiserkeit bedingen, die jedoch meist nach Stimmschonung wieder abklingt. Berufssprecher und Hochleistungsstimmberufe sollten das Risiko eines Phonationstraumas meiden, da ihnen der Berufsalltag in der Regel nicht genügend Zeit für eine stimmliche Erholung mit Wiederherstellung der normalen Stimmlippenfunktion bietet.

Generell gilt, dass der Stimmgebrauch im Privat- und Freizeitbereich der beruflich bedingten Stimmbeanspruchung entgegengesetzt gestaltet werden sollte: Je höher die beruflich bedingte Stimmbeanspruchung, desto geringer sollte der Stimmgebrauch im Privat- und Freizeitbereich sein.

Einsatzgebiete der Stimmdiagnostik

2.1   Qualitätssicherung in der klinischen
        Stimmdiagnostik – 10

2.2   Diagnostik von Stimmstörungen – 10
2.2.1   Organische Dysphonien – 11
2.2.2   Funktionelle Dysphonien – 12
2.2.3   Phonationsassoziierte Stimmlippenveränderungen – 12

2.3   Phonochirurgie auf der Grundlage
        moderner Stimmdiagnostik – 15

2.4   Medizinische Verlaufsbeurteilung
        von Stimmstörungen – 16

2.5   Stimmdiagnostik in der Logopädie – 17

2.6   Prävention von Stimmstörungen – 17

2.7   Phoniatrische Beurteilung der
        stimmlichen Tauglichkeit – 19

2.8   Stimmdiagnostik und Biofeedback in
        der Gesangspädagogik – 22

B. Schneider-Stickler, W. Bigenzahn, *Stimmdiagnostik*,
DOI 10.1007/978-3-7091-1480-3_2, © Springer-Verlag Wien 2013

2.1   Qualitätssicherung in der klinischen Stimmdiagnostik

Qualitätssicherung ist in den letzten Jahren zu einem wichtigen Thema der Medizin geworden. Im Wesentlichen verfolgt sie zwei Ziele: einerseits die verbesserte Patientenversorgung, andererseits die effiziente und effektive Leistungserbringung (Friedrich 1996). Wesen und Ziel der Qualitätssicherung ist es, Unterschiede zwischen angestrebter und tatsächlich bestehender Qualität aufzuzeigen und Ursachen zu analysieren, um Verbesserungen einleiten zu können. Voraussetzung dafür ist, dass Qualität messbar wird. Es sind einheitliche Kriterien und Standards notwendig, an denen die Qualität beurteilt werden kann. Als Standard wird das Ausprägungsmerkmal eines Kriteriums bezeichnet, welches als Normalwert bzw. als Zielgröße angegeben wird.

Die Qualitätssicherung in der Stimmdiagnostik gestaltet sich im Vergleich zu anderen medizinischen Bereichen nicht immer leicht, da Kriterien und Standards aufgrund der Komplexität von Stimme und Sprache nicht einfach zu definieren sind.

Erste Erfolge konnten nicht zuletzt auf Grund intensiver Bemühungen um eine standardisierte Grunddiagnostik der Stimme erzielt werden (Schultz-Coulon 1980, Friedrich 1996).

Zusätzliche Aufwendungen zur gerätetechnischen Ausstattung stimmdiagnostischer Spezialambulanzen müssen den Qualitätskriterien der Evidence-Based-Medicine entsprechen und im Verhältnis zum zu erwartenden Benefit stehen.

2.2   Diagnostik von Stimmstörungen

Jede Stimmstörung bedarf einer fachärztlichen Abklärung. Im klinischen Alltag werden terminologisch alle Arten von Stimmstörungen unter dem Begriff „Dysphonien" zusammengefasst. Ihre Hauptsymptome sind neben dem gestörten Stimmklang (Heiserkeit) Einschränkungen der stimmlichen Belastbarkeit und subjektive Missempfindungen.

- **Hauptsymptome von Stimmstörungen**
- Stimmklangveränderungen, Heiserkeit,
- mangelnde stimmliche Belastbarkeit,
- Missempfindungen,
- häufiges Räuspern,
- Anstrengungsgefühl beim Sprechen.

Aus symptomatischer Sicht sind von einer gesunden Stimme mit normalem Stimmklang (Euphonie) einerseits die Dysphonie (gestörter Stimmklang mit noch erkennbarer harmonischer Struktur) und andererseits Aphonie (Stimmlosigkeit mit lediglich geräuschhafter Phonation ohne harmonische Grundstruktur) abzugrenzen.

Wie in ◘ Abb. 2.1 dargestellt, lassen sich Stimmstörungen in organische und funktionelle Dysphonien unterteilen, ihre Ätiologie umfasst ein weites Spektrum.

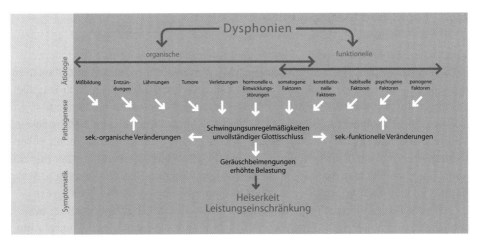

◘ Abb. 2.1 Ätiologie, Pathogenese und Symptomatik von Stimmstörungen (modifiziert nach Friedrich/Bigenzahn/Zorowka 2005)

Im Krankheitsverlauf einer organischen Dysphonie kann es gelegentlich zum Auftreten sogenannter sekundärer funktioneller Komponenten („sekundär-funktionelle Veränderungen") kommen. Häufiger dagegen ist die Entstehung von sekundär organischen Stimmlippenveränderungen („Phonationsverdickungen", siehe ▶ Kap. 2.2.3) auf der Grundlage einer funktionellen Störung. In manchen Fällen ist keine klare Trennung zwischen organischen und funktionellen Dysphonien möglich, wodurch die klinische Diagnosestellung erschwert wird.

2.2.1 Organische Dysphonien

Darunter werden diejenigen Erkrankungen zusammengefasst, bei denen primär ursächlich morphologische Veränderungen im Kehlkopfbereich zu erkennen sind. Hinzu kommen stimmliche Beeinträchtigungen durch nervale Funktionsschäden, hormonelle Einflüsse (z. B. Mutationsdysphonien, prämenstruelle/menstruelle/klimakterische Laryngopathien, Veränderungen während der Schwangerschaft, endokrinologische Erkrankungen mit Virilisierungserscheinungen, Schilddrüsenerkrankungen und Nebenwirkungen von Medikamenten (z. B. ACE-Hemmer, Diuretika, einige Antibiotika und Fungizide). Darüber hinaus kann der Kehlkopf auch Manifestationsort systemischer Erkrankungen sein, die einer interdisziplinären Diagnostik und Kooperation bedürfen. Bei endokrinologischen Umstellungen werden nicht nur morphologische Veränderungen im Kehlkopf, sondern auch Veränderungen der körperlichen und seelischen Konstitution beobachtet, die wiederum Heiserkeit bedingen können.

Auch Muskelverspannungen im Schulter-Nacken-Bereich, degenerative Wirbelsäulenveränderungen (zervikogene Dysphonie) und physiologische Alterungsprozesse (Presbyphonie) können Stimmstörungen verursachen.

2.2.2 Funktionelle Dysphonien

Unter dem Begriff funktionelle Dysphonien werden Stimmstörungen zusammengefasst, bei denen sich keine primären morphologischen Veränderungen an den zur Phonation notwendigen laryngealen Strukturen erkennen lassen. Der Patient klagt trotzdem über Störungen des Stimmklanges sowie Einbußen der stimmlichen Leistungsfähigkeit.

Die Ätiopathogenese funktioneller Dysphonien konnte bisher nicht eindeutig geklärt werden. Nach dem „Zuviel" oder „Zuwenig" an muskulärer Spannung hinsichtlich Anblasedruck (v. a. Aktivität des Atemtraktes) bzw. glottischen Widerstandes (Stimmlippenspannung) unterscheidet man hyperfunktionelle und hypofunktionelle Symptomatiken. Beide Formen können als Kompensationen bzw. Dekompensationen ineinander übergehen.

Aktuelle Beobachtungen zeigen eine Zunahme funktioneller Dysphonien im HNO-ärztlichen bzw. phoniatrischen Patientengut. Etwa 40 % der Stimmpatienten, einige Autoren geben bis zu 60 % an, leiden an funktionell bedingten Stimmstörungen, so dass diesem Krankheitsbild in Zukunft eine größere Bedeutung zukommen wird.

Als wichtiger Risikofaktor für spätere Berufsdysphonien konnte in eigenen Studien die konstitutionelle Hypofunktion herausgearbeitet werden ► Abschn. 17.3. Sie wird diagnostiziert, wenn Probanden bzw. Patienten weder mit der Rufstimme noch mit lauter Singstimme maximale Schalldruckpegel über 90 dB erreichen. Diese Stimmen ermüden bei stimmlicher Beanspruchung sehr leicht bzw. sind den stimmlichen Beanspruchungen dauerhaft nicht gewachsen. Die Notwendigkeit, eine konstitutionelle Hypofunktion möglichst noch vor dem Einstieg in den Berufsalltag zu diagnostizieren, wurde durch Untersuchungen in Unterrichtssituationen bestätigt (Schneider et al. 2004). Allerdings konnte auch der Nachweis erbracht werden, dass intensives logopädisches Stimmtraining eine konstitutionelle Stimmschwäche überwinden kann (Schneider u. Bigenzahn 2005).

Hörminderungen können ursächlich für habituell lauten Stimmgebrauch sein.

Der Vielzahl ätiologischer Faktoren, die funktionelle Dysphonien auslösen, lassen sich im Wesentlichen fünf Hauptkomponenten zuordnen (Wendler et al. 2005):

- konstitutionell,
- habituell (= gewohnheitsmäßig),
- ponogen (= bedingt durch berufliche Stimmbeanspruchung),
- psychogen (= psychische Kofaktoren),
- symptomatogen (= stimmliche Probleme als Begleitsymptom einer konsumierenden Grunderkrankung).

2.2.3 Phonationsassoziierte Stimmlippenveränderungen

Bei länger bestehenden funktionellen Stimmproblemen ist die Ausbildung von sekundär-organischen Stimmlippenveränderungen möglich, die hinsichtlich ihrer Ätiopathogenese nach neuer Nomenklatur auch als „Phonationsverdickungen" bezeichnet werden.

Als Folge von Überbelastung zeigen sich im Vergleich zu Normalbefunden ▢ Abb. 2.2 zunächst Stimmlippenhyperämien oder Gefäßektasien, später kann es zur Entstehung

Abb. 2.2 Normale Stimmlippen

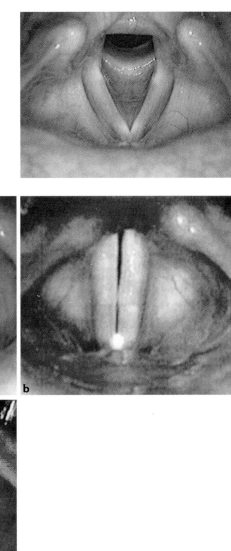

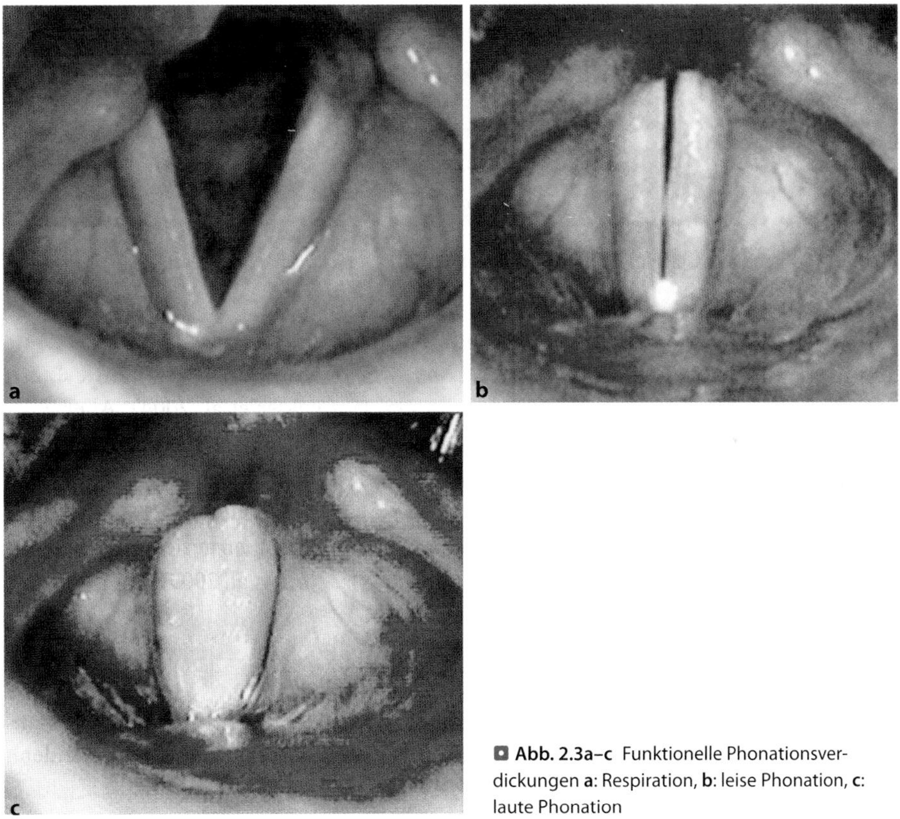

Abb. 2.3a–c Funktionelle Phonationsverdickungen **a**: Respiration, **b**: leise Phonation, **c**:
laute Phonation

von Stimmlippenödemen, -knötchen, -polypen und Kontaktveränderungen kommen. Vor
der eigentlichen Manifestation klassischer Stimmlippenknötchen bilden sich zunächst so
genannte „funktionelle Phonationsverdickungen" **Abb. 2.3** (Wendler u. Seidner 1997).
Diese sind in der Regel in der Respirationsphase nicht sichtbar **Abb. 2.3a**. Sie markieren
sich aber stroboskopisch bei leiser Phonation als diskrete Knötchenansätze **Abb. 2.3b**,
während sie bei lauter Phonation noch „weggesungen" werden können **Abb. 2.3c**. Die typischen Stimmlippenknötchen sind bereits in Respiration als beidseitige Verdickungen am

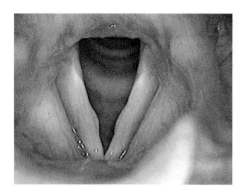

Abb. 2.4 Stimmlippenknötchen

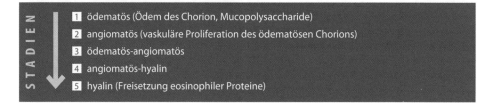

	1 ödematös (Ödem des Chorion, Mucopolysaccharide)
S T A D I E N	2 angiomatös (vaskuläre Proliferation des ödematösen Chorions)
	3 ödematös-angiomatös
	4 angiomatös-hyalin
	5 hyalin (Freisetzung eosinophiler Proteine)

Abb. 2.5 Histologische „Altersphasen" von Phonationsverdickungen (nach Marcotullio et al. 2002)

Übergang vom vorderen zum mittleren Stimmlippendrittel zu erkennen ■ Abb. 2.4. Diese Befunde konnten bei etwa 10 % der untersuchten euphonen Stimmberufsanwärterinnen erhoben werden (Schneider u. Bigenzahn 2002).

In den letzten Jahren wurden wissenschaftliche Erkenntnisse zur Ätiopathogenese phonationsassoziierter Stimmlippenveränderungen veröffentlicht, die zu einem neuen Verständnis und veränderten therapeutischen Vorgehen geführt haben. Bisher wurden Stimmlippenknötchen und -polypen makroskopisch und histologisch als unterschiedliche Entitäten angesehen. Stimmlippenknötchen wurden fast ausschließlich als beidseitige perlenfarbige Verdickungen am Übergang vom vorderen zum mittleren Stimmlippendrittel beschrieben. Als Stimmlippenpolypen galten jedoch ungestielte oder gestielte, einseitige, meist im vorderen Drittel gelegene Veränderungen, die je nach makroskopischer Erscheinung als ödematöser, myxomatöser oder teleangiektatischer Polyp subklassifiziert wurden ▶ Kap. 18. Bei den Stimmlippenknötchen unterschied man je nach Schwingungsbild zwischen weichen und harten Knötchen. Studien belegen jedoch, dass Stimmlippenknötchen und -polypen eher als histologische „Altersverläufe" ■ Abb. 2.5 anzusehen sind.

Marcotullio et al. (2002) zeigten, dass zwischen beiden Gruppen keine wesentlichen histologischen Unterschiede bestehen, sondern Stimmlippenknötchen „früheren Phasen" und Stimmlippenpolypen „späteren Phasen" zugeordnet werden können. Die Arbeiten von Wallis et al. (2003) bestätigten diese Ansicht. Die Autoren meinten, dass ein kontinuierlicher Verlauf von Knötchen zu Polyp durchaus möglich sei und beide durch traumatische und mechanische Einflüsse bedingt wären. Dikkers und Nickkels (1999) fanden bei Stimmlippenknötchen Ablagerungen von Kollagen Typ IV und Fibronektin als Folge chronischer Traumatisierung, dagegen ödematöse Lakunen in den Interzellularräumen bei Reinke-Ödemen.

Diese Ergebnisse legen den Schluss nahe, dass frühe Formen sekundär organischer Veränderungen einer funktionell orientierten Stimmübungstherapie, späte Formen dagegen einer phonochirurgischen Intervention zugeführt werden sollten.

2.3 Phonochirurgie auf der Grundlage moderner Stimmdiagnostik

Die Indikationsstellung und Planung eines phonochirurgischen Eingriffs basiert auf einer Reihe stimmdiagnostischer Voruntersuchungen. Im Bestreben um Verbesserung und Erhaltung der stimmlichen Leistungsfähigkeit und in Anbetracht neuer Erkenntnisse zur Physiologie und Pathophysiologie der Stimme hat die Phonochirurgie in den letzten Jahren einen Paradigmenwechsel erfahren: Die Operationsindikation wird nicht mehr nur bei klinisch auffälligen Befunden gestellt, sondern wird zunehmend von funktionellen Aspekten mitbestimmt. Die Entscheidung zu einem phonochirurgischen Eingriff orientiert sich an den Beschwerden des Patienten, den Stimmleistungskriterien und Schwingungsparametern.

So wie es heute undenkbar ist, eine Ohroperation ohne präoperative audiologische Diagnostik durchzuführen, sollte auch jeder phonochirurgische Eingriff nicht ohne vorherige Diagnostik und Dokumentation von Stimmlippenfunktion und Stimmklang erfolgen.

Der Begriff Phonochirurgie wurde 1963 von v. Leden und Arnold eingeführt.

Nach Friedrich und Bigenzahn (2001) können phonochirurgische Methoden in vier Gruppen unterschieden werden:

- Stimmlippenchirurgie,
- Eingriffe am Kehlkopfskelett,
- neuromuskuläre Chirurgie,
- rekonstruktive Chirurgie.

Phonochirurgische Eingriffe an den Stimmlippen werden einerseits endolaryngeal indirekt, andererseits direkt mikrochirurgisch durchgeführt. Nach der Art des verwendeten Instrumentariums unterscheidet man konventionelle und laserchirurgische Eingriffe.

Stimmverbessernde Operationen sind durch externe Zugänge zum Kehlkopfskelett mit Veränderungen von Stellung und Spannung der Stimmlippen möglich. Beispielsweise kann bei einseitiger Stimmlippenlähmung je nach präoperativer Stimmlippenstellung entweder durch endolaryngeale Stimmlippenaugmentation oder externe Stimmlippenmedialisation (Thyroplastik Typ I nach Isshiki) ein vollständiger Stimmlippenschluss hergestellt werden.

Die neuromuskuläre Chirurgie zur Reinnervation des Kehlkopfes stellt zwar einen vielversprechenden Ansatz zur Wiederherstellung der gestörten Motorik nach Stimmlippenlähmungen dar, hat derzeit aber noch keinen Eingang in die klinische Routine gefunden.

Bei Verlust funktioneller und morphologischer Kehlkopfstrukturen oder des gesamten Kehlkopfes kann die Kommunikationsfähigkeit mit rekonstruktiven Maßnahmen verbessert werden.

Bei allen phonochirurgischen Eingriffen sollte die funktionelle Struktur der Stimmlippen erhalten oder wiederhergestellt werden: Nawka u. Hosemann (2005) nennen dafür vier wichtige Grundsätze:

- Schichtaufbau der Stimmlippe beachten,
- Gewebe nur minimal exzidieren,
- Rupturen der superfizialen Lamina propria minimieren,
- Epithel am freien schwingungsfähigen Stimmlippenrand erhalten.

Phonochirurgie

Unter dem Begriff „Phonochirurgie" werden alle operativen Methoden zur Verbesserung, Erhaltung und Wiederherstellung der stimmlichen Leistungsfähigkeit zusammengefasst.

2.4   Medizinische Verlaufsbeurteilung von Stimmstörungen

Die Begutachtung und Verlaufsdokumentation von Stimmstörungen erfordern in zunehmendem Maße objektive und reproduzierbare Untersuchungsergebnisse.

Jahrzehntelang bestand in der Diagnostik sogenannter nichtorganischer Stimmstörungen eine diagnostische Lücke. Die Verlegenheit, für Stimmprobleme kein morphologisches Substrat finden zu können, führte dazu, dass häufig die Diagnose „funktionelle Stimmstörung" gestellt wurde.

Mit der Verbesserung stimmdiagnostischer Untersuchungsmethoden erwartet man in Zukunft immer detailliertere Informationen zum Verständnis der bisher als funktionell angenommenen Stimmstörungen. Es werden mikroorganische Veränderungen als Ursache diskutiert, die jedoch mit den derzeit zur Verfügung stehenden diagnostischen Methoden noch nicht zu erfassen sind. Kleine subepitheliale Narben an den Stimmlippen sind beispielsweise erst seit dem Einsatz lichtstarker Endoskope mit stroboskopischen Schwingungsaufzeichnungen erkennbar. Erst der Erkenntnisgewinn aus jahrelangen klinischen Beobachtungen mit hochleistungsfähigem Instrumentarium hat die Bedeutung und Notwendigkeit eines interdisziplinären Diagnostik- und Therapieansatzes bei einer Vielzahl von Stimmstörungen aufgezeigt. Stimmdiagnostische Anwendungsmöglichkeiten ergeben sich darüber hinaus auch bei der Bearbeitung wissenschaftlicher Fragestellungen.

Für die Beurteilung einer Therapie ist es unverzichtbar, vor Beginn und nach Abschluss möglichst standardisierte Untersuchungen zu Stimmqualität und -quantität durchzuführen, um einerseits das Therapieergebnis nachvollziehbar und andererseits die Therapieeffizienz im Vergleich zu anderen Therapiemethoden vergleichbar zu machen. Die Art und Weise eines therapeutischen Vorgehens kann nicht nach besser oder schlechter beurteilt werden, solange keine objektiven bzw. quantitativen Daten vorliegen, die einen prä- und posttherapeutischen Vergleich zulassen. Die Validierung therapeutischer Methoden ist erst möglich, wenn standardisierte und transparente Messverfahren zur Verfügung stehen.

Die derzeit noch immer verwendete Vielzahl nichtstandardisierter diagnostischer Methoden mit unterschiedlichen Normierungen und Messbedingungen lässt keinen direkten Vergleich der Stimmcharakteristika zu. Für evidenzbasierte Studien ist daher eine einheitliche Diagnostik mit reliablen und validen Daten unumgänglich. Die Erarbeitung stimmdiagnostischer Kriterien zählt zu den Hauptaufgaben der Phoniatrie, Logopädie und funktionsorientierten Laryngologie.

2.5 Stimmdiagnostik in der Logopädie

In vielen phoniatrisch-logopädischen Einrichtungen werden nichtinvasive stimmdiagnostische Verfahren durch Logopäden durchgeführt, während invasive Untersuchungstechniken in den Händen von Phoniatern bzw. HNO-Ärzten liegen.

Die logopädische Diagnostik kann in Abhängigkeit von der jeweiligen Stimmproblematik variieren. Sie ist Voraussetzung für die Diagnosefindung sowie die störungsspezifische und differenzierte logopädische Behandlung. Je nach Krankheitsverlauf und Störungsgrad haben sprach- und stimmtherapeutische Interventionen verschiedene Ausrichtungen.

Anschaffung, Anpassung und Schulung von therapeutischen Geräten (z. B. Elektrolarynx nach Laryngektomie, Stimmverstärker oder Computersoftware) sind weitere Teilbereiche, die je nach stimmlicher Situation Bestandteil logopädischer Therapie sein können.

Logopädische Behandlungen werden sowohl im ambulanten niedergelassenen bzw. klinischen Bereich angeboten. Während die apparative Stimmdiagnostik im klinischen Bereich integrativer Bestandteil der Diagnostik von Stimmstörungen und zugleich Grundlage der Beurteilung von Therapiefortschritten ist, weist die Integration standardisierter stimmdiagnostischer Untersuchungen und Dokumentationen im freiberuflichen logopädischen Bereich noch deutliches Entwicklungspotenzial auf.

Anamnese und Befunderhebung haben zum Ziel, die spezielle Therapiebedürftigkeit des Patienten abzuklären. Durch Verlaufsdiagnostik im therapeutischen Prozess können Therapieziele einerseits überprüft und andererseits – falls notwendig – angepasst werden. Die logopädische Stimmtherapie sollte stimmgestörten Patienten ihre kommunikative Selbständigkeit in persönlichen, sozialen und beruflichen Lebensbereichen wiedergeben bzw. erhalten. Nicht immer ist eine Normalisierung der Stimmfunktion möglich bzw. erstrebenswert. Vielmehr sollten Wünsche, Erwartungen und Grenzen von Seiten des Patienten in die Therapiezielplanung einfließen; ebenso das soziale Umfeld sowie individuelle Umgebungsbedingungen. Es gilt, eine tragfähige und belastbare Stimme auf Basis des individuell möglichen Optimums und des bewussten Einsatzes erlernter stimmhygienischer Maßnahmen zu trainieren.

2.6 Prävention von Stimmstörungen

Wissenschaftliche Studien und klinische Erfahrungen über die Inzidenz, Prävalenz und Ätiopathogenese von Stimmberufsproblemen haben dazu beigetragen, Risikofaktoren für spätere Berufsdysphonien zu evaluieren und begleitende stimmtherapeutische Konzepte zu erarbeiten. Dem Gedanken „Weniger Stimmstörungen durch Prävention" liegt die klinische Erfahrung zugrunde, dass es immer schwieriger ist, eine einmal diagnostizierte Krankheit erfolgreich zu behandeln, als sie durch gezielte präventive Maßnahmen gar nicht erst entstehen zu lassen.

Die Prävention von Stimmstörungen orientiert sich an spezifischen Risikofaktoren. Auf der Grundlage des Arbeits- und Gesundheitsschutzes für Sprechberufe konnten für die Entstehung von Stimmstörungen u. a. mangelnde Stimmhygiene, stimmkonstitutionelle/-konditionelle Defizite, fehlende Stimmtechnik, mangelndes Stimmbewusstsein und falsche Atemtechnik herausgearbeitet werden. Eine gezielte Stimmschulung erscheint daher bereits während der Ausbildung sinnvoll und erstrebenswert.

Es ist bekannt, dass studienbegleitende Stimmbildungsprogramme bei zukünftigen Lehrern einer vorzeitigen Stimmermüdung und Stimmproblemen vorbeugen können (Bistrizki u. Frank 1981). Dennoch finden sich Unterrichtsfächer wie Stimmbildung und Sprecherziehung noch immer nicht in den Ausbildungscurricula pädagogischer Ausbildungseinrichtungen. In Ausbildungsprogrammen anderer Sprechberufe, z. B. Call-Center-Mitarbeiter, sind Stimm- und Sprechausbildung nicht inkludiert.

Die Prävention beruflich bedingter Stimmstörungen sollte bereits vor Eintritt in den Berufsalltag beginnen, um damit das Bewusstsein für das „Arbeitsinstrument Stimme" zu schärfen. Es ist dringend zu empfehlen, phoniatrische Tauglichkeitsuntersuchungen in das Auswahlverfahren an Ausbildungsstätten für stimmintensive Berufe zu integrieren und die Aufklärung über stimmphysiologische und stimmschädigende Aspekte zu intensivieren. Wie in eigenen Untersuchungen gezeigt werden konnte, lassen sich beginnende Phonationsverdickungen auditiv-perzeptiv nicht erfassen (Schneider et al. 2001 u. 2002). Nicht nur Personen mit hörbaren Stimmauffälligkeiten bedürfen einer ärztlichen Abklärung.

Stimmprävention und Stimmtraining beinhalten wie die Stimmtherapie sowohl direkt auf die Stimmproduktion fokussierende Methoden als auch indirekte Methoden, die auf die Eliminierung stimmstörungsunterhaltender Faktoren abzielen (Routsalainen 2008). Stimmtrainingsprogramme für Berufssprecher sollten folgende Inhalte einbeziehen (aus Bovo et al. 2007):

- Anatomie und Physiologie des Stimm-, Sprech- und Atemapparates,
- Physiologie der Stimmgebung und -resonanz,
- Ursachen für Stimmprobleme,
- beruflich bedingte Stimmanforderungen,
- Stimmruhe und Stimmhygiene,
- Folgen stimmlicher Überlastung,
- Stimmtraining in Einzel- und Gruppenarbeit mit Augenmerk auf:
  - Körperhaltung,
  - Entspannungstechniken,
  - Atmung,
  - Stimmresonanz,
  - Stimmeinsatz und -absatz,
  - prosodische Gestaltung und Atempausen.

Ein weiteres Ziel verbesserter Prävention von Stimmstörungen ist die Einführung von Screeninguntersuchungen für stimmintensive Berufe, wie sie bereits von einigen Schauspielschulen und Musikuniversitäten vor Aufnahme eines Schauspiel- bzw. Gesangsstudiums gefordert werden. Diese Screeninguntersuchungen sollten stimmkonstitutionelle Defizite und bereits bestehende stimmliche Fehlfunktionen aufzeigen, um entsprechende stimmtherapeutische Maßnahmen einleiten und bei Nichterreichen einer zufriedenstellenden Stimmleistung entsprechende Beratungen durchführen zu können.

Entsprechend dem gesundheitspolitischen Streben nach allgemeiner präventiver Gesundenuntersuchung sollte zukünftig auch angehenden Sprechberuflern die Möglichkeit zu einer phoniatrischen Beratung und Diagnostik auf Krankenkassenkosten angeboten werden, um rechtzeitig – noch vor Auftreten stimmlicher Beschwerden – präventiv (z. B. stimmhygienische Beratung, individuelle Stimmübungstherapie) tätig zu werden.

Berufsberatungseinrichtungen sollten ihr Beratungsprofil dahingehend erweitern, zukünftige Berufsanwärter auf die Bedeutung einer gesunden Stimme aufmerksam zu machen und entsprechende Informationsbroschüren mit wichtigen Tipps und Empfehlungen bereitzustellen.

2.7 Phoniatrische Beurteilung der stimmlichen Tauglichkeit

Stimmprobleme bei Sprechberufen nehmen nachweislich zu. Dabei setzen immer mehr Berufe eine gut belastbare Stimme als funktionierendes Arbeitsmittel voraus. Studien zu stimmlichen Auffälligkeiten bei zukünftigen Stimm- und Sprechberuflern liegen vor (Elias et al. 1997; Berger 1998; Ludy et al. 1999; Simberg et al. 2000). Elias et al. (1997) fanden bei 37 von 65 ausgebildeten Sängern Zeichen einer Refluxlaryngitis, Stimmlippenknötchen, Stimmlippenzysten bzw. teleangiektatische Veränderungen und Larynxasymmetrien. Berger et al. (1998) und Simberg et al. (2000) berichteten über einen klinisch relevanten Anteil stimmgestörter Pädagogikstudenten infolge gutartiger morphologischer Larynxveränderungen.

Nur wenige Ausbildungseinrichtungen verlangen im Rahmen von Eignungsverfahren stimmliche Tauglichkeitsuntersuchungen, zumal dafür gesetzliche Vorgaben fehlen.

Wenn nur Bewerber mit bereits auffällig heiserer Stimme einer phoniatrischen Abklärung zugewiesen werden, können mögliche stimmkonstitutionelle bzw. stimmkonditionelle Risikofaktoren für spätere Berufsdysphonien nicht ausreichend erfasst werden.

Eigene Studien bestätigten den hohen Anteil an laryngealen Auffälligkeiten bei sogenannten „stimmgesunden" Stimmberufsanwärtern (Schneider u. Bigenzahn 2002). Klinische Befunde, z. B. Kehlkopfmissbildungen oder Larynxpapillomatosen, die als Kontraindikationen für einen Stimmberuf anzusehen sind, wurden zwar in der untersuchten Testpopulation nicht gefunden, jedoch ließen sich bei mehr als einem Viertel der Untersuchten laryngeale Auffälligkeiten diagnostizieren (◼ Tab. 2.1). Abgesehen von akuten Kehlkopfentzündungen, die im Rahmen eines Infektes der oberen Atemwege temporär auftreten können, wurden organische und sekundär organische Stimmlippenveränderungen festgestellt. Eine besondere Bedeutung kommt dabei dem hohen

2

◻ Tab. 2.1 Laryngoskopische und stroboskopische Untersuchungsergebnisse zu Beginn und am Ende der Ausbildung von Pädagogikstudenten [aus Schneider und Bigenzahn 2004]

		Zu Beginn des Studiums $n = 165$	Am Ende des Studiums $n = 101**$
Organische Stimmlippenveränderungen	Refluxlaryngitis	4 w/1 m*	1 w/0 m
	Akute Laryngitis	2 w/1 m	1 w/0 m
Sekundär organische Stimmlippenveränderungen	Funktionelle Phonationsverdickungen	22 w/0 m (13 %)	11 w/1 m (11 %/1 %)
	Stimmlippenknötchen	13 w/0 m (9 %)	13 w/0 m (13 %)

* w = weiblich / m = männlich
** bisher nicht veröffentlichte Daten

Prozentsatz sekundär-organischer Stimmlippenveränderungen zu, die in frühe Formen (funktionelle Phonationsverdickungen) und typische Stimmlippenknötchen unterteilt wurden.

Die Ergebnisse zeigten außerdem, dass insbesondere Personen mit stimmlicher Hypofunktion und damit geringerer Leistungsfähigkeit zur Entwicklung von funktionellen Dysphonien und in deren Folge häufiger zu sekundären morphologischen Veränderungen am freien Stimmlippenrand neigen. Diese Personen benötigen unbedingt fachtherapeutische Unterstützung in Form einer logopädischen Stimmübungstherapie zur Verbesserung der Stimmkondition.

Für die phoniatrische Stimmtauglichkeitsbeurteilung gilt (◻ Tab. 2.2), dass all diejenigen für einen Stimmberuf als tauglich gelten, die ohne laryngeale Auffälligkeiten über eine gut steigerungsfähige Stimme mit maximalen Schalldruckpegeln über 90 dB sowie über einen Tonhöhenumfang der Singstimme von mindestens zwei Oktaven mit guter Belastbarkeit verfügen. Stimmberufsanwärter mit Phonationsverdickungen bzw. stimmkonditionellen Hypofunktionen sind als „bedingt stimmtauglich" zu bewerten. Normalisieren sich die Befunde trotz intensiver Therapiebemühungen nicht, sollte von einer beruflichen Karriere in einem stimmintensiven Beruf abgeraten werden.

Das Ziel stimmlicher Tauglichkeitsuntersuchungen besteht im Wesentlichen in der Überprüfung der stimmlichen Voraussetzungen für einen stimmintensiven Beruf und in der Prävention von Berufsdysphonien durch Identifizierung von stimmlichen Risikofaktoren. Ziel stimmlicher Tauglichkeitsuntersuchungen ist nicht die Eignungstestung der für den Beruf notwendigen fachbezogenen Fähigkeiten und Fertigkeiten, sondern die Überprüfung konstitutioneller organischer und funktioneller Voraussetzungen im Bereich des Stimm- und Sprechapparats für einen Stimm- bzw. Sprechberuf.

- **Inhalte einer phoniatrischen Stimmtauglichkeitsuntersuchung**
- Anamnese,
- auditive Stimmklangbeurteilung,

☐ Tab. 2.2 Kriterien für die Beurteilung der Stimmtauglichkeit

Bewertung	Befundkonstellation
Stimmlich tauglich	Zum Untersuchungszeitpunkt bestehen keine organischen oder funktionellen Auffälligkeiten.
	Die Stimmkonstitution entspricht den Normkriterien.
	Es finden sich keine Hinweise für Einschränkungen der stimmlichen Belastbarkeit.
Bedingt stimmlich tauglich	Zum Untersuchungszeitpunkt bestehen morphologische oder funktionelle Auffälligkeiten, die jedoch eine Normalisierung der Stimmfunktion nach entsprechender Therapie erwarten lassen.
	Eine konstitutionelle Hypofunktion oder eine eingeschränkte stimmliche Belastungsfähigkeit gelten vor Antreten eines Stimmberufs als Risikofaktoren und sollten daher stimmtherapeutisch behandelt werden.
Stimmlich nicht tauglich	Probanden mit morphologischen Veränderungen und auditiven Stimmklangveränderungen (Heiserkeit) sowie eingeschränkter stimmlicher Leistungsfähigkeit, die auch nach intensiver medizinischer und stimmfunktioneller Betreuung keine Verbesserung erwarten lassen, sollte von einem stimmintensiven Beruf abgeraten werden.

— Stimmfunktionsuntersuchungen:
  — Messung der Vitalkapazität,
  — s/z-Ratio,
  — Phonationsquotient,
  — Akzente der Spontansprache,
  — Haltungs- und Atemfunktionsbewertung,
— Überprüfung des orofazialen Systems,
— Ausschluss von Lautbildungsfehlern (z. B. Sigmatismus, Schetismus),
— Stimmfeldmessung,
— Laryngoskopie,
— Stroboskopie zur Stimmlippenschwigungsanalyse,
— Tonaudiometrie.

■ **Kriterien für die Befürwortung einer stimmlichen Tauglichkeit**
— unauffälliger Stimmklang (R 0 B 0 H 0),
— keine Artikulationsfehler,
— keine orofazialen Dysfunktionen,
— normale Sing- und Sprechstimmenfunktion,
— maximale Werte bei lautem Singen und Rufen über 90 dB,
— Stimmdynamik zwischen leisem Sprechen und Rufen mindestens 35 dB,
— Tonhöhenumfang mindestens 2 Oktaven (24 Halbtöne),
— s/z-Ratio < 1,4,
— gute stimmliche Belastbarkeit,
— regelrechte Videolaryngoskopie und -stroboskopie.

2.8   Stimmdiagnostik und Biofeedback in der Gesangspädagogik

Mit der Entwicklung von Stimm- und Sprachanalysesystemen stellt sich immer häufiger die Frage, inwieweit diese in der Gesangspädagogik für Ausbildungs- bzw. Therapiezwecke genutzt werden können. Auch wenn sich Fachleute darüber einig sind, dass Gesangspädagogen oder Stimmtherapeuten nicht durch Computertrainingsprogramme zu ersetzen sind, so werden Überlegungen zu gewissen Aufgabenstellungen angestellt, Lernprozesse durch computergestütztes (Bio-)Feedback zu beschleunigen. Feedback über eine stimmliche Leistung kann wesentlich zum Verständnis von stimmphysiologischen Prozessen beitragen. Da sich die an der Stimmbildung beteiligten Vorgänge weitestgehend der bewussten Wahrnehmung und Kontrolle entziehen, wird nach Möglichkeiten gesucht, die Lernprozesse für neue Stimmgebungsmuster zu unterstützen.

Es hat sich als sinnvoll erwiesen, stimmdiagnostische Kontrolluntersuchungen in regelmäßigen Abständen durchzuführen, um den Probanden bzw. Patienten Fortschritte ihres Könnens zu demonstrieren.

Biofeedback ist eine Technik, bei der eine Information über einen normalerweise unbewussten physiologischen Vorgang als sichtbares, hörbares oder anderweitig nachvollziehbares Signal übermittelt wird. Seit mehr als vierzig Jahren werden verschiedene Techniken eingesetzt, um Herzfrequenz, Blutdruck, Gehirntätigkeit, Atemfrequenz, Hautleitwiderstand oder Muskelaktivität zu messen. Diese Biosignale werden dem Patienten in optischer Form zur Verfügung gestellt. Der Patient kann an der Intensität der Signale erkennen, ob und inwieweit die Signale von Normwerten abweichen und mentale bzw. körperliche Verhaltensänderungen notwendig sind.

In der Gesangspädagogik werden Feedbackmethoden bisher noch mit Zurückhaltung eingesetzt, obwohl eine Reihe stimmlicher Merkmale (z. B. Grundfrequenz, Schalldruckpegel, Spektralverteilung) optisch dargestellt und dem Probanden/Patienten nachvollziehbar gemacht werden können.

Erste positive Biofeedback-Effekte in der Stimmtherapie liegen vor (Richter 2004). In Anbetracht der komplexen Stimm- und Sprachproduktion ist es schwierig, geeignete Zielparameter für Biofeedback-Programme zu definieren. Hinzu kommt, dass selbst nach Klärung der Frage, was trainiert, noch lange nicht klar ist, wie trainiert werden soll. Schließlich ergibt sich noch das Problem, isolierte Übungsbedingungen in eine wirklichkeitsnahe Situation zu überführen. So erscheint es für einen Gesangsstudenten wenig sinnvoll, den Sängerformanten isoliert über Computerprogramme zu trainieren, wenn es ihm nicht gelingt, das Erlernte im Gesangsvortrag umzusetzen.

Physikalisch-akustische Grundlagen der Stimmdiagnostik

3.1   Schall, Schwingung, Welle – 24

3.2   Schalldruckpegelmessung – 26

3.3   Schallquellen – 26

3.4   Physikalische Einflüsse auf die
       Schallausbreitung – 27
3.4.1 Reflexion – 27
3.4.2 Brechung und Schalldämmung – 27
3.4.3 Beugung – 27

3.5   Grundlagen der Raumakustik – 28

B. Schneider-Stickler, W. Bigenzahn, *Stimmdiagnostik*,
DOI 10.1007/978-3-7091-1480-3_3, © Springer-Verlag Wien 2013

3.1   Schall, Schwingung, Welle

Sprecher und Sänger erzeugen durch die sich im Luftstrom periodisch öffnenden Stimmlippen den Stimmschall. Die Schwingungen der Luftmoleküle geben ihre Energie weiter. Es entstehen Schallwellen, die beim Erreichen des Ohres eine Hörwahrnehmung auslösen. Zum besseren Verständnis akustischer Analysen der zum Teil komplexen Schalldruckverläufe sollen im folgenden Kapitel wichtige akustische Kenngrößen vorgestellt werden.

Physikalische Vorgänge, die nach einem bestimmten Zeitabschnitt immer wieder den gleichen Zustand erreichen, werden Schwingungen genannt. Die einfachste Form einer Schalldruckschwingung ist eine Sinus- oder Cosinusschwingung (Lazarus 2007). Eine einfache Sinusschwingung wird harmonische Schwingung genannt und in der Akustik als „reiner Ton" bezeichnet (◘ Tab. 3.1). Die Zeitabschnitte können entweder gleich („periodisch") oder verschieden („nichtperiodisch") sein. Beide Schwingungsarten treten sowohl in linearen als auch nichtlinearen Übertragungssystemen auf. In einem linearen Übertragungssystem bleiben Eingangs- und Ausgangsamplitude konstant ◘ Abb. 3.1, in einem nichtlinearen System weicht die Ausgangsamplitude von der Eingangsamplitude ab.

Die Zeitdauer eines vollständigen Schwingungszyklus, von und bis Wiedererreichen des Ausgangszustandes, nennt man Periode. Die Amplitude (A_{max}) beschreibt die maximale Auslenkung bzw. Schwingungsweite aus der Ruhelage. Die Frequenz (f) gibt die Anzahl der Schwingungen pro Sekunde (Einheit: Hertz mit 1 Hz = 1/s) an.

Die additive Überlagerung zweier harmonischer Schwingungen mit gleicher Frequenz ergibt wieder eine harmonische Schwingung derselben Frequenz, allerdings hängt deren Amplitude und Phase von den Amplituden der beiden Teilschwingungen ab.

Jede komplizierte periodische Schwingung, so auch der menschliche Stimmschall, entsteht aus der Summation von periodischen Sinusschwingungen. Durch Anwendung der Fourier-Analyse ▶ Abschn. 12.6 kann sie in ihre Einzelkomponenten zerlegt werden. Zusammengesetzte periodische Schwingungen mit harmonischen Teilverhältnissen (ganzzahlige Vielfache der Grundschwingung) bilden einen Klang (Grundton mit seinen Obertönen).

Wichtige Begriffe
- Periodendauer (*T*) einer Schwingung: nach einer Zeitdauer *T* (ms) wiederholt sich das Signal in identischer Weise
- **(Grund-)Frequenz** einer Schwingung: Zusammenhang zur Periodendauer $T: f = 1/T$ (Hz), definiert die Grundtonhöhe einer periodischen Schwingung, beim Sprechen oder Singen auch als F0 bezeichnet
- **Obertöne** (Teiltöne): ganzzahlige Vielfache einer periodischen Grundschwingung

---

Nichtperiodische Schwingungen, deren Teilschwingungen keinen gesetzmäßigen Zusammenhang erkennen lassen, nennt man Geräusch.

Tab. 3.1 Definitionen verschiedener Schallereignisse

Reiner Ton	Einfache Sinusschwingung
Tongemisch	Aus Tönen beliebiger Frequenz zusammengesetzter Schall
Klang	Aus harmonischen Teiltönen bestehender Schall
Geräusch	Tongemisch ohne harmonische Teiltonstruktur, dem ein kontinuierliches Spektrum entspricht
Knall	Schallstoß von kurzer Zeitdauer und großer Schallstärke
Lärm	Jede Art von Schall, die eine gewollte Schallaufnahme oder Stille stört

Abb. 3.1 Periodische Schwingung (Sinusschwingung)

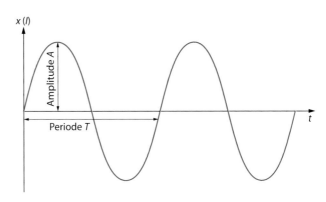

Schall ist aus physikalischer Sicht eine periodische Druckschwankung, die sich als mechanische Welle in einem elastischen Medium (z. B. Luft, Wasser, Festkörper) ausbreitet. Da sich diese dort mit konstanter Geschwindigkeit ausbreitet, kann ihr eine Wellenlänge zugeordnet werden. Die Wellenlänge entspricht dabei der Strecke, die eine Schallwelle während einer Schwingung zurücklegt.

Schall lässt sich in einem Schallfeld durch den Schalldruck (p) beschreiben. Schalldruck ist eine Funktion der Zeit, die Messung erfolgt in Pascal (Pa). Schalldrucke, die vom menschlichen Ohr verarbeitet werden können, liegen zwischen 10^{-5} und 10^2 Pa. Da die Verwendung des hörbaren Schalldrucks aufgrund seiner großen Schwankungsbreite eher unpraktisch ist, wurde der Schalldruckpegel (= SPL, auch Schallpegel) eingeführt. Dem menschlichen Hörvermögen entsprechend wird für den Schalldruckpegel eine logarithmische Skalierung verwendet. Die dafür gebräuchliche logarithmische Größe dB (Dezibel) ist keine Einheit im engeren Sinne, sondern eine Referenzgröße. Erst die Angabe eines Bezugswertes macht aus dB eine Einheit. Für den Schalldruckpegel (SPL in dB) ist die Bezugsgröße p_0 = 0,00002 Pa (Pa = Pascal) bzw. 20 mPa, dieser Wert beschreibt den Schalldruck der Hörschwelle für einen Sinuston mit f = 1000 Hz. Die Umrechnung von Schalldruck zu Schalldruckpegel erfolgt nach der Formel:

$$L\,\text{Pegel}\,(\text{dB}) = 20 \times \log\left(\text{Schalldruck } p\,/\,\text{Referenzdruck } p_0\right)$$

Der Schalldruckpegel nimmt typischerweise Werte zwischen 0 und 140 dB ein.

3.2   Schalldruckpegelmessung

Messungen des Schalldrucks bzw. des Schalldruckpegels werden mit Schalldruckpegelmessern vorgenommen, deren Mikrophon den Schallwechseldruck in elektrische Spannung umwandelt. Bei Schalldruckpegelmessungen ist für die Interpretation der Messergebnisse unbedingt die Angabe der Frequenzbewertungskurven A, B, C, D nach DIN EN 61672-1, -2 zu beachten. Heutzutage werden fast nur noch nur die Kurven A und C verwendet, für Schallmessungen in der Stimmdiagnostik zumeist dB(A)-bewertete Kurven.

- ■ **Frequenzbewertung in der Schallmessung**
- ▬ A-Bewertungsfilter: Das menschliche Ohr ist für hohe und tiefe Töne weniger empfindlich als für mittelfrequente. Bei der Stimmschallmessung und auch Lärmmessung werden die im Schall enthaltenen Frequenzen entsprechend der dB(A)-Kurve gewichtet.
- ▬ C-Bewertungsfilter: Er ist praktisch über mehrere Oktaven als linear anzusehen und sollte für Messungen bei höheren Schalldrücken verwendet werden.

Neben der Frequenzbewertung spielt auch die Zeitbewertung eine wichtige Rolle, um Schallereignisse zu bewerten.

- ■ **Zeitbewertung in der Schallmessung**

Schallpegelmessgeräte registrieren den Schallpegelverlauf durch unterschiedliche Zeitkonstanten:
- ▬ Fast (Zeitkonstante für die Amplitude 125 ms): Für Schallvorgänge mit einer Länge von mindestens 200 ms ohne Impulscharakter (z. B. Sprechen)
- ▬ Slow (Zeitkonstante 1000 ms = 1 s): für Schallvorgänge mit sich langsam ändernden Pegeln (z. B. Singen eines Tones)
- ▬ Impuls (Einschwingzeitkonstante 35 ms, Ausschwingzeitkonstante 1500 ms = 2,5 s): für kurz- und impulshaltige Geräusche mit einer Dauer von 1–200 ms (z. B. Knall, Händeklatschen)

3.3   Schallquellen

Als Schallquellen werden Energiewandler bzw. akustische Sender bezeichnet, die eine zugeführte mechanische oder elektrische Energie in Schallenergie umwandeln.

Bei der menschlichen Stimme und bei der überwiegenden Zahl der Musikinstrumente wird mechanische Energie umgesetzt. Eine Schallquelle strahlt den Schall in alle Richtungen aus. Sie kann daher als punktförmig angesehen werden, von ihr breitet sich die Schallwelle kugelförmig aus („Kugelwelle").

3.4   Physikalische Einflüsse auf die Schallausbreitung

Eine ungehinderte Schallausbreitung kann praktisch nie stattfinden. In allen Resonanzkörpern und Räumen finden sich Begrenzungs- und Trennflächen, die die Schallausbreitung nach physikalischen Gesetzmäßigkeiten unterschiedlich beeinflussen.

3.4.1   Reflexion

Nach dem Fresnel-Huygen-Prinzip kann jedes Teilchen in einem elastischen Medium, das im Zuge einer Wellenausbreitung angeregt wird, wieder Quelle einer elementaren Kugelwelle (Elementarwelle) sein. Jedes Auftreffen einer Schallwelle auf eine Trennfläche unterschiedlichen Mediums führt zur Anregung neuer Elementarwellen, die sich hinter der Trennfläche als auch wieder zurück in das schallheranführende Medium ausbreiten können. Die zurückwandernde Welle nennt man reflektierte Welle.

Ein Sonderfall der Reflexion ergibt sich, wenn der Einfallswinkel senkrecht auf die Trennfläche trifft ($\alpha = 0°$). Es kommt zu einer Überlagerung zwischen der primären und der reflektierten Welle. Je nach Phasenlage führt dies zu einer Erhöhung bzw. Erniedrigung, im Extremfall zur Auslöschung der Amplitude.

3.4.2   Brechung und Schalldämmung

In Wirklichkeit wird eine Schallwelle an Oberflächen nicht nur reflektiert, sondern es kommt auch zu einer Brechung des hindurchgehenden Anteils. Die Richtung des Schalls im zweiten Medium entspricht dem aus der Optik bekannten Brechungsgesetz. Die Eigenschaft eines Trennmediums, entsprechend seines Schallabsorptionsgrades nur einen Teil der auftreffenden Schallenergie hindurch zu lassen, wird als Schalldämmung bezeichnet. Durch das Trennmedium selbst findet wiederum ein Schallfluss statt. Ein Teil davon wird in den Raum zurückgestrahlt, d. h. die insgesamt reflektierte Schallenergie wird wieder erhöht. Trifft eine Schallwelle auf einen weichen, verformbaren oder porösen Körper, so wird sie ganz oder teilweise absorbiert, es folgt eine Umwandlung von Schallenergie in Wärme.

3.4.3   Beugung

Dringen Schallwellen in Ritzen oder Löcher ein, so breiten sie sich in dem dahinter liegenden Raum nicht strahlartig, sondern infolge der Beugung wieder nach allen Richtungen aus.

3.5   Grundlagen der Raumakustik

Räume unterscheiden sich hinsichtlich ihrer akustischen Wirkung auf Sprach-, Stimm- und Musikwiedergabe. Je nach Verwendungszweck müssen sie bestimmte raumakustische Anforderungen erfüllen. Man kann z. B. zwischen Aufnahme- und Wiedergaberäumen unterscheiden, die Art des jeweiligen Schallereignisses bestimmt die Wahl des Raumes mit seinen akustischen Eigenschaften.

Der Raumeindruck ergibt sich aus dem Empfinden des Zusammenwirkens von Schallquellen (Klangkörpern) mit ihrer räumlichen Umgebung einschließlich der Einbeziehung des Hörers.

Der **geometrischen Raumakustik** liegen vorwiegend die Gesetze der Schallreflexion zugrunde. Befindet sich in einem Raum eine Schallquelle, von der ein z. B. kugelförmiges Schallereignis ausgeht, so treffen die Schallwellen nach kurzer Zeit auf die nächstgelegenen Wände auf und werden dort reflektiert. Der Direktschall erfasst nach und nach sämtliche Wände des Raumes, so dass die Zahl der Reflexionen zunimmt. Schließlich wird nicht nur der direkte, sondern auch der bereits reflektierte Schall wieder reflektiert. Die wiederholten Reflexionen führen zu einer fortlaufenden Durchmischung des Raumes mit Schallwellen.

Wenn direkter und reflektierter Schall nicht als Wiederholung des Schallsignals empfunden werden, entsteht der Eindruck der Halligkeit. Wird jedoch der reflektierte Schall als Wiederholung des Direktschalls wahrgenommen, hat man das Gefühl eines Echos.

Das Hören der eigenen Stimme sowie das subjektive Klanggefühl wird wesentlich von Raumeigenschaften (v. a. Akustik, Nachhallzeit und Absorption bestimmter Frequenzbereiche) beeinflusst. In einem Saal mit geringer Nachhallzeit ist das Singen anstrengend und der Sänger ermüdet in der Regel rascher. Je länger die Nachhallzeit, desto leichter erscheint die Stimmgebung.

Gesprochene Sprache wird in einem mittelgroßen Saal am besten bei einer Nachhallzeit von 1 s verstanden, gesungene dagegen bei >1 s. Für den Klangeindruck ist eine frequenzabhängige Nachhallzeit mit Gewichtung auf tiefere Frequenzen wünschenswert, da durch energetische Hervorhebung tieferer Frequenzbereiche im Spektrum die Stimme wärmer klingt.

Das Auditorium hört den direkten und reflektierten Schall in zeitlicher Verzögerung. Hohe Frequenzen (Sängerformant, Formanten der Vokale /e:/ und /i:/) erreichen den Zuhörer aufgrund ihrer geradlinigen Ausbreitung direkt, während der Sänger selbst nur den reflektierten Schall wahrnimmt. In einem Raum mit geringem Nachhall muss der Sänger die fehlende Raumwahrnehmung durch Kompensationen wie audiophonatorische Kontrolle und Vibrationsempfindung ausgleichen.

Die Sprachverständlichkeit ist ein grundlegendes Kriterium für die Auswahl von Räumen für Präsentationen und tontechnische Aufnahmen.

> ❯ **Aufnahmen von Stimmsignalen für akustische Analysen bzw. stimmdiagnostische Messungen sollten in möglichst echofreier, nachhallarmer Umgebung erfolgen, um raumakustische Einflüsse zu reduzieren. Darüber hinaus sollten stimmdiagnostische Messungen grundsätzlich in geräuscharmen Räumen mit Umgebungsschalldruckpegeln < 40 dB erfolgen, da gelegentlich leise Phonationen < 45 dB möglich sind.**

Anatomie und Physiologie der Stimme

4.1   Funktionsbereiche der Stimmproduktion – 30

4.2   Atemformen – 31

4.3   Aufbau der Stimmlippen – 31

4.4   Ablauf der Stimmlippenschwingungen – 33

4.5   Der primäre Kehlkopfklang und
        dessen Teiltonstruktur – 35

4.6   Ansatzraum und dessen Einfluss
        auf die Klangformung – 35
4.6.1   Aufbau des Ansatzraums – 35
4.6.2   Resonanz- und Filterfunktion des Ansatzraums – 35

4.7   Grundlagen der Artikulation – 38
4.7.1   Terminologie – 38
4.7.2   Bildung von Konsonanten – 39
4.7.3   Bildung der Vokale – 39
4.7.4   Physikalische Eigenschaften der Sprachlaute – 42

4.8   Nasalität, Hyponasalität und Hypernasalität – 43
4.8.1   Terminologie – 43
4.8.2   Untersuchungsmöglichkeiten und
        apparative Zusatzdiagnostik – 44
4.8.3   Einfluss der Nasennebenhöhlen auf die Nasalität – 46
4.8.4   Einfluss operativer Eingriffe im Bereich der Nasenhaupt-
        und Nasennebenhöhlen auf die Nasalität – 47

B. Schneider-Stickler, W. Bigenzahn, *Stimmdiagnostik*,
DOI 10.1007/978-3-7091-1480-3_4, © Springer-Verlag Wien 2013

Anatomische Kenntnisse sind Voraussetzung für das stimmphysiologische Verständnis sowie das Erkennen funktioneller Abweichungen und pathologischer Veränderungen. Die Auswahl geeigneter stimmdiagnostischer Untersuchungsmethoden und insbesondere die Interpretation der Untersuchungsergebnisse erfordern oft jahrelange Erfahrung und intensive Auseinandersetzung mit der Stimme.

Auf detaillierte anatomisch-morphologische Darstellungen muss der Thematik des Lehrbuches folgend verzichtet werden; hier wird auf entsprechende Fachliteratur verwiesen.

4.1   Funktionsbereiche der Stimmproduktion

Für Stimmbildung und Artikulation sind nach Fant (1960) zwei wesentliche Funktionsbereiche verantwortlich:

- die Rohschallerzeugung (Quelle) im Kehlkopf und
- die Nachschaltung eines Resonators mit Filterfunktion (Vokaltrakt/Ansatzraum).

Anatomie und Funktionsweise der an der Stimmgebung beteiligten Organe werden oft mit dem Aufbau einer Orgel (Blasebalg als Windkessel, Zungenwerk zur Klangentstehung und Orgelpfeife als Resonator) verglichen. Analog dazu ist die Stimm- und Sprachproduktion aus funktionaler Sicht in Funktionsbereiche gekoppelt ◘ Abb. 4.1:

- Windkesselsystem der Lunge (Atmung) als aerodynamische Energiequelle (Initiation),
- Stimmlippenschwingungen zur Ton- bzw. Primärklangerzeugung und Quelle des akustischen Signals (Phonation als Generator),
- Ansatzraum als Resonator mit Überformung und Filterung des Schallsignals zur Bildung des komplexen Stimmschalls,
- Sprechbewegungen im engeren Sinne zur Artikulation als Modifikation,
- Steuerung und Koordination dieser Bereiche durch das zentrale Nervensystem.

Bei Phonation wird der Ausatemstrom durch die oszillierenden Stimmlippenbewegungen periodisch unterbrochen. Dabei beeinflusst die Stimmlippenspannung wesentlich die Wechselwirkungen zwischen den aerodynamischen und myoelastischen Kräften.

Die Strukturen des äußeren und inneren Atemapparates sind in erster Linie für die Regulierung des exspiratorischen Luftstromes zur Bereitstellung des für die Phonation erforderlichen subglottischen Drucks verantwortlich. Eine stabile und ausgewogene Stimmlippenspannung erlaubt eine große Stimmdynamik bei nur geringen subglottischen Druckveränderungen (Titze 2002).

Der primäre Stimmschall des Kehlkopfes durchströmt die formvariablen Ansatzräume und wird durch deren Resonanzeigenschaften variiert. Erst durch die physikalischen Prozesse im Resonanzkörper wird der primäre Kehlkopfklang in den außerhalb des Mundraums hörbaren Stimmklang umgewandelt. Untersuchungen haben gezeigt, dass der Stimmschall aus dem Larynx auch dem Luftstrom entgegengesetzt in den Brustkorb abgestrahlt wird. Die Vibrationen sind vor allem im tiefen Register mit der auf dem Brustkorb flach aufgelegten Hand spürbar.

Abb. 4.1 Funktionsbereiche zur Stimmgebung

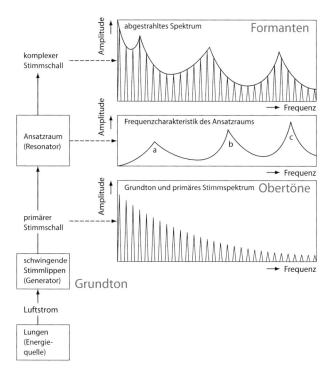

4.2 Atemformen

Hinsichtlich der Atemformen lassen sich verschiedene Atemtypen unterscheiden (Tab. 4.1). Die gemischte kostoabdominelle Atmung bei Phonation gilt als physiologisch. Hoch- oder Schnappatmung bzw. isolierte Abdominal- und Thorakalatmung bedingen funktionelle Atemstörungen, die Ursache für funktionelle Stimmstörungen sein können. Beobachtungen im klinischen Alltag zeigen immer wieder, dass Frauen eher zur Thorakalatmung, Männer dagegen zur Bauchatmung neigen.

Nicht selten werden die physiologischen Atemformen durch Körperfehlhaltungen beeinträchtigt.

4.3 Aufbau der Stimmlippen

Die Stimmlippen können in einen membranösen und kartilaginären Abschnitt unterteilt werden, wobei das Größenverhältnis üblicherweise ⅔ zu ⅓ beträgt. Die Glottis kann dementsprechend in die Pars intermembranacea (von der vorderen Kommissur bis zu den Processus vocales) und die Pars intercartilaginea (von den Processus vocales bis zur hinteren Kommissur bzw. Interarytaenoidregion) unterteilt werden.

Lichtmikroskopisch lässt sich die Glottis in verschiedene histologische Zonen untergliedern (Friedrich et al. 1993):

4

◻ Tab. 4.1 Atemformen

Bauch-(Abdominal-)Atmung	Synonym: Zwerchfell-(Diaphragmal-)Atmung	Abflachen und Tiefertreten des Zwerchfells durch Kontraktion der Muskelfasern, wobei die Baucheingeweide nach unten/vorn verlagert werden
		In Ruhe werden zwei Drittel des Atemvolumens durch Bauchatmung bewegt
Brust-(Thorakal-)Atmung	Synonym: Rippen-(Kostal-) Atmung	Erweiterung des Brustraumes durch Kontraktion der äußeren Zwischenrippenmuskulatur und Hebung der Rippen
		Bei Flankenatmung insbesondere seitliche Brustraumerweiterung durch Hebung der unteren Rippen
Gemischte kostoabdominelle Atmung	Physiologische Atemform!	Kombination von Bauchatmung (überwiegender Anteil) und Brustatmung
Hochatmung	Synonym: kosto-klavikuläre Atmung (pathologisch)	Brustatmung in Kombination mit Hebung des Schultergürtels durch Aktivierung der Atemhilfsmuskeln

- **Zone 1**: 20 % der Glottislänge im Bereich der sog. vorderen Übergangszone mit dem Nodulus elasticus anterior und kollagenen Fasern, die die Stimmlippe vorne am inneren Perichondrium des Schildknorpels fixieren,
- **Zone 2**: 29 %, freischwingender Mittelteil der anterioren Glottis mit typischem histologischem Schichtaufbau der Stimmlippen,
- **Zone 3**: 7 %, sog. hintere Übergangszone mit dem Nodus elasticus posterior mit Insertion des Ligamentum vocale am Stellknorpel,
- **Zone 4**: 9 %, kartilaginärer Anteil der Stimmlippe in der posterioren Glottis mit elastischem Knorpel des Processus vocalis als Grundlage,
- **Zone 5**: 34 %, laterale Wand der posterioren Glottis, deren Grundlage durch den Aryknorpel gebildet wird.

Dabei umfassen die Zonen 1–3 den anterioren Glottisbereich (zu vergleichen mit der Pars intermembranacea) und die Zonen 4 und 5 den posterioren (zu vergleichen mit der Pars intercartilaginea).

Der membranöse Anteil der Stimmlippen (anteriore Glottis) ist aufgrund seines **typischen Schichtaufbaus** zu dreidimensionaler Schwingungsfähigkeit befähigt:
- mehrschichtiges unverhorntes Plattenepithel,
- dreischichtige Lamina propria,
- Musculus vocalis (M. vocalis).

Der mehrschichtige Aufbau der Stimmlippen wurde bereits 1981 von Hirano als „Body-Cover-Modell" beschrieben ◻ Tab. 4.2. Er bezeichnete den M. vocalis als Körper mit großer Masse („body"), der von einer kleinen Masse („cover", Stimmlippenepithel und obere Schicht der Lamina propria) eingehüllt wird. Beide Massen werden durch die mittlere und untere Schicht der Lamina propria miteinander gekoppelt („Mantelfutter").

◘ **Tab. 4.2** Aufbau der Stimmlippen und seine funktionelle Zuordnung in das „Body-Cover-Modell" nach Hirano (1981)			
Anatomie der Stimmlippen		**Body-Cover-Modell**	
Epithel		Schleimhautoberfläche	„cover"
Lamina propria	Oberflächliche Schicht	Schleimhaut	„cover"
	Mittlere Schicht	Stimmband	„Mantelfutter"/Transition
	Tiefe Schicht	Stimmband	„Mantelfutter"/Transition
M. vocalis		Muskel	„body"

Die oberflächliche Schicht der Lamina propria (sog. Reinke-Raum) besteht aus lockerem Bindegewebe und enthält nur wenige Elastinfasern (Marcotullio et al. 2002; Patel et al. 2004). In der mittleren Schicht überwiegen elastische und in der tiefen die kollagenen Fasern. Die beiden tiefer gelegenen Schichten der Lamina propria, die das eigentliche Stimmband (Ligamentum vocale) bilden, sind mit dem Perimysium des M. vocalis verbunden und bilden mit ihm eine funktionelle Einheit. Die extrazelluläre Matrix der Lamina propria enthält neben Faserproteinen verschiedene Glykosaminoglykane, z. B. Hyaluronsäure und Proteoglykane.

Untersuchungen von Prades et al. (2009) zur Entwicklung der Lamina propria im Kindesalter zeigten, dass die Lamina propria bei Neugeboren zunächst einschichtig ist. Die Ausbildung der Dreischichtigkeit ist erst ab etwa dem 10. Lebensjahr abgeschlossen.

Friedrich et al. (1993) fanden bei Männern und Frauen unterschiedliche Maße des frei schwingenden Stimmlippenanteils; sie werden für die unterschiedlichen Sprechstimmlagen bei Männern und Frauen verantwortlich gemacht.

4.4 Ablauf der Stimmlippenschwingungen

Eine Stimmlippenschwingung besteht aus einer periodischen Öffnung und Schließung. Die Bewegungsform der Stimmlippen setzt sich dabei aus einer horizontalen und einer vertikalen Komponente zusammen. Aus dem geschlossenen Zustand beginnt ein etwa ellipsenförmiger Öffnungs- und Schließungsvorgang.

Die einfachste Beschreibung der Stimmlippenschwingung wird mit dem Ein-Massen-Modell ◘ Abb. 4.2 erreicht. In dieses Modell gehen die gesamte schwingende Masse der Stimmlippen (m), die Elastizität (Federkonstante D) und die Dämpfung ein. Eine realitätsnähere Beschreibung des tatsächlichen Schwingungsvorganges mit Berücksichtigung der horizontalen und vertikalen Schwingungskomponenten findet sich jedoch im Zwei-Massen-Modell der Stimmlippen. Dabei sind die Massen m 1 und m 2 durch eine weitere Feder miteinander verbunden.

Aktuelle Computermodelle untersuchen biomechanische Parameter der Stimmlippen, die die dreidimensionale Darstellung der Stimmlippen mit möglichst realitätsnahem Bezug simulieren (Yang et al. 2011 und 2012). Diese Modelle berücksichtigen einerseits die

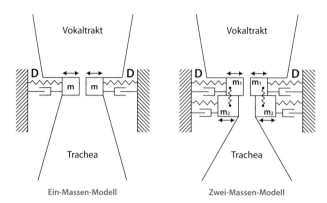

Abb. 4.2 Ein-Massen-Modell (*links*) und Zwei-Massen-Modell (*rechts*) zur Beschreibung der Stummlippenschwingung

Interaktionen zwischen extrinsischer und intrinsischer Kehlkopfmuskulatur sowie deren Einfluss auf die Stimmlippenschwingungen, andererseits Gewebseigenschaften der Stimmlippen (Elastizität, Steifheit, Masse etc.) und deren Einfluss auf die Schwingungsfähigkeit der Stimmlippen. Diese 3 D-Modelle erlauben erstmals Beurteilungen physiologisch relevanter Stimmlippeneigenschaften, die bisher mit Hilfe klinischer in-vivo Untersuchungen noch nicht möglich sind.

Bisherige Meinungen gehen davon aus, dass zu Beginn des Phonationsvorgangs die Stimmlippen zunächst aktiv geschlossen werden müssen. Der aus den Lungen hinaufströmende Atem sammelt sich unterhalb (subglottisch) der Stimmlippen. Sobald der subglottische Druck hoch genug ist, um den Widerstand der Stimmlippen zu überwinden, werden die freien Stimmlippenränder zunächst nach oben (kranial) und anschließend seitwärts (lateral) auseinander gedrängt. Der Stimmlippenschluss beginnt am unteren (kaudalen) Abhang der Stimmlippen, einerseits durch die elastischen Rückstellkräfte des Gewebes der Stimmlippen und andererseits durch den Bernoulli-Effekt. Das Gesetz von Bernoulli, welches bereits im 18. Jh. entwickelt wurde, beschreibt die Beziehung der Fließeigenschaften von Gasen oder Flüssigkeiten und deren Druckverhältnisse: Der Anstieg der Strömungsgeschwindigkeit in der Luft (oder auch anderen Gasen bzw. Flüssigkeiten) wird von einem nachfolgenden Druckabfall begleitet. Strömt daher die Luft durch die Glottis, führt der nachfolgende Druckabfall zu einem Sog, der die Stimmlippen wieder nach median zieht. Durch die Öffnungs- und Schließungsbewegungen der Stimmlippen wird die Luftsäule in einzelne Portionen „zerhackt", es entsteht eine Schallwelle.

Die periodische Schwingungsanregung ist entscheidend für die Entstehung des Stimmschalls bzw. des primären Kehlkopfklangs, der Grundlage für die Bildung von Vokalen und stimmhaften Konsonanten ist. Im Falle der Bildung der sogenannten Creaky Voice (synonym: „vocal fry") ist der knorpelige Teil der Stimmlippen fest verschlossen. Der intermembranöse Anteil der Stimmlippen schwingt mit nur geringer Frequenz (40–90 Hz) und geringer Amplitude, so dass einzelne Glottisschläge wahrnehmbar sind.

4.5 Der primäre Kehlkopfklang und dessen Teiltonstruktur

Voraussetzung für das Verständnis der Akustik der menschlichen Stimme ist das Wissen um die spektrale Zusammensetzung des primären Kehlkopfklangs und seiner Veränderung beim Durchlaufen des Vokaltrakts.

Der durch die Stimmlippenschwingungen entstehende „primäre Kehlkopfton" ist nicht wie oft angenommen ein einzelner Ton, sondern ein Klang. Experimentelle Studien an exzidierten Kehlköpfen haben gezeigt, dass der Stimmklang wie bei allen Musikinstrumenten obertonreich ist, diese Erkenntnisse wurden durch elektroakustische Untersuchungen vertieft. Dieser Klang besteht aus verschiedenen Teiltönen, die zu einem Ganzen verschmelzen.

Oberton (OT)

Ganzzahliges Vielfaches einer Grundfrequenz F0.
Beispiel: wenn F0 = 220 Hz, dann ist OT 1 = 440 Hz, OT 2 = 660 Hz, OT 3 = 880 Hz etc.

Grundfrequenz und Obertöne werden auch als Teiltöne oder Harmonische bezeichnet, sie stehen in einem ganzzahligen Verhältnis. Der tiefste Teilton (Grundfrequenz) wird von einer endlichen Anzahl an Obertönen begleitet ◘ Abb. 4.3. Die Grundfrequenz wird als erster Teilton bzw. Harmonische bezeichnet, der erste Oberton als zweiter Teilton bzw. Harmonische. Auftreten und Aufbau der Teiltonreihe sind naturbedingt.

Gelegentlich können nicht nur Obertöne, sondern auch Untertöne (Subharmonische) im Stimmklang gemessen werden, die als ganzzahlige Teilverhältnisse unterhalb der Frequenz des Grundtones liegen.

4.6 Ansatzraum und dessen Einfluss auf die Klangformung

4.6.1 Aufbau des Ansatzraums

Der Ansatzraum, auch Ansatzrohr oder Vokaltrakt genannt, umfasst alle luftgefüllten Räume oberhalb der Glottis ◘ Abb. 4.4, ◘ Abb. 4.5, er wird in starre und flexible Anteile unterteilt ◘ Tab. 4.3. Die von den Stimmlippenschwingungen erzeugte akustische Energie wird entlang des Ansatzraumes fortgeleitet und durch die anatomischen Eng- und Weitstellungen in unterschiedlicher Weise akustisch gefiltert.

4.6.2 Resonanz- und Filterfunktion des Ansatzraums

Jeder schwingungsfähige Körper besitzt eine oder mehrere Eigenfrequenzen (Resonanzfrequenzen). Der Ansatzraum ist nach Fant (1960) funktionell gesehen ein schwingungsfähiger Hohlkörper mit definierten Frequenzcharakteristiken (Eigenresonanzen), der auf

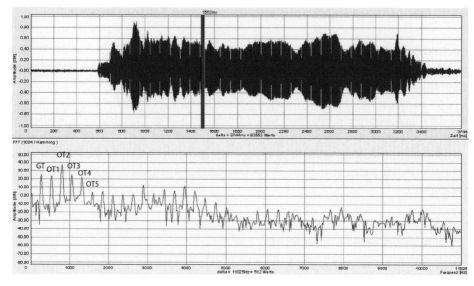

□ **Abb. 4.3** Fast Fourier Transformation eines gehaltenen Vokals /a:/ (Oszillogramm in oberer Bildzeile) mit einer Grundfrequenz von ca. 262 Hz: Die obere rote Linie im Bildabschnitt markiert den analysierten Ausschnitt, der mit Grundton (GT) und Obertönen (OT 1–5 nummeriert) im unteren Bildabschnitt zur Darstellung kommt.

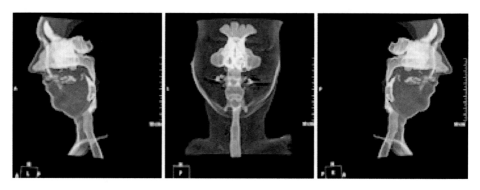

□ **Abb. 4.4** 3 D-Computertomographie des Kopf-Hals-Bereichs: luftgefüllte Räume des Vokaltrakts gut erkennbar

den primären Stimmschall wie ein Resonator einwirkt. In einem solchen Resonator werden Frequenzen, die im Bereich dieser Eigenfrequenzen liegen, besonders gut übertragen, während andere Frequenzen abgeschwächt oder ausgelöscht werden □ Abb. 4.1. Durch vokaltraktspezifische Resonanzverstärkung werden umschriebene Frequenzbereiche energetisch verstärkt □ Abb. 4.5. Diese Energiemaxima im Frequenzspektrum werden als Formanten bezeichnet und entsprechend ihres Auftretens nummeriert (wichtig für spätere Interpretationen sind F 1–F 5). Zwischen ihnen gelegen finden sich zum Teil stark ausgeprägte Energieminima, sog. Antiformanten, in denen Frequenzbereiche energetisch minimiert bzw. ausgelöscht werden.

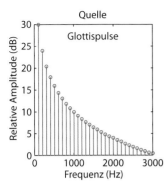
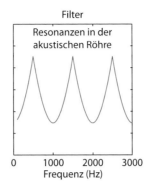
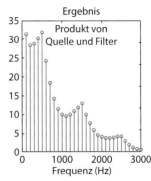

Abb. 4.5 Resonanz- und Filterfunktion des Ansatzraums

Tab. 4.3 Bestandteile des Vokaltrakts

Starre Anteile	Flexible Anteile
Nasennebenhöhlensystem	Kehlkopfeingang
Nasenhaupthöhle	Rachen (mit Epi-, Oro- und Hypopharynx)
	Mundhöhle
	Mundvorhof

Tab. 4.4 Frequenzbereiche der Formanten 1–4 und deren hauptsächliche Beeinflussung

Formant	Frequenzbereich	Beeinflusst vor allem durch
F 1	250–1000 Hz	Mundöffnung
F 2	600–2500 Hz	Zungengrund
F 3	1700–3500 Hz	Zungenspitze
F 4	2700–3700 Hz	Kehlkopf

Die unterschiedlichen Filterwirkungen des Vokaltraktes lassen sich am ehesten durch die Analogie zwischen dem Vokaltrakt und einem röhrenförmigen Schalldämpfersystem erklären ◘ Abb. 4.6. Jede Querschnittsänderung in einer Röhre führt zu einer Reflexion und teilweisen Transmission der einfallenden Schallwelle. Durch Veränderungen des Ansatzrohres entstehen unterschiedliche Klangfarben und Sprachlautbildungen ◘ Tab. 4.4.

Die Lage der Formanten bestimmen die unterschiedlichen Vokale und die Klangfarbe der Stimme. Die ersten beiden Formanten im Frequenzspektrum (F 1 und F 2) charakterisieren den Vokal, die Formanten F 3 bis F 5 die individuelle Klangfarbe.

Anatomische Unterschiede des Ansatzrohrs in Länge, Konfiguration und Querschnitt bei Männern und Frauen bedingen unterschiedliche Frequenzbereiche der Formanten bei beiden Geschlechtern. Der kürzere Vokaltrakt zwischen Lippen und Glottis bei Frauen im Vergleich zu Männern bewirkt höher gelegene Formanten.

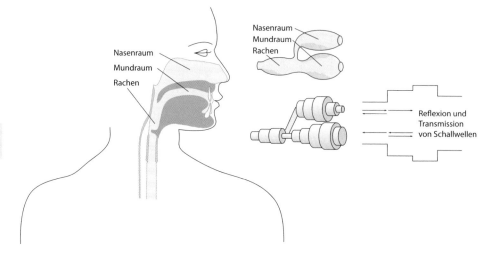

■ Abb. 4.6 Klassisches Röhrenmodell des Vokaltrakts

Die Erzeugung von Stimme und Sprache entsteht somit durch die zeitvariable akustische Filterung des Quellensignals (Primärklang der Stimmlippenschwingungen oder aperiodische Anregung) durch den Vokaltrakt.

Die anatomischen Strukturen des gesamten Vokaltraktes sind für die unterschiedlichen Klangvariationen der menschlichen Stimme verantwortlich. Willkürliche Bewegungen von Zunge, Lippen, Gaumensegel, Kiefer und Kehlkopf verändern Länge, Querschnitt und Form des Vokaltrakts, wodurch nicht zuletzt die Bildung der verschiedenen Vokale und Konsonanten möglich wird.

4.7   Grundlagen der Artikulation

4.7.1   Terminologie

Unter Artikulation werden aus phonetischer Sicht alle Vorgänge zusammengefasst, die der Erzeugung von Sprachlauten dienen. Der Artikulationsapparat ist der Teil des Vokaltraktes, der den erzeugten Laut produziert. Als Artikulationsort bzw. Artikulationsstelle ■ Abb. 4.7 bezeichnet man jene (eher statischen) Regionen im Mundraum, die für die mehr oder weniger beweglichen Artikulationsorgane (Artikulatoren: Unterkiefer, Zunge, Lippe, weicher Gaumen, Zäpfchen, Rachen und Kehlkopf mit Stimmlippenritze/Glottis) Bewegungsziel bei der Sprachlautbildung sind ■ Tab. 4.5. Die einzelnen Artikulatoren unterscheiden sich je nach anatomischer Beschaffenheit hinsichtlich ihrer Beweglichkeit.

Man unterscheidet unterschiedliche Artikulationsarten (Reibung, Verschluss, orale und nasale Öffnung).

Während die Grundlagen der Lautbildung und der Sprachproduktion Inhalt der artikulatorischen Phonetik ist, beschäftigt sich die akustische Phonetik mit den physikalischen Eigenschaften der Sprachlaute.

Abb. 4.7 Artikulationsorte: *1.* exolabial, *2.* endolabial, *3.* dental, *4.* alveolar, *5.* postalveolar, *6.* präpalatal, *7.* palatal, *8.* velar, *9.* uvular, *10.* pharyngeal, *11.* glottal, *12.* epiglottal, *13.* radikal, *14.* posterodorsal, *15.* anterodorsal, *16.* laminal, *17.* apikal, *18.* sublaminal

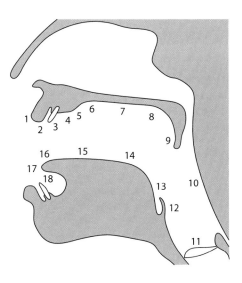

Tab. 4.5 Einteilung der Artikulationsorte nach Bildungsstelle

Oberlippe	Labial
Obere Schneidezähne	Dental
Harter Gaumen	Palatal
Weicher Gaumen	Velar
Zäpfchen	Uvular
Rachenwand	Pharyngeal
Kehldeckel	Epiglottal
Stimmlippenritze	Glottal

4.7.2 Bildung von Konsonanten

Ein konsonantischer Laut entsteht durch die Bildung einer Engstelle oder eines Verschlusses zwischen Artikulationsort und -organ.

Durch Angabe von Artikulationsort, Artikulationsart, Artikulator und stimmhafter bzw. stimmloser Phonation lassen sich Konsonanten hinreichend beschreiben **Tab. 4.6.**

4.7.3 Bildung der Vokale

Die Anzahl der möglichen Vokale ist nahezu unendlich, der Übergang zwischen ihnen fließend. Das vokalische Artikulationsprinzip besteht in der spezifischen Gestaltung der Ansatzräume. Während man sich bei der Beschreibung von Konsonanten auf die Lage der engsten Annäherung zweier Artikulatoren bezieht, wird bei Vokalen auf die „absolute" Zungenhöhe und Lage dieses „höchsten Punkts" geachtet.

▣ **Tab. 4.6** Klassifizierung der Konsonanten	
Plosive (Verschlusslaute)	Kompletter oraler (und velarer) Verschluss
Nasale	Kompletter oraler Verschluss mit abgesenktem Velum, so dass der Luftstrom nur durch die Nase entweichen kann
Vibranten (gerollte Laute)	Intermittierende orale Verschlüsse
Frikative	Starke zentrale Enge, durch die es zur Geräuschbildung infolge von Turbulenzen kommt
Laterale Frikative	Zentraler oraler Verschluss mit starker seitlicher Enge, an der es zur Geräuschbildung kommt
Approximanten	Schwache zentrale Enge ohne Geräuschbildung, da der Luftstrom nahezu ungehindert passieren kann
Laterale Approximanten	Zentraler oraler Verschluss mit schwacher seitlicher Enge ohne Geräuschbeimengung
Affrikaten	Kombination aus Plosiv und Frikativ

Nach dem Grad der Zungenhebung werden hohe, mittlere und tiefe Vokale unterschieden, nach dem Ort der Zungenwölbung Vorder- und Hinterzungenvokale, nach der Lippenstellung gerundete und ungerundete Vokale. Das Beschreibungskriterium offen bzw. geschlossen korreliert im Deutschen mit der Kürze bzw. Länge des Vokals (z. B. /i:/ in bieten: geschlossener, ungerundeter, vorderer Hochzungenvokal).

Die artikulatorische Phonetik definiert sog. „Kardinalvokale", an denen sich das Vokalsystem einer Sprache (mit Unterschieden zwischen den Sprachen) orientiert. Vokale unterscheiden sich durch die Klangfarbe, die durch die Filterfunktion des Ansatzrohrs entsteht. Entsprechend der Zungenlage können diese Kardinalvokale in Form eines „Vokalvierecks" dargestellt werden.

Die Kardinalvokale (KV) haben ihre höchste Zungenstellung an der Peripherie des Vokalraums. Zwei davon befinden sich in leicht erfühlbaren Positionen: KV /i:/ wird mit der vordersten und höchsten möglichen Zungenstellung gebildet, während KV /α:/ der niedrigste (offenste) und hinterste mögliche Vokal ist. Bei /i:/ steht der Kehlkopf hoch und bei /u:/ tief ▣ Abb. 4.8.

Es ist jedoch anzumerken, dass sämtliche Vokale der deutschen Sprache auch mit nahezu geschlossenen Zahnreihen verständlich gebildet werden können.

Die akustischen Eigenschaften der Vokale werden in erster Linie durch die Formanten F 1 und F 2 bestimmt.

▣ Abb. 4.9 zeigt die ersten beiden Formanten der wesentlichen Vokale. Es ist deutlich, dass F 2 von den hinteren zu den vorderen Vokalen stetig ansteigt. F 1 und F 2 liegen bei den geschlossenen Vokalen im Vergleich zu den offenen etwas weiter auseinander.

Die Lage des ersten Formanten (F 1) hängt vom Abstand zwischen Kehlkopf (Glottisebene) und Zungenenge ab, die des zweiten Formanten (F 2) vom Abstand zwischen Zungenenge und Mundöffnung. Je größer der Abstand, desto tiefer liegt die jeweilige Formantfrequenz.

Vokale
Vorne
Mitte
Hinten
Geschlossen
i y
ɨ ʉ
ɯ u
I Y
ʊ
Halb - Geschlossen
e ø
ɘ ɵ
ɤ o
ə
Halb - Offen
ɛ œ
ɜ ɞ
ʌ ɔ
æ
ɐ
Offen
a ɶ
ɑ ɒ

Abb. 4.8 „Vokalviereck" der Kardinalvokale unter Berücksichtigung von Kieferöffnung und Zungenlage

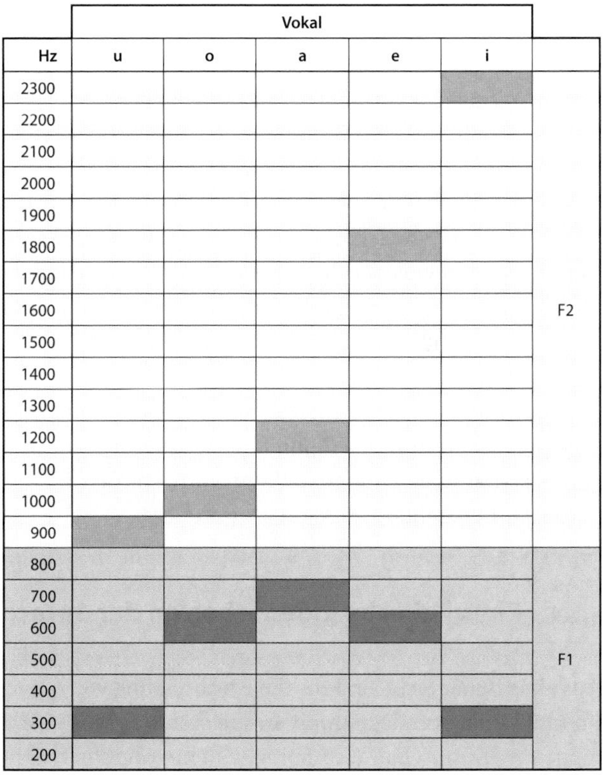

Vokal
Hz
u
o
a
e
i
2300
2200
2100
2000
1900
1800
1700
1600
1500
1400
1300
1200
1100
1000
900
800
700
600
500
400
300
200
F2
F1

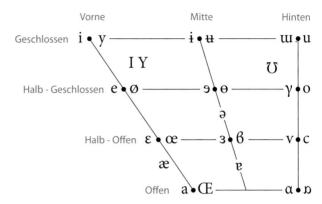

Abb. 4.9 Durchschnittliche Frequenzbereiche der „Vokalformanten" F 1 und F 2

▣ Tab. 4.7 Frequenzbereiche der Formanten deutscher Vokale (unterteilt in Haupt- und Nebenbereiche)

Vokal	Hauptbereich um ca.	Nebenbereich um ca.
U	320 Hz (F 1)	800 Hz (F 2)
O	500 Hz (F 1)	1000 Hz (F 2)
A	1000 Hz (F 1)	1400 Hz (F 2)
Ö	1500 Hz (F 2)	500 Hz (F 1)
Ü	1650 Hz (F 2)	320 Hz (F 1)
Ä	1800 Hz (F 2)	700 Hz (F 1)
E	2300 Hz (F 2)	500 Hz (F 1)
I	3200 Hz (F 2)	320 Hz (F 1)

Die Lage der Formanten ist unabhängig von der Tonhöhe, auf der ein Vokal gesprochen oder gesungen wird. Formanten sind nur abhängig von der Hohlraumgestalt des Ansatzrohres. Werden /i:/ und /u:/ auf gleicher Tonhöhe gesprochen, so scheint /i:/ durch den höher liegenden 2. Formanten heller zu klingen.

Die Vokalfarbe wird dunkler, wenn tiefere oder höhere Teiltöne außerhalb der typischen Formantbereiche verstärkt werden.

Die beiden ersten Formanten sind für die Identifizierung der Vokale allerdings von unterschiedlicher Bedeutung. Der 1. Formant ist nicht zwangsläufig immer der wichtigste. Während dieser eher für die Erkennung der so genannten dunklen Vokale (/u:/ und /o:/) verantwortlich ist, ist es für die helleren Vokale der 2. Formant. Man unterscheidet daher einen Haupt- und einen Nebenformanten ▣ Tab. 4.7.

❯ Das traditionelle System der Vokalklassifikation basiert auf drei Positionen:
- ▬ Vertikale Zungenstellung: hoch – niedrig
- ▬ Horizontale Zungenstellung: vorn – hinten
- ▬ Lippenstellung: gespreizt – gerundet

4.7.4 Physikalische Eigenschaften der Sprachlaute

Aus akustischer Sicht sind für die Beschreibung von Sprachlauten deren Dauer, Frequenz und Intensität von Bedeutung. In späteren Kapiteln wird die spektralanalytische Darstellung von Stimmschall und Sprachlauten vorgestellt. Spektralanalysen des Stimm- und Sprachschalls, sogenannte sonagraphische Analysen, machen diese Eigenschaften sichtbar. Die zeitliche Struktur ist für die Beschreibung von Konsonanten wichtiger als für Vokale. Konsonanten weisen rasche Wechsel der Frequenzstruktur durch Veränderungen der Ansatzraumstellungen auf. Artikulatorische Prozesse lassen sich durch Veränderungen des Frequenzbands, der Intensität und der Zeitstruktur objektivieren. Die sonagraphische Sprachschalldarstellung wird auch als „Visible Speech" bezeichnet.

☑ **Tab. 4.8** Terminologie des Nasenklangs	
Bezeichnung	**Beschreibung**
Physiologisch	Nasalität	nasale Komponente des Stimmklangs
Pathologisch	Hypernasalität (syn. Hyperrhinophonie, Rhinophonia aperta, offenes Näseln)	Resonanzstörung im Sinne eines Zuviels an Nasenklang
	Hyponasalität (syn. Hyporhinophonie, Rhinophonia clausa, geschlossenes Näseln)	Resonanzstörung im Sinne eines Zuwenigs an Nasenklang

4.8 Nasalität, Hyponasalität und Hypernasalität

4.8.1 Terminologie

Der Begriff Nasalität beschreibt den Klangeindruck beim Sprechen. Verschiedene Wissenschaften ordnen diesem Begriff unterschiedliche Bedeutungen zu. Während die Phonetik Nasalität mit der Bildung von Lauten unter Beteiligung des Nasenraums in Verbindung bringt, untersucht die Forensische Phonetik Sprechererkennungen durch geringe Manipulationen im Nasen- und Nasenrachenraum. Bedeutungsdifferenzierung durch Nasalierung von Lauten ist Inhalt der Phonologie. Die Erkennung und Behandlung pathologischer Abweichungen der Nasalität ist Mittelpunkt medizinischer Fachdisziplinen.

Die Abgrenzung normaler von pathologischer Nasalität erfordert ein hohes Maß an klinischer Erfahrung, aber auch Wissen um Besonderheiten der jeweiligen Sprache, da beispielsweise nasalierte Vokale zwar nicht in der deutschen, dafür aber in anderen Sprachen sehr wohl vorkommen können.

Dialektale Unterschiede in der Nasalierung von Sprachlauten sind ebenfalls zu berücksichtigen.

Unter Einbeziehung der Resonanzeigenschaften der starren Anteile des Vokaltraktes wird der im Stimmklang anteilige Nasenklang als Nasalität bezeichnet. Die physiologischen und pathologischen Formen sind in ☑ Tab. 4.8 aufgelistet.

Pathologische Abweichungen der Nasalität können entweder im Sinne eines Zuviels (Hypernasalität/Hyperrhinophonie = offenes Näseln) oder eines Zuwenigs (Hyponasalität/Hyporhinophonie = geschlossenes Näseln) unterschieden werden. Die Hyperrhinophonie wird klinisch bei Gaumensegelfunktionsstörungen mit nasopharyngealer Insuffizienz (= inkomplettem nasopharyngealem Abschluss) als auch bei skelettalen Missbildungen beobachtet (v. a. bei Gaumenspalten). Die Hyporhinophonie tritt bei Obstruktionen im Bereich der starren Anteile des Vokaltraktes auf: Unter anderem können akute und chronische Rhinitiden (einschließlich der allergischen und vasomotorischen Rhinitis), ausgeprägte Septumdeviationen, Polyposis nasi, endonasale Tumoren, chronische Sinusitis, Kieferhöhlenzysten, Osteome, Choanalatresien, Choanalpolypen, Hyperplasie der Rachen-

Vokale	Worte	Sätze
1. /a:/	1. Pappe	1. Peter spielt auf der Straße.
2. /i:/	2. Tasche	2. Das Pferd steht auf der Weide.
3. /u:/	3. Koffer	3. Meine Mama macht Marmelade.
	4. Schere	4. Nenne meine Mama Mimi.
	5. Ampel	

◘ **Tab. 4.9** Heidelberger Rhinophonia Assessment Form (modifiziert)

mandel, Tumoren des Nasopharynx und velopharyngeale Vernarbungen Ursache eines hyporhinophonen Stimmklangs sein.

Die Differenzierung zwischen offenem und geschlossenem Näseln ist für den geübten Untersucher in der Regel leicht möglich.

4.8.2 Untersuchungsmöglichkeiten und apparative Zusatzdiagnostik

Zur Beurteilung werden routinemäßig Testwörter und Sätze eingesetzt, die sowohl sogenannte „low-pressure"-Konsonanten (nasale und stimmhafte Konsonanten) als auch „high-pressure"-Konsonanten (plosive, stimmlose Konsonanten) enthalten (Karnell 1995).

In der klinischen Routine hat sich das Protokoll des „modifizierten Heidelberger Rhinophonie Assessment Form" ◘ Tab. 4.9 bewährt (Bressmann et al. 2000; Swennen et al. 2004) Diese Untersuchung ermöglicht die subjektive „live"-Beurteilung der Nasalität unter Verwendung einer 3-Punkte-Beurteilungsskala nach John et al. (2006):

- 0 = nicht vorhanden,
- 1 = gering vorhanden mit partieller Denasalierung von nasalen Konsonanten und Vokalen,
- 2 = vorhanden mit vollständiger Denasalierung der nasalen Konsonanten /m/, /n/ und /ŋ/ und Vokalen.

Zusätzlich sollten die Testworte und Vokale für spätere akustische Stimmklanganalysen digital aufgezeichnet und gespeichert werden. Geplant sind Spektralanalysen zur objektiven Beschreibung der Nasalität mit Hilfe von Näsel-Formanten und Nasalanz.

Der sogenannte Näsel-Formant beschreibt den spektralanalytischen Energieanteil zwischen 1500–2000 Hz im Spektrum eines Sprachlauts/Vokals.

Die Nasalanz geht auf Fletscher (1972) zurück, der diesen Begriff erstmalig zur instrumentalen Bestimmung der Nasalität verwendete. Die Nasalanz wird wie folgt berechnet:

$$\text{Nasalenz } (\%) = \frac{\text{nasale akustische Energie}}{\text{nasale und orale akustische Energie}} \times 100$$

☐ **Tab. 4.10** Endoskopische Rhinoskopie		
Einteilung der Septumdeviation	rechts	links
Basale Leiste im Bereich der Prämaxilla	☐	☐
Subluxation der Septumunterkante	☐	☐
Leiste im Bereich des Vomers	☐	☐
Deviation im knorpeligen Septumbereich	☐	☐
Deviation im knöchernen Bereich	☐	☐
Septumquerstand	☐	☐
Polyposis nasi	☐	☐
Paradoxe Krümmung der Nasenmuscheln	☐	☐

Aus mathematischer Sicht kann der Wert für die Nasalanz Werte zwischen 0 % und 100 % erreichen. Eine Vielzahl von Studien hat bereits den Zusammenhang zwischen der Nasalanz und der Nasalität untersucht. Dalston et al. (1989) berichteten von einem „Cut-off-Score" von 32 % für eine physiologische Nasalität; Werte über 89 % würden dagegen charakteristisch für einen hypernasalen Stimmklang sein. Hohe Nasalanzwerte wurden vorwiegend bei Spaltpatienten mit velopharyngealer Insuffizienz gemessen. Werte zur differenzialdiagnostischen Abgrenzung der Hyponasalität mit Hilfe der Nasalanz finden sich in der Literatur jedoch nicht. Allgemein wird angenommen, dass ein hoher Nasalanz-Wert mit einem hohen Anteil an transnasal übertragener Energie einhergeht. Im Gegensatz dazu wurde beobachtet, dass hohe nasale Klanganteile gemessen werden konnten, obwohl Nicht-Nasallaute zur Testung verwendet wurden (Gildersleeve-Neumann u. Dalston 2001). Daraus entstand die Vermutung, dass bei der Bildung von reinen Oral-Lauten auch eine transpalatale Schallenergieübertragung stattfindet und zu einer Anregung der nasalen/paranasalen Resonanzräume führt.

Die Beurteilung pathologischer Abweichungen der Nasalität schließt routinemäßig Inspektionen des Mund- und Rachenraumes, endoskopische Untersuchungen von Nasen und Nasenrachen (Rhinoskopie) und ggf. Computertomographien der Nasennebenhöhlen in koronarer Schnittführung ein.

Die endoskopische Rhinoskopie beinhaltet die Einteilung eventuell vorhandener Septumdeformitäten und eventuell vorhandener Nasenpolypen ☐ Tab. 4.10.

Die diagnostisch durchgeführte Computertomographie der Nasennebenhöhlen (NNH) soll entzündliche Veränderungen im Bereich der Sinus paranasales und aus Sicht der akustischen Ankopplung des Stimmschalls den möglicherweise entzündlichen Verschluss des Infundibulums beurteilen ☐ Abb. 4.10.

Patienten mit pathologischen Abweichungen der Nasalität sollten zusätzliche apparative funktionsorientierende Untersuchungen erhalten. Zunächst wird die klassische Rhinomanometrie zur Objektivierung atemsynchroner Messungen der Atemgeschwindigkeit in Abhängigkeit von der karinochoanalen Druckdifferenz vor und nach abschwellenden Naseneinlagen durchgeführt, um Hinweise zu Art und Grad der nasalen Obstruktion zu gewinnen ☐ Tab. 4.11.

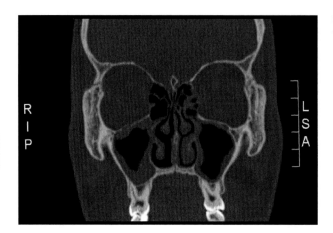

◘ **Abb. 4.10** Koronale Computertomographie der Nasennebenhöhlen bei chronischer Sinusitis und beidseitiger Infundibulumblockade

Zusätzlich sollten Patienten eine Rhinoresistometrie und eine akustische Rhinometrie erhalten.

Die Rhinoresistometrie ermöglicht die Messung des in- und exspiratorischen Widerstandes in Abhängigkeit von der Volumengeschwindigkeit für beide Nasenseiten. Die Beurteilung der Obstruktionsgrade ist in ◘ Tab. 4.12 dargestellt.

Mit Hilfe der Rhinometrie können Aussagen zu Querschnittsflächen des Naseninnenraumes in Abhängigkeit von ihrer Distanz zum äußeren Nasenloch vorgenommen werden (Mlynski u. Beule 2008). Damit sind geometrische Beschreibungen von endonasalen Engstellen bzw. deren Veränderungen durch operative Eingriffe möglich.

4.8.3   Einfluss der Nasennebenhöhlen auf die Nasalität

In der Literatur finden sich nur wenige Hinweise zur Bedeutung der Sinus paranasales auf die nasale Resonanz. Bereits 1976 übten Lindquist-Gaufen und Sundberg Kritik am akustischen Modell, nach dem die Nasenhöhle aus nur zwei parallelen, an die Mundhöhle angeschlossenen Röhren bestehen würde. Aus ihrer Sicht spiele die akustische Ankopplung der Nasennebenhöhlensysteme, insbesondere des Sinus maxillaris und des Sinus frontalis, eine entscheidende Rolle für die Schallübertragungseigenschaften von Nasallauten und Vokalen. In späteren Studien wurden mit Hilfe von bildgebenden Verfahren dreidimensionale geometrische Darstellungen des Vokaltrakts durchgeführt, die zum einen Aufschluss über den Einfluss der Anatomie auf den Stimmklang geben und zum anderen alternative diagnostische Möglichkeiten aufzeigen sollten. Es konnte herausgearbeitet werden, dass die Sinus paranasales durch die Ausbildung von Antiresonanzen einen wesentlichen Einfluss auf die spektrale Energiezusammensetzung von menschlichen Nasallauten haben (Dang et al. 1994).

Bisherige Versuche, aus dreidimensionalen Rekonstruktionen des Nasennebenhöhlensystems Modelle zu Berechnungen der resonatorischen Eigenschaften zu gewinnen, scheiterten an den zeitaufwendigen Bildgebungsverfahren. Es ist bisher nicht gelungen, magnetresonanz- bzw. computertomographische Untersuchungen zeitgleich mit bzw.

◻ **Tab. 4.11** Rhinomanometrie: Beurteilung und Grad der einseitigen nasalen Obstruktion (nach Mlynski u. Beule 2008)

Obstruktionsgrad	Volumengeschwindigkeit [cm³/s] bei 150 Pa	Widerstand [sPa/cm³] bei 150 Pa
Nicht obstruktiv	>500	<0,3
Geringgradig obstruktiv	300–500	0,3–0,5
Mittelgradig obstruktiv	180–300	0,5–0,8
Hochgradig obstruktiv	<180	>0,8

◻ **Tab. 4.12** Beurteilung des Obstruktionsgrads gemessen mit der Rhinoresistometrie für eine Seite (nach Mlynski u. Beule 2008)

Obstruktionsgrad	Widerstand [sPa/cm³] bei 250 cm³/s
Nicht obstruiert	<0,17
Geringgradig obstruiert	0,18–0,35
Mittelgradig obstruiert	0,36–0,70
Hochgradig obstruiert	>0,70

unmittelbar vor oder nach Stimmaufnahmen zu erstellen, um die Stimmklänge mit den dreidimensionalen Modellen des Vokaltrakts in Beziehung bringen zu können. Aufgrund der zeitlichen Differenz zwischen Bildgebung und Stimmaufnahme können physiologische Einflussfaktoren (z. B. Nasenzyklus) nicht ausgeschlossen werden (Corey et al. 1997).

4.8.4 Einfluss operativer Eingriffe im Bereich der Nasenhaupt- und Nasennebenhöhlen auf die Nasalität

Operative Eingriffe im Bereich der Nasenhaupt- und Nasennebenhöhlen lassen eine Veränderung der Nasalität erwarten. Ihre prognostische Einschätzung ist bisher jedoch schwierig und basiert im Wesentlichen auf wenigen Studien bzw. klinischen Erfahrungsberichten. Zum Einfluss endoskopischer Eingriffe am Nasennebenhöhlensystem (FESS) auf den Stimmklang existieren nur wenige Studien. Soneghet et al. (2002) führten Nasalanzmessungen bei 40 Patienten zu drei Untersuchungszeitpunkten durch (präoperativ, 2 Tage postoperativ und 4 Wochen postoperativ). Sie berichten über eine Zunahme der Nasalanz im postoperativen Verlauf. Es ist jedoch zu bedenken, dass einerseits aus klinischer Erfahrung nach 4 Wochen die Wundheilung noch nicht abgeschlossen ist und andererseits alle Werte, auch die präoperativen Werte, im sogenannten Normalbereich lagen. Die Autoren nehmen keine Beurteilung der Nasalität und damit keine Trennung in präoperativ hyponasale und eunasale Patienten vor. Diese Unterteilung wäre aus klinischer Sicht jedoch sinnvoll. Hosemann et al. (1998) führten Spektralanalysen von Stimmklangaufzeichnungen vor und nach FESS bei 23 Patienten durch. Postoperative Veränderungen der Frequenzbänder und Amplituden der Formanten F 1–F 4 lassen Stimmklangveränderungen nach FESS vermuten. Da zusätzliche Spezifikationen zum operativen Vorgehen vorgenommen wurden, waren die einzelnen Patientengruppen jedoch sehr klein.

Formantanalysen als auch Periodizitätsmessungen wurden in einer erst kürzlich publizierten Studie zur Veränderung des Stimmklangs nach Septorhinoplastik mit Spreader Grafts verwendet (Celik et al. 2012). Obwohl die Patienten mehrheitlich eine Verbesserung der präoperativ empfundenen Hyponasalität angaben, konnten die akustischen Messungen keine objektivierbaren Veränderungen akustischer Messparameter aufzeigen. Diese Daten stehen im Widerspruch zu akustischen Messungen nach alleiniger funktioneller Septumplastik ohne Verwendung von Spreader Grafts, die unter Verwendung verschiedener Periodizitätsmerkmale und spektralanalytischer Parameter eine Verbesserung der postoperativen Nasalanz zeigten. Allerdings sollte der Begriff Nasalanz vermieden werden, da das Studiendesign lediglich eine Objektivierung der Nasalität erlaubte.

Sprech- und Singstimme

5.1 Sprechen und Singen im Vergleich – 50

5.2 Akustische Charakteristika
gesprochener Sprache – 50

5.3 Die ausgebildete Sprechstimme
(Sprecherstimme) – 50
5.3.1 Schulung der Sprechstimme – 50
5.3.2 Der Sprecherformant – 52

5.4 Die ausgebildete Singstimme (Sängerstimme) – 52
5.4.1 Vokalausgleich und „Decken" – 53
5.4.2 Intonationssicherheit und Formanttuning – 53
5.4.3 Timbre – 54
5.4.4 Register – 55
5.4.5 Sängerformant – 56
5.4.6 Vibrato und Tremolo – 56
5.4.7 Physiologische Klassifizierung der Stimmlagen – 57

B. Schneider-Stickler, W. Bigenzahn, *Stimmdiagnostik*,
DOI 10.1007/978-3-7091-1480-3_5, © Springer-Verlag Wien 2013

5.1   Sprechen und Singen im Vergleich

Jede stimmliche Äußerung, ob gesprochen oder gesungen, beruht auf den gleichen physikalischen und physiologischen Gesetzmäßigkeiten der Tonproduktion. Trotz einer Reihe daraus resultierender Gemeinsamkeiten bestehen zwischen Sprechen und Singen grundlegende Unterschiede ◘ Tab. 5.1.

Beim Sprechen steht der sachliche Inhalt im Vordergrund, die Phonationsprozesse laufen eher unbewusst ab. Beim Singen dagegen werden Stimmqualität und Klangformung bewusst gestaltet, aber auch die künstlerische Umsetzung des Textinhaltes wird gezielt verfolgt.

5.2   Akustische Charakteristika gesprochener Sprache

Gesprochene Sprache transportiert Informationen in Form von Schallereignissen. Die Analyse von Schalldruck- und Frequenzstruktur bzw. deren Änderungen über die Zeit soll differenzierte Angaben zur Sprache liefern. Gesprochene Sprache umfasst den Frequenzbereich von etwa 0,1–10 kHz. Der Schalldruckpegel gesprochener Sprache schwankt zeitlich gesehen. Der Zeitverlauf kann mit zwei Zeitbewertungen erfolgen: „fast" oder „slow". Wie bereits in ► Kap. 3.2 beschrieben, kommt die Zeitbewertung „fast" mit der Zeitkonstante von 125 ms dem Lautheitsempfinden des Menschen näher.

Bei der Messung von Schalldruckpegeln von Sprechern ergibt sich das Problem, wie man den Sprecher vom oft gleichzeitig vorhandenen Geräuschpegel akustisch trennen kann, denn nur selten werden entsprechende Aufnahmen in störschallarmen Stimmlaboren bzw. „Camera silence"-Bedingungen für spätere akustische Analysen aufgenommen.

Veränderungen der Sprechweise führen zu messbaren Veränderungen des Spektrums. Spricht der Sprecher lauter, so lassen sich höhere Schalldruckpegel messen. Lauteres Sprechen führt oft zu einer Verschiebung der Schallintensität zu höheren Frequenzbereichen (Lazarus et al. 2007). Bei lauter Sprechweise nimmt auch die Grundfrequenz zu, die Variation der Grundfrequenz jedoch ab. Beim Schreien reduzieren sich die Prosodie und auch die Verständlichkeit gesprochener Sprache.

5.3   Die ausgebildete Sprechstimme (Sprecherstimme)

Je nach Ausbildungsstand unterscheidet man die trainierte/ausgebildete und die untrainierte/laienhafte Sprechstimme.

5.3.1   Schulung der Sprechstimme

Die Kunst der Rhetorik und die Ausbildung der Sprechstimme genoss bereits im griechischen Altertum eine überaus hohe Wertschätzung. Im modernen Kommunikationszeit-

◘ Tab. 5.1 Unterschiede zwischen Sprechen und Singen

	Sprechen	Singen
Tonbewegungen	Gleitende Bewegungen des Grundtons, vornehmlich Verwendung des tiefen Registers (Brustregister, Modalregister)	Sprunghafte Bewegungen mit festgelegten Tonhöhen und Intervallsprüngen
Verwendeter Tonhöhenumfang	Gering, ca. ½ bis 1 Oktave	Groß, 2 bis 2 ½ Oktaven
Melodie- und Rhythmusverläufe	Nicht vorgeschrieben, frei wählbar	Durch Notentext vorgegeben
Vokallänge	Konsonantenorientierte Artikulation, Konsonanten- zu Vokaldauer ca. 1 : 1,2,	Da nur Vokale gesungen werden können, Verschiebung des Konsonant-Vokal-Verhältnisses zugunsten der Vokale (1 : 4,5)
Konsonantenlänge	Deutlich unterschiedliche Formung der Vokalformanten zur besseren Textverständlichkeit	Bemühung um Vokalausgleich, um Ansatzrohr so wenig wie möglich zu verändern und Klangfarbe auszugleichen
Körperhaltung	Vielfältig einsetzbar	Eingeschränkt
Atemfunktion/Stützvorgang	Geringere Anforderungen an die Atemstütze	Atemvorgang und Stützfunktion intensiver, längere Ausatemphasen bei langen Phrasen

alter gewinnt sie im Bestreben um gesellschaftliche Anerkennung und beruflichen Erfolg eine neue Dimension. Die geschulte Vortragsstimme verlangt entsprechendes Wissen um Sprechtechnik sowie Vertrautheit im Umgang mit der Gestaltung des gesprochenen Wortes. Der Weg von einer untrainierten Umgangssprechstimme zur ausgebildeten Sprecherstimme ist lang und durch ähnliche Entwicklungsphasen geprägt, wie man sie von der Gesangsausbildung kennt. Bei der Sprecherziehung steht das Erkennen der optimalen Sprechtonhöhe am Beginn der Ausbildung. Die Sprecherziehung lehrt die Beherrschung stimmphysiologischer Funktionen. In langen Übungsphasen müssen Körperbeherrschung, Vordersitz der Laute, Vokalbewusstsein und -formung, Resonanzgefühl und Konsonantenkraft erlernt werden. Erst kraftvolle Artikulation, intensive Vokal- und Konsonantenbildung sowie ein voller Klang überzeugen im Vortrag. Die moderne Sprecherziehung zielt nicht nur auf Ausbildung der Artikulation, sondern erfasst den Sprecher in seiner gesamten Persönlichkeit.

Die wichtigsten zu erlernenden Grundfähigkeiten moderner Sprecherziehung umfassen (Aderhold 1997):

- Kontrolle über Spannungsverhältnisse im Körper,
- natürliche Körperhaltung im Hinblick auf ein an die zu erbringende Leistung angepasstes Gleichgewicht zwischen körperlicher An- und Entspannung,
- kombinierte Phonationsatmung,
- Weite der Resonanzräume zur Bildung einer klang- und modulationsfähigen Stimme,

- ausschöpfende Bewegungen der Sprechwerkzeuge bei der Bildung der Vokale und Konsonanten,
- Beibehalten der natürlichen Sprechstimmlage (Indifferenzlage) mit mühelosem Ein- und Absetzen der Stimme,
- Schulung des Gehörs zur Wahrnehmung kleinster stimmlicher und artikulatorischer Veränderungen,
- Formungs- und Mitteilungswillen für sinn- und bedeutungsvolles Sprechen,
- Erlernen eines Hörer- und Raumbezugs beim Vortrag,
- Beherrschung des Umgangs mit Sprache.

5.3.2 Der Sprecherformant

Akustische Analysen von Vokalreihen durch Nawka et al. (1997) ließen ein Energiemaximum zwischen 3150 und 3700 Hz erkennen, das als „Sprecherformant" oder auch „Schauspielerformant" bezeichnet wurde. Dieser Frequenzbereich liegt im Frequenzbereich des 4. Formanten. Lautes Sprechen und eine geschulte Sprechweise führt zu einer Verstärkung des Sprecherformanten. Der Vergleich einer Gruppe stimmlich nicht ausgebildeter Lehrer und stimmlich ausgebildeter Schauspieler bestätigten einen energetisch höher ausgebildeten Sprecherformanten in der Schauspielergruppe (Bele 2006). Ein höherer Sprecherformant geht augenscheinlich mit einer stärker ausgeprägten Obertonstruktur einher. Die Beherrschung der resonatorischen Beeinflussung des Stimmklangs scheint den Frequenzbereich von F 4 zu beeinflussen. Bereits intensives Stimmtraining von nur 30 min konnte zu einer Intensivierung des Sprecherformanten führen (Leino et al. 2010).

Über die Existenz des Sprecherformanten herrscht Einigkeit, allerdings wird der Frequenzbereich in der Literatur unterschiedlich angegeben. Nawka et al. beschreiben die Lage des Sprecherformanten im Bereich von F 4, Bele dagegen von F 3/F 4 und Leino et al. von F 4/F 5. Diese Studien beziehen sich vordergründig auf Untersuchungen der männlichen Sprechstimme. Neueste Untersuchungen zur weiblichen Sprechstimme ließen jedoch Zweifel an der Existenz eines Sprecherformanten bei Frauen aufkommen, nachdem umfassende stimmakustische Analysen bei Schauspielerinnen keine energetische Verstärkung im Frequenzbereich des Sprecherformanten ergaben (Master et al. 2011).

5.4 Die ausgebildete Singstimme (Sängerstimme)

Wie bei der Sprechstimme wird zwischen der trainierten/ausgebildeten und untrainierten/laienhaften Singstimme unterschieden.

Die Entwicklung und Ausbildung einer Sängerstimme wird maßgeblich von gesellschaftlichen und traditionellen Einflüssen geprägt. Ein aus anatomisch-physiologischer Sicht optimal erscheinender Körperbau bzw. Stimmapparat ist keine Garantie für eine reife künstlerische Leistung bzw. beruflichen Erfolg. Erst der Wille zum musikalischen Ausdruck und die natürliche Begabung führen zur künstlerischen Entfaltung der Stimme.

Jeder Mensch verfügt über naturgegebene Voraussetzungen, die ihm das Singen mehr oder weniger gut erlauben. In welcher Weise eine Laienstimme trainiert werden kann, hängt nicht unwesentlich vom angestrebten Genre und von persönlichen Zielen ab.

Während die Singstimme die spontane gesangliche Äußerung beschreibt, setzt die Sängerstimme eine künstlerisch-gesangstechnische Ausbildung voraus.

Sicher macht sich der Sänger beim Singen keine Gedanken über stimmphysiologische Zusammenhänge. Um einen optimalen „Stimmsitz" zu erreichen, vertraut er auf das subjektive Vibrationsempfinden und die audiophonatorische Rückkopplung.

Der Umgang mit den Sprachlauten ist bei einem klassischen Sänger anders als bei einem Sprecher. Auch wenn bei Vokalmusik neben einer auf Klang ausgerichteten Stimmführung eine gute Textverständlichkeit erwünscht ist, werden beim Singen andere Ausbildungsziele verfolgt. Neben der Entwicklung eines großen Tonhöhenumfanges wird gesangstechnisch insbesondere an der Linienführung der Stimme durch möglichst lange Vokale (= Klangträger) gearbeitet. Da die Erkennbarkeit der Vokale durch die Formanten bestimmt ist, ergeben sich in hohen Frequenzbereichen gelegentlich Probleme der Textverständlichkeit: Zum Teil liegen Grundtöne oberhalb der Formant-Frequenzen, wodurch im Spektrum wichtige Informationen für die akustische Vokalidentifizierung verloren gehen.

5.4.1 Vokalausgleich und „Decken"

Im klassischen Gesang wird die klangliche Angleichung hell und dunkel klingender Vokale angestrebt. Die geringe Abdunkelung von Vokalen in höherer Lage durch bewusste Tiefhaltung des Kehlkopfes wird als „Decken" bezeichnet. Dadurch kann einerseits der Vokalcharakter besser erhalten bleiben, andererseits gelingt der Registerausgleich zwischen dem tiefen und hohen Stimmregister beim Auf- und Abwärtssingen leichter (Seidner u. Wendler 1997).

5.4.2 Intonationssicherheit und Formanttuning

Hohe Stimmen haben das Problem, dass die Teiltöne hoher Frequenzen im primären Kehlkopfklang weit auseinander liegen. So kann es sein, dass für die Bildung eines bestimmten Vokals im notwendigen Frequenzbereich keine Teiltöne zur Verstärkung enthalten sind. Im Bestreben, Teiltöne des Primärspektrums und Resonanzmaxima des Vokaltrakts zusammenzubringen, kann es passieren, dass vom Sänger entweder die Tonhöhen an die Resonanzeigenschaften oder die Resonanzmaxima in Richtung der Frequenzen der Teiltöne verschoben werden. Wenn die Abstimmung zugunsten der Formantstruktur geschieht, kann es zu Intonationsproblemen (distonieren = zu hoch bzw. detonieren = zu tief) kommen. Aus gesangspädagogischer Sicht ist daher die Formantabstimmung, das Formanttuning (Sundberg 1997), anzustreben, d. h. die Vokalfarben werden in ihren Frequenzen so verändert, dass sie korrekt im Frequenzbereich der Teiltöne liegen.

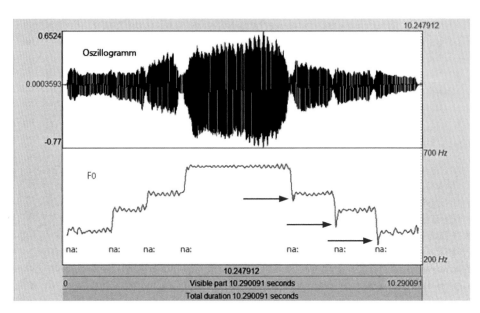

⬛ Abb. 5.1 Intonationsprobleme bei Dreiklangübungen mit der Lautverbindung /na:/, beim Abwärtssingen Detonieren des Konsonanten /n:/ vor der Vokalbildung (siehe Pfeilmarkierung)

⬛ Tab. 5.2 Register bei Mann und Frau

Register	Männer	Frauen
Tiefes Register	Modalregister	Brustregister
Hohes Register	Falsett	Kopfregister
Sonderformen	Strohbassregister	Pfeifregister

Manche Sänger leiden trotz hoher Musikalität und gutem Hörvermögen unter Intonationsproblemen, unabhängig von der Frequenz der gesungenen Töne. Eigene Untersuchungen zeigten, dass es bereits durch die Textanforderungen mit Konsonant-Vokal- bzw. Vokal-Konsonantverbindungen zu ungenauer Intonation kommen kann. Wie in ⬛ Abb. 5.1 dargestellt, kann bereits der Konsonant /n:/ in Verbindung mit dem Vokal /a:/ bei stimmlichen Auf- und Abwärtsbewegungen zu Intonationsungenauigkeiten führen.

5.4.3 Timbre

Als Timbre wird die Klangfarbe der Stimme bezeichnet, die durch die spektrale Struktur von Grundton, Obertönen und Geräuschanteilen definiert wird. Durch abgestimmte Kieferöffnung, Zungenlage und Kehlkopftiefstellung kann nicht nur die Veränderung der

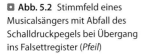

■ **Abb. 5.2** Stimmfeld eines Musicalsängers mit Abfall des Schalldruckpegels bei Übergang ins Falsettregister (*Pfeil*)

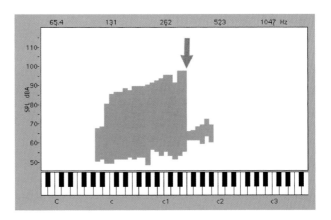

Formantfrequenzen erreicht, sondern zusätzlich die Färbung des individuellen Timbres beeinflusst werden.

Besonderen Einfluss auf die Klangfarbe einer Stimme scheint das Einschwingverhalten der Stimmlippen zu haben. Dieser zeitliche Verlauf des Frequenzspektrums und der Lautstärke lassen in Bruchteilen von Sekunden die Identifikation eines Sängers zu.

5.4.4 Register

Als „Register" werden eine Reihe aufeinander folgender Stimmklänge mit gleicher Klangqualität bezeichnet. Beim Auf- und Abwärtssingen über den gesamten Tonhöhenumfang lassen sich bei einem ungeübten Sänger mindestens zwei Register unterscheiden ■ Tab. 5.2.

Abgesehen von den Sonderformen Strohbassregister und Pfeifregister lassen sich zwei funktionale Register abgrenzen, das tiefe und hohe Register. Das tiefe Register wird beim Mann als Modal- bei der Frau als Brustregister bezeichnet. Das hohe Register nennt man beim Mann Falsett und bei der Frau Kopfregister. Darüber hinaus kann sich beim Mann zusätzlich in der Tiefe das Strohbassregister und bei der Frau in der Höhe das Pfeifregister anschließen. Überschneidungsbereiche zwischen den Registern werden als amphotere Klänge bezeichnet, gelegentlich findet sich für diesen Bereich die Bezeichnung eines mittleren Stimmregisters. Die unterschiedlichen Register können perzeptiv und akustisch abgegrenzt werden, sie finden je nach Gesangsstil unterschiedliche Verwendung. Während in popularen Gesangsrichtungen überwiegend der tiefe Registerbereich ausgebildet und verwendet wird ■ Abb. 5.2, muss der klassische Sänger nicht hörbare Übergänge zwischen den Registern erlernen, um den Eindruck eines „Einregisters" zu erwecken.

Manche Stimmforscher gehen von der Existenz dreier Stimmregister aus (3-Register-Hypothese), die auch eine Erklärung der gesanglichen Leistungseinbußen im tiefen und hohen Passaggio-Bereich zulassen.

5.4.5 Sängerformant

Das Spektrum eines klassisch gesungenen Tons umfasst außer den bereits genannten fünf Formanten einen Extraformanten („Sängerformant"). Der Sängerformant kann als markantes Kennzeichen einer hochqualifizierten klassischen Sängerstimme bezeichnet werden; er bestimmt Glanz, Metall und Tragfähigkeit einer Stimme. In den Vokalspektren männlicher Sänger wurde dieses Energiemaximum bei etwa 3000 Hz identifiziert. Internationale Forscher haben Auftreten und Lage bei männlichen und weiblichen Profisängern untersucht und kamen zu teilweise unterschiedlichen Ergebnissen. Während einige von der Existenz des Sängerformanten in beiden Geschlechtern ausgehen, sind andere überzeugt, dass er nur im männlichen Geschlecht durch die Clusterung des dritten, vierten und fünften Formanten entsteht (Sundberg 1997). Seine Amplitude wird durch die Amplituden der Partialtöne des Primärschalls bestimmt. Die Frage, ob der Sängerformant auch bei Frauen auftritt, ist noch nicht endgültig geklärt. Vermutlich ist er bei Altistinnen stärker ausgeprägt als bei Sopranistinnen.

Ein nicht ausgebildeter Sänger ist kaum in der Lage, durch bewusste Gestaltung der Formanten und Extraformanten eine Maximierung des abgestrahlten Klangs zu erreichen. Im Gegensatz zum klassischen Sänger sind Popularmusiksänger nicht auf die Ausbildung des Sängerformanten angewiesen. Schlagersänger, Musicalinterpreten oder Jazzer müssen vielmehr den Umgang mit Mikrophonen erlernen, welche ihnen einerseits die notwendige Verstärkung, andererseits die Erzeugung und Verwendung anderer Gesangselemente und -stilistiken ermöglicht.

5.4.6 Vibrato und Tremolo

Während die untrainierte Singstimme in der Regel eher gerade klingt, weist die trainierte klassische Gesangsstimme Grundtonschwankungen – ein Vibrato – auf. Physikalisch gesehen beschreibt das Vibrato periodische Modulationen der Phonationsfrequenz (Schultz-Coulon u. Battmer 1981). Man unterscheidet ein Tonhöhen- oder Frequenzvibrato und ein Intensitäts- oder Amplitudenvibrato. Darüber hinaus kann man gelegentlich ein Klangfarben- oder Timbrevibrato beobachten. Der erfahrene Sänger verwendet das Vibrato als Gestaltungs- und Ausdrucksmittel.

Am leichtesten lassen sich Frequenzschwankungen heraushören. Eine Vibratofrequenz von ± 5–7 Hz um den Grundton wird in der Regel als angenehm und schön empfunden. Frequenzschwankungen unter 5 Hz bezeichnet man als enges oder langsames ◘ Abb. 5.3a, über 7 Hz als weites oder schnelles Vibrato ◘ Abb. 5.3b. Je höher die Geschwindigkeit, desto unangenehmer ist der Klangeindruck. Schnellere und weniger gleichmäßige Modulationen werden auch als Tremolo bezeichnet.

Die perzeptive Bedeutung von Intensitätsschwankungen, im Idealfall zwischen 2–5 dB, wird oft überschätzt, ebenso das Klangfarbenvibrato, welches Pulsationen der Klangfarbe durch periodische Schwankungen der Teiltonstruktur beschreibt.

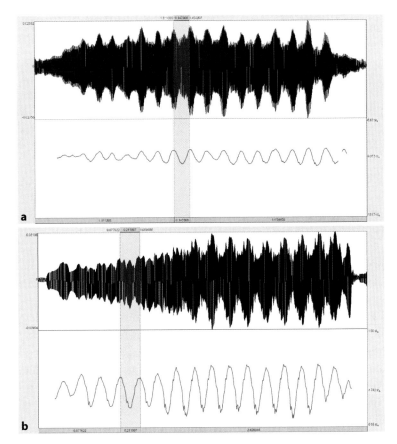

Abb. 5.3a,b Gesungener Vokal /a:/, **a:** mit schnellem Vibrato, **b:** mit langsamem Vibrato

5.4.7 Physiologische Klassifizierung der Stimmlagen

Die individuell beanspruchten Stimmumfänge beschreiben die Stimmlagen oder Stimm-gattungen. Die Angaben in der Literatur zu Tonhöhenumfängen für die verschiedenen Stimmlagen variieren nur geringfügig ◘ Tab. 5.3.

Nicht nur für die Bewertung der Gesangsliteratur und für Rollenbesetzungen, sondern insbesondere für die allgemeine Bewertung der Stimmkonstitution ist die Klassifizierung der Singstimme unverzichtbar, um nicht zuletzt Leistungsgrenzen und funktionelle Ab-weichungen zu erkennen.

Falsche Klassifizierungen können Ursache von Stimmproblemen bis hin zum völligen Stimmversagen sein.

Die weiblichen Stimmlagen werden in Sopran, Mezzosopran und Alt unterteilt, die männlichen in Tenor, Bariton und Bass. Diese Stimmlagen lassen sich auch bei Nichtsän-gern finden. Ihre Klassifizierung richtet sich in erster Linie nach dem Tonhöhenumfang, berücksichtigt aber auch Registerübergangsbereiche, Sprechstimmlage und Timbre.

◘ Tab. 5.3 Übersicht über die Klassifizierung der Stimmlagen unter Berücksichtigung der Tonhöhenumfänge im Kunstgesang

Autor	weibliche Stimmlagen			männliche Stimmlagen		
	Sopran	Mezzosopran	Alt	Tenor	Bariton	Bass
Lobe-Neumann*	c^1-c^3	$a-as^2$	$f-f^2$	$B-b^1$	$G-g^1$	$E-e^1$
Reinecke*	c^1-c^3	$a-c^3$	$f-f^2$	$c-c^2$	$A-fis^1$	$C-c^1$
Gutzmann*	$h-h^2$	$g-g^2$	$e-e^2$	$H-h^1$	$G-g^1$	$C-c^1$
Frank und Sparber**	$a-c^3(f^3)$	$g-c^3$	$f-c^3$	$Ais-dis^2$	$A-g^1 (a^1)$	$E-c^1 (g^1)$

* in Goldhan (1980)
** in Frank u. Sparber (1970)

Für jeden Sänger, bis hin zum Laienchorsänger, ist es wichtig, seine individuelle Stimmlage zu kennen, um mögliche Fehlbelastungen durch z. B. falsche Literaturwahl zu vermeiden.

Jede Stimmlage lässt sich zusätzlich in sog. „Zwischenfächer" differenzieren, die dem Grundcharakter der Stimme (Klangfarbe, Tonumfang, Volumen) entsprechen und bei Rollenbesetzungen zu berücksichtigen sind, z. B.:

- **Sopran:** Koloratursopran, lyrischer Sopran, dramatischer Sopran, jugendlich-dramatischer Sopran, Soubrette,
- **Mezzosopran:** lyrischer Mezzosopran, dramatischer Mezzosopran,
- **Alt:** lyrischer Alt, Spielalt, dramatischer Alt,
- **Tenor:** Tenorbuffo/Spieltenor, lyrischer Tenor, jugendlicher Heldentenor, Heldentenor, Charaktertenor,
- **Bariton:** lyrischer Bariton, Kavalierbariton, Heldenbariton,
- **Bass:** Bassbuffo/Spielbass, Bassbariton, seriöser Bass.

Übersicht stimmdiagnostischer Methoden

6.1   Überblick über die Entwicklung stimmdiagnostischer Methoden – 60

6.2   Systematik der modernen Stimmdiagnostik – 61

6.3   Basisprotokoll der European Laryngological Society (ELS) zur funktionellen Stimmbeurteilung – 63

6.4   Bewertung stimmdiagnostischer Befunde – 63

B. Schneider-Stickler, W. Bigenzahn, *Stimmdiagnostik*,
DOI 10.1007/978-3-7091-1480-3_6, © Springer-Verlag Wien 2013

6.1 Überblick über die Entwicklung stimmdiagnostischer Methoden

Bereits in der Antike war die Entstehung des Schalls als Folge von Schwingungen eines Körpers bekannt. Störungen und Erkrankungen der Stimme beschäftigen den Menschen schon seit dem klassischen Altertum; Kenntnisse über Physiologie und Pathologie der Stimmproduktion sind hingegen vergleichsweise jung.

Bis in die Mitte des 19. Jh. wusste man nicht genau, wie und wo die Stimme produziert wird. Nichtsdestotrotz feierten damals Opernstars große Triumphe. Man könnte meinen, dass auch ohne Kenntnisse über Kehlkopfanatomie und Stimmphysiologie eine erfolgreiche Sängerkarriere möglich sei.

Die Ära der Stimmdiagnostik begann erst im Jahre 1854, als der spanische Gesangslehrer Manuel Garcia im Selbstversuch erstmalig seinen Kehlkopf beim Singen unter Zuhilfenahme eines Zahnarztspiegels beobachtete.

Heute stehen wir vor ganz anderen Herausforderungen als noch vor 150 Jahren. Moderne stimmdiagnostische Methoden stehen als effiziente Hilfsmittel zur detaillierten Diagnose, Dokumentation und Früherkennung von Dysphonien zur Verfügung.

Wissenschaftliche Aktivitäten konzentrierten sich zunächst auf die Visualisierung der Stimmlippenfunktion. Czermak und Türk (1857) modifizierten Garcias Technik und entwickelten unabhängig voneinander den heute noch gebräuchlichen Kehlkopfspiegel und schufen damit die Voraussetzung für die Entwicklung der funktionsorientierten Laryngologie.

Die Verwendung der Stroboskopie zur Beobachtung der Stimmlippenschwingungen bei Phonation geht auf Schönhärl (1960) zurück, der das stroboskopische Prinzip, obwohl schon etwa 100 Jahre bekannt, für die Kehlkopfdiagnostik attraktiv machte. Die rasante Entwicklung der Computertechnologien ermöglicht heute neben einer zunehmenden Vereinfachung der Gerätebedienung, Datenspeicherung und -abrufbarkeit auch eine wesentlich leichtere Auswertbarkeit der Befunde.

Der Terminus „Akustik" wurde erstmals im Jahre 1693 verwendet. Nach Arbeiten über Schallgeschwindigkeit von Newton und Laplace erfolgte die systematische Erforschung der Akustik durch Cladni, Ohm, von Helmholtz und Rayleigh. Bereits 1861 gelang Phillipp Reiss die erste erfolgreiche Übertragung der menschlichen Stimme auf elektronischem Wege (Geburtsjahr der Elektroakustik). Im Bereich der akustischen Stimmklanganalyse sollte es Jahrzehnte dauern, bis die Beschreibung akustischer Analysen pathologischer Stimmen publiziert wurde. Lieberman (1961 und 1963) beobachtete einen Jitter-Anstieg ▶ Abschn. 12.5.1 bei kranken Stimmen, obwohl auf die Periodenschwankungen bereits von Simon im Jahre 1927 hingewiesen wurde.

In den 70er und 80er Jahren wurden unzählige Studien über theoretische Hintergründe und klinische Anwendbarkeit des Jitters durchgeführt. Zunächst war man überzeugt, nicht nur mit Jitter, sondern auch mit anderen Parametern (z. B. Shimmer, ▶ Abschn. 12.5.2) objektive Möglichkeiten zur Heiserkeitsbeurteilung gefunden zu haben. Die anfängliche Euphorie wurde durch spätere klinische Studien gebremst.

Technische Neuentwicklungen der letzten Jahre haben zu einer Weiterentwicklung nicht nur im Bereich der visuellen Analyse der Stimmlippenschwingungen (z. B. Hochgeschwindigkeitskinematographie), sondern auch zu einem Erkenntnisgewinn über Analyse-möglichkeiten des akustischen Stimmprodukts (z. B. Spektral- und Periodizitätsanalysen) und deren klinische Verwertbarkeit geführt.

6.2 Systematik der modernen Stimmdiagnostik

International kommen derzeit in der Stimmdiagnostik unterschiedliche Untersuchungs-methoden zur Anwendung, die zum großen Teil auf subjektiven Beurteilungskriterien beruhen und von regionalen Einflüssen geprägt sind. Für die Diagnosestellung und Be-wertung von Therapieergebnissen sind systematische und valide Untersuchungsmethoden nach einem standardisierten Protokoll notwendig.

In den vergangenen Jahren wurden verschiedene multiparametrische Konzepte für eine systematische Stimmdiagnostik vorgeschlagen. Es ist eine Aufgabe der Zukunft, diese in der täglichen Arbeit umzusetzen.

Eine exakte Diagnostik von organischen bzw. funktionellen Atemstörungen wird in der Regel in speziell dafür ausgerüsteten Lungenfunktionsabteilungen durchgeführt. Wichtige Atemfunktionswerte, wie Vitalkapazität, subglottischer Druck und Atemflusswerte lassen sich auch in einem Stimmdiagnostiklabor bestimmen.

Die Untersuchung der Kehlkopffunktion und der Stimmlippenschwingungen benöti-gen entsprechende bildgebende Techniken, wie Stroboskopie, Hochgeschwindigkeitskine-matographie oder Kymographie, um die für das freie Auge nicht erkennbaren schnellen Schwingungsabläufe sichtbar zu machen.

Ergänzend sind die Bewertung und Interpretation akustischer Analysen wichtige Schwerpunkte in der Stimmdiagnostik. Mittels computergestützter Stimmklanganalysen ist die Objektivierung von Spektralstruktur und Periodizität des Stimmsignals möglich. In der akustischen Messtechnik bedient man sich überwiegend elektroakustischer Messgeräte, die nahezu alle auf dem gleichen Funktionsprinzip beruhen:

- Aufnahme der akustischen Größe mit einem elektroakustischen Wandler (Schall-empfänger) und Umwandlung derselben in eine entsprechende elektrische Größe,
- Verstärkung der elektrischen Größe und ggf. auch deren Bewertung,
- Anzeige bzw. Registrierung der Ergebnisse.

Neben apparativen Bestimmungen quantitativer bzw. semiquantitativer Parameter be-währen sich noch immer subjektive bzw. perzeptive Stimmklangbeurteilungen. Hierzu finden vorwiegend beschreibende Verfahren, visuelle Analogskalen und multidimensionale Skalen Anwendung.

Grundsätzlich orientieren sich stimmdiagnostische Untersuchungen an den drei Funk-tionsbereichen, die zur Stimmproduktion beitragen (▶ Kap. 4):

- Atmung,
- Kehlkopf,
- Ansatzrohr.

⬦ Tab. 6.1 Aus dem Basisprotokoll der European Laryngological Society (2001) für die funktionelle Stimmbeurteilung (Dejonckere et al. 2001)

Komponente	Beispiele	Bewertung
Perzeption	Auditive Beurteilung von Sprechstimmlage und Phonationslautstärke;	Beschreibend
	Stimmklangbeurteilung nach der GRBAS-Skala (v. a. Rauigkeit und Behauchtheit) bzw. RBH-Klassifikation	4-Punkte-Skala (0 = keine Abweichung, 1 = geringgradige Störung, 2 = mittelgradige Störung, 3 = hochgradige Störung) oder visuelle Analogskala (100 mm)
Videolaryngostroboskopie	Beurteilung der Stimmlippenschwingungen:	4-Punkte-Skala (0 = keine Abweichung, 1 = geringgradige Störung, 2 = mittelgradige Störung, 3 = hochgradige Störung) oder visuelle Analogskala
	– Glottisschluss	
	– Regularität	
	– Randkantenverschieblichkeit	
	– Symmetrie	
Aerodynamische Untersuchungen	Maximale Tonhaltedauer /a:/	In s
	Phonationsquotient (Vitalkapazität/maximale Tonhaltedauer)	In ml/s
	Vitalkapazität	In ml
Akustische Messungen	Periodizitätsanalysen (von Frequenz/Jitter und Amplitude/Shimmer)*	In %
	Harmonics-to-Noise-Ratio*	
	Stimmfeldmessungen:	
	– höchste Frequenz	In Hz
	– geringste Intensität	In dB
	– Tonhöhenumfang	In Halbtonschritten (HT)
Subjektive Bewertung durch den Patienten	Beurteilung der Stimmqualität mit Hilfe stimmbezogener Fragen	Visuelle Analogskalen (0 = normale Stimme ohne Einschränkung und 100 = hochgradige Stimmstörung mit Einschränkung im täglichen Leben)

6.3 Basisprotokoll der European Laryngological Society (ELS) zur funktionellen Stimmbeurteilung

Europäische Phoniater und Laryngologen bemühen sich seit Jahren, mit einem stimmdiagnostischen Basisprotokoll der unüberschaubaren Vielfalt an Untersuchungsmethoden entgegenzuwirken (Dejonckere et al. 2001; Friedrich 1996 und 1998).

Ein wichtiger Schritt auf dem Wege zu einer validen Stimmdiagnostik ist der Vorschlag der European Laryngological Society (ELS), demzufolge die Stimmdiagnostik auf 5 Säulen basiert (Dejonckere et al. 2001):

- Perzeption,
- Videostroboskopie,
- aerodynamische Messungen und Beurteilung der Leistungsfähigkeit der Stimme,
- akustische Analysen,
- subjektive Bewertung durch den Patienten.

Dieses Basisprotokoll umfasst sowohl objektive als auch subjektive Parameter ◘ Tab. 6.1. Es sollte Grundlage für die Zusammenstellung jedes individuellen diagnostischen Instrumentariums sein.

Stimmaufnahmen sind dabei für stimmdiagnostische Zwecke unverzichtbar. Sie dienen zum einen der Stimmdokumentation, zum anderen können sie jederzeit für weitere Auswertungen herangezogen werden.

6.4 Bewertung stimmdiagnostischer Befunde

Validierte Normwerte in der Literatur zu finden, ist nicht einfach. Übersichten zu relevanten Stimmparametern und ihren Merkmalsausprägungen (◘ Tab. 6.2) finden sich u. a. bei Böhme (2003) und Friedrich (1998; 2005).

▣ Tab. 6.2 Übersicht über stimmdiagnostische Kriterien mit Angabe von Normwerten (modifiziert nach Böhme und Friedrich)

	Normal 0	Pathologisch 1	2	3
Perzeption				
Heiserkeit	Nicht vorhanden	Geringgradig	Mittelgradig	Hochgradig
Behauchtheit	Nicht vorhanden	Geringgradig	Mittelgradig	Hochgradig
Rauigkeit	Nicht vorhanden	Geringgradig	Mittelgradig	Hochgradig
Laryngostroboskopie				
Amplitude	Normal weit (ca. $1/3$ der sichtbaren SL-Breite)	+1 = gering erweitert	+2 = mittelgradig erweitert	+3 = hochgradig erweitert
		−1 = gering verkürzt/vermindert	−2 = deutlich verkürzt/vermindert	−3 = aufgehoben
Randkantenverschieblichkeit	Normal (mind. $1/2$ der sichtbaren SL-Breite)	Gering vermindert	Mittelgradig vermindert	Hochgradig vermindert/aufgehoben
Symmetrie	Normal in Ort und Phase	Gering asymmetrische Schwingungen	Mittelgradig asymmetrische Schwingungen	Hochgradig asymmetrische Schwingungen
Regularität	Regulär	Einzelne Irregularitäten/gering irregulärer Schwingungsablauf	Gehäufte Irregularitäten/mittelgradig irregulärer Schwingungsablauf	Permanente Irregularitäten/Schwingungsablauf hochgradig irregulär
Glottisschluss	Vollständiger Stimmlippenschluss	Geringe Insuffizienz	Mittelgradige Insuffizienz	Hochgradige Insuffizienz
		Durchgehender Spalt	Posteriore Schlussinsuffizienz	Anteriorer Spalt
		Ovalärer medianer Spalt	Sanduhrglottis	Irregulär
Supraglottische Kontraktion bei Phonation	Keine	Gering	Ausgeprägt	Supraglottischer Verschluss, meist Taschenfaltenphonation
Aerodynamische Messungen				
Tonhaltedauer	>15 s	15–11 s	10–7 s	<7 s
Phonationsquotient	120–190 ml/s	>190 ml/s		
s/z-Ratio	<1,4	>1,4		

◘ Tab. 6.2 (*Fortsetzung*) Übersicht über stimmdiagnostische Kriterien mit Angabe von Normwerten (modifiziert nach Böhme und Friedrich)

	Normal 0	Pathologisch 1	2	3
Akustische Messungen: Periodizitätsanalysen				
Jitter*	♂ 0,59 % ♀ 0,63 %	>1 %	Über 5 % nicht sinnvoll	
Shimmer*	♂ 2,53 % ♀ 2,0 %	>4 %	Über 25 % nicht sinnvoll	
Stimmfeldmessung				
Leiseste Intensität	<50 dB	>50 dB		
Lauteste Intensität*	>90 dB	<90 dB		
Stimmdynamik	>40	40–35	34–25	<25
Tiefste Grundfrequenz	♂ ~ 73 Hz (D) ♀ ~ 165 Hz (e)**			
Höchste Grundfrequenz	♂ ~ 294 Hz (d) ♀ ~ 659 Hz (e²)**			
Tonhöhenumfang	>24	24–18	17–12	<12
Indifferente Sprechstimmlage	♂ 98,5–131 Hz (G–c) ♀ 196–262 Hz (g–c¹)			
Subjektive Selbsteinschätzung durch den Patienten				
Stimmqualität	Stimme ungestört empfunden	Stimme als gering gestört empfunden	Stimme als mittelgradig gestört empfunden	Stimme als hochgradig gestört empfunden
Kommunikative Beeinträchtigung	Keine kommunikative Beeinträchtigung	Geringe Beeinträchtigung bei stärkerer Stimmbelastung; im Alltag keine kommunikative Beeinträchtigung	Starke Beeinträchtigung bei stärkerer Stimmbelastung; im Alltag geringe kommunikative Beeinträchtigung	Starke Einschränkung auch in der alltäglichen Kommunikation; Sozialkontakte beeinträchtigt

* CSL bzw. MDVP (Kay Elemetrics)
** unabhängig von Stimmlage

Aerodynamische Messungen

7.1   Atemvolumina und Atemkapazitäten – 68

7.2   Lungenfunktionsdiagnostik im
        klassischen Sinne – 68

7.3   Spirometrie, Pneumotachographie und
        Bodyplethysmographie – 70

7.4   Referenzwerte in der
        Lungenfunktionsdiagnostik – 73

7.5   Atemfunktionsmessungen in der
        Stimmdiagnostik – 74
7.5.1   Maximale Tonhaltedauer – 74
7.5.2   Phonationsquotient – 74
7.5.3   s / z-Ratio – 75
7.5.4   Pneumographie – 76
7.5.5   Messung des glottalen Luftstroms und
        des subglottischen Drucks – 77

B. Schneider-Stickler, W. Bigenzahn, *Stimmdiagnostik,*
DOI 10.1007/978-3-7091-1480-3_7, © Springer-Verlag Wien 2013

7.1   Atemvolumina und Atemkapazitäten

Da Stimmstörungen Folge organischer und funktioneller Atemstörungen sein können, sind Grundkenntnisse über die Atemfunktionsparameter unerlässlich ◘ Abb. 7.1. Man unterscheidet Atem- bzw. Lungenvolumina und Atem- bzw. Lungenkapazitäten. Atem- bzw. Lungenkapazitäten sind die Summe verschiedener Atemvolumina.

In ◘ Abb. 7.2 sind die wichtigsten Atemfunktionswerte grafisch dargestellt.

Das Atemzugvolumen ist das Luftvolumen, welches bei einer normalen Ein- und Ausatmung in Ruhe bewegt wird. Dabei stehen Inspiration und Exspiration etwa im Verhältnis von 1 : 1,2.

Die Atemruhelage nach Exspiration des Atemzugsvolumens entspricht dem Punkt, in der die exspiratorisch wirksamen Kräfte gleich den inspiratorisch wirksamen sind. Die Atemmittellage dagegen liegt in der Mitte des Atemzugsvolumens.

Die Luftmenge, die nach normaler Inspiration maximal eingeatmet werden kann, wird als inspiratorisches Reservevolumen bezeichnet, das Volumen, das nach normaler Exspiration maximal ausgeatmet werden kann, als exspiratorisches Reservevolumen. Auch nach maximaler Ausatmung verbleibt in der Lunge eine bestimmte Menge Luft (Residualvolumen).

Lungenkapazitäten ergeben sich aus der Summe verschiedener Lungenvolumina: Die funktionelle Residualkapazität aus der Summe von exspiratorischem Reservevolumen und Residualvolumen, die Vitalkapazität aus Atemzugvolumen, exspiratorischem und inspiratorischem Reservevolumen, sowie die Totalkapazität aus der Summe aller vier genannten Volumina.

Die Strömungsverhältnisse in den Atemwegen werden über Fluss-Volumen-Messungen ermittelt. Das Volumen, welches nach tiefer Inspiration in einer Sekunde maximal ausgeatmet werden kann, wird als forciertes Exspirationsvolumen (synonym: Einsekundenkapazität, Tiffenau-Test) bezeichnet.

Die Ausatemstromstärke (Flow) wird im Verlauf der Exspiration gemessen. Ein gesunder Patient erreicht im ersten Zehntel der Exspiration ein Maximum, danach nimmt der Flow bis zum Erreichen des Residualvolumens ab. Je nachdem, ob der maximale Flow während der Exspiration oder während der Inspiration gemessen wird, lässt sich ein Peak Exspiratory Flow (PEF) und ein Peak Inspiratory Flow (PIF) unterscheiden.

7.2   Lungenfunktionsdiagnostik im klassischen Sinne

Lungenfunktionsuntersuchungen dienen der Feststellung der einzelnen Atemvolumina und -kapazitäten. Die Lungenfunktionsmessungen liefern nicht nur wichtige differenzialdiagnostische Informationen für die Beurteilung von Lungenerkrankungen, sondern auch für die Diagnostik von Stimmstörungen.

Die Lungenfunktionsparameter sind alters-, geschlechts- und größenabhängig, so dass die Bewertung der Ist-Messergebnisse in Prozent der jeweiligen Sollgröße angegeben wird.

■ Abb. 7.1 Atemkurve mit statischen und dynamischen Messgrößen: Statische Volumina: *AV* (Atemzugvolumen), *IRV* (Inspiratorisches Reservevolumen), *ERV* (Exspiratorisches Reservevolumen), *RV* (Residualvolumen), *IK* (Inspirationskapazität), *FRK* (Funktionelle Residualkapazität), *TK* (Totalkapazität), *VK* (Vitalkapazität), Dynamische Volumina: *FEV1* (Forciertes Exspirationsvolumen in 1 s, Einsekundenkapazität, Atemstoßwert)

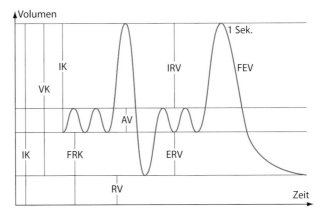

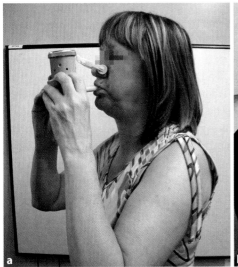

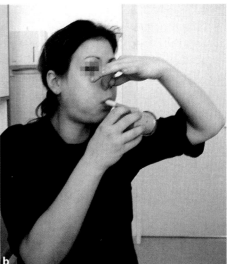

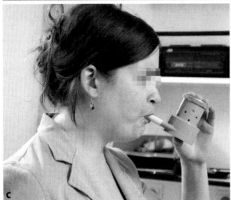

■ Abb. 7.2a–c Messung der Vitalkapazität mit dem Spirotest-Gerät, **a**: richtig, mit Nasenklemme und festem Lippenschluss um das Mundstück, **b**: alternativ, manueller Nasenverschluss, wenn keine Klemme zur Hand, **c**: falsch, fehlende Nasenklemme

Die Interpretation der einzelnen Lungenfunktionswerte stützt sich immer auf klinische Erfahrungswerte.

- **Durchführung der Messung der Vitalkapazität**

Nach dem Einatmen wird vom Patienten so schnell wie möglich in einen Spirographen ausgeatmet ◘ Abb. 7.3. Das ausgeatmete Volumen wird gegen die Zeit registriert.

❯❯ Bei der Testdurchführung ist unbedingt auf das Tragen einer Nasenklemme zu achten ◘ Abb. 7.3a und b! Bei insuffizientem nasopharyngealen Abschluss könnte andernfalls unkontrolliert Luft durch die Nase entweichen ◘ Abb. 7.3c.

7.3   Spirometrie, Pneumotachographie und Bodyplethysmographie

Die Spirometrie ist eine Standarduntersuchung zur Prüfung der atemmechanischen Komponente der Lungenfunktion. Sie ist eine nichtinvasive, kostengünstige und hilfreiche Untersuchungsmethode, die schnelle und einfache Messungen in der klinischen Diagnostik ermöglicht. Die Aussagekraft der spirometrischen Ergebnisse ist wesentlich von der Mitarbeit der Probanden abhängig. Der Proband muss motiviert werden, bis an seine physischen Grenzen zu gehen, andernfalls resultieren falsche Ergebnisse.

Ein- und Ausatemvolumen werden in Abhängigkeit von der Zeit aufgezeichnet. Die Volumendifferenz zwischen maximaler Aus- und Einatmung beschreibt die Vitalkapazität (VK) ◘ Abb. 7.1.

Die Pneumotachographie ermöglicht die Messung und Darstellung der Gasströmungsgeschwindigkeit über die Zeit. Als Messinstrument dient im einfachsten Fall ein im Atemstrom befindlicher Propeller, dessen Drehgeschwindigkeit proportional zum Atemfluss steht. Zuverlässiger und empfindlicher ist die heute übliche Detektion von Druckdifferenzen, die in einem Rohr über dessen gesamte Länge proportional zur Strömung auftreten. Aus dieser Strömung kann später das Volumen berechnet werden.

Moderne Pneumotachographen können auch als Spirometer (Volumen-Zeit-Kurve) verwendet werden.

Die Bodyplethysmographie (synonym: Ganzkörperplethysmographie) umfasst neben der spirometrischen Bestimmung der Fluss-Volumen-Kurve zusätzlich die Ermittlung des (intra-)thorakalen Gasvolumens anhand der Verschlussdruckkurve und des Atemwegswiderstandes (R_{aw}) anhand der Resistance-Kurve. Die Messtechnik beruht auf dem Boyle-Mariott-Gesetz, nach dem das Produkt aus Druck und Volumen konstant ist. Zur Bestimmung des Atemwegswiderstandes ($_{aw}$) wird die Volumenänderung der Lunge als Kammerdruckänderung bei Ein- und Ausatmung registriert. Gleichzeitig wird die Flussänderung am Mund bestimmt. Die zeitsynchrone Aufzeichnung der Widerstandsverhältnisse in der In- und Exspirationsphase ergibt in einem Diagramm die Resistance-Schleife. Aus dieser lässt sich der Atemwegswiderstand ermitteln.

Die Bodyplethysmographie ist eine exakte und objektive, wenngleich auch aufwendige Methode zur Diagnostik von Lungen- und Atemwegserkrankungen.

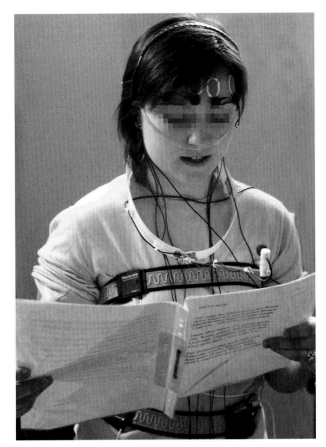

◪ **Abb. 7.3** Probandin während eines Textvortrags mit pneumographischer Aufzeichnung der Atemexkursionen. Die Atemgurte um Thorax und Bauch erfassen über integrierte Dehnungssensoren die Expansion während der Atemtätigkeit. Die Atemaktivität kann in Form aktueller relativer Spannung der Dehnungssensoren dargestellt werden. Die Atemkurve gibt den biphasischen Verlauf der Atemzüge mit den beiden Komponenten Inspirations- und Exspirationszeit wieder. Zusätzlich ist die Berechnung der Atemfrequenz (Anzahl der Atemzüge pro Minute) möglich

Ablauf der Bodyplethysmographie
Die Bodyplethysmographie erfolgt in einer luftdichten volumenkonstanten Kabine, in die der Proband/Patient gesetzt wird. In dieser abgeschlossenen Kammer wird gegen einen Verschluss geatmet. Kompression und Dekompression des thorakalen Gasvolumens werden als Kammerdruckänderung registriert. Da in dem geschlossenen System das Produkt von Druck und Volumen bei einer bestimmten Temperatur immer konstant ist, geht jede Druckschwankung mit einer Volumenänderung einher und es lässt sich aus der Druckdifferenz das Volumen errechnen, das dem thorakalen Gasvolumen entspricht.

Der Atemwegswiderstand, der z. B. bei laryngealen Stenosen von besonderem klinischem Interesse ist, kann auf unterschiedliche Weise während der Ruheatmung gemessen werden. Bei der Verschlussdruckmessung werden Änderungen des Munddrucks nach einer plötzlichen Unterbrechung des Atemstroms durch einen kurzen Verschluss gemessen. Mit den Oszillationstechniken bestimmt man die respiratorische Impedanz.

Tab. 7.1 Abkürzungen und Definitionen von Lungenfunktionsparametern

	Einheit	Definition
Volumen-Zeit-Kurve		
VK, VC, IVK, IVC	l	Vitalkapazität, inspiratorische Vitalkapazität: Das Volumen, das nach maximaler Inspiration maximal ausgeatmet werden kann (maximales, willkürlich ventilierbares Volumen, AV + IRV + ERV)
FVC	l	Forcierte Vitalkapazität: Das nach maximaler Inspiration mit stärkster Anstrengung und schnellstmöglich ausgeatmete Luftvolumen
FEV1	l	Einsekundenkapazität: Volumen, das innerhalb einer Sekunde bei maximaler Anstrengung ausgeatmet werden kann
FEV1/I VC	%	Relative Einsekundenkapazität, Bezug: VK Einsekundenkapazität in % der Vitalkapazität
AV	l	Atemzugsvolumen: Das pro Atemzug ein- bzw. ausgeatmete Luftvolumen
Fluss-Volumen-Kurve		
PEF	l/s	Peak Flow, exspiratorischer Spitzenfluss: Größte Atemstromstärke, die bei einer forcierten Exspiration nach maximaler Inspiration erreicht wird
MEF25/50/75, FEF25/50/75	l/s	Exspiratorischer Fluss bei 25/50/75 % der forcierten VK: Maximale exspiratorische Atemstromstärke bei 25/50/75 % im Thorax befindlicher Vitalkapazität, d. h., wenn noch 75/50/25 % der Vitalkapazität auszuatmen sind
MMEF	l/s	Mittlerer exspiratorischer Fluss zwischen 25–75 % FVC
FEV1/FVC	%	Relative Einsekundenkapazität, Bezug auf FVC: Prozentsatz der forcierten Vitalkapazität, der in einer Sekunde forciert ausgeatmet werden kann
Statische Lungenvolumina und Atemwegswiderstand		
VA	l	Alveolarvolumen
ERV	l	Exspiratorisches Reservevolumen: Das Volumen, das nach normaler Exspiration noch zusätzlich ausgeatmet werden kann
IRV	l	Inspiratorisches Reservevolumen: Das Volumen, das nach normaler Inspiration noch zusätzlich eingeatmet werden kann
FRK, FRC	l	Funktionelle Residualkapazität: Das Volumen, das nach Ende einer normalen Exspiration in der Lunge verbleibt (RV + ERV)
RV	l	Residualvolumen: Das Volumen, das nach maximaler Exspiration noch in der Lunge verbleibt. Spirometrisch nicht erfassbar
TLC, TK	l	Totale Lungenkapazität, Totalkapazität: Das nach einer maximalen Inspiration in der Lunge befindliche Luftvolumen, gesamtes Lungenvolumen (RV + VK)
TGV, IGV, ITGV	l	Thorakales Gasvolumen, Intrathorakales Gasvolumen: Gasvolumen am Ende einer normalen Ausatmung, entspricht in etwa der spirometrisch bestimmten funktionellen Residualkapazität
RV/TLC	%	Relatives Residualvolumen, Bezug TLC
R_{aw}	kPa/l × s	Atemwegswiderstand, Resistance: Strömungswiderstand in den Atemwegen bei definierter Atmung
sR	kPa/l × s	Spezifische Resistance
sG	1/kPa × s	Spezifische Conductance: Kehrwert des Produkts von FRC und R

Aus den Leitlinien der Deutschen Gesellschaft für Sozialmedizin und Prävention, AWMF-Leitlinien-Register Nr. 074/002

◻ **Tab. 7.2** Sollwerte für die Vitalkapazität (*l*) unter Berücksichtigung von Körpergröße, Alter und Geschlecht (Röcker 2001)

Körpergröße (cm)	160		170		180		190		200	
	♂	♀	♂	♀	♂	♀	♂	♀	♂	♀
Alter (Jahre)										
20	4,37	3,97	5,24	4,77	6,23	5,66	7,32	6,66	8,54	7,76
30	4,07	3,70	4,88	4,43	5,79	5,26	6,81	6,19	7,94	7,22
40	3,76	3,42	4,51	4,10	5,35	4,86	6,29	5,72	7,34	6,67
50	3,45	3,14	4,14	3,76	4,91	4,47	5,78	5,25	6,74	6,13
60	3,14	2,86	3,77	3,43	4,48	4,07	5,26	4,79	6,14	5,58
70	2,84	2,58	3,40	3,09	4,04	3,67	4,75	4,32	5,54	5,04
80	2,53	2,30	3,03	2,76	3,60	3,27	4,24	3,85	4,94	4,49

Die Interpretation der zumeist komplexen Lungenfunktionsbefunde ist für den HNO-Arzt/Phoniater oder Logopäden nicht einfach. ◻ Tab. 7.1 gibt eine Übersicht über die zumeist in Abkürzungen verwendeten Parameter.

Folgende Lungenfunktionsbefunde sind für die Diagnostik von Stimmstörungen besonders wichtig:

▬ Vitalkapazität,
▬ Peak Flow des exspiratorischen (wenn möglich auch inspiratorischen) Spitzenflusses,
▬ Atemwegswiderstand.

Nicht selten bedingt eine reduzierte Vitalkapazität (z. B. bei restriktiven Lungenerkrankungen) eine verkürzte Tonhaltedauer, deren Ursache fälschlicherweise als laryngeal interpretiert wird.

7.4 Referenzwerte in der Lungenfunktionsdiagnostik

Bei der Berechnung von Referenzwerten für Atem- bzw. Lungenvolumina sind Körpergröße, Alter und Geschlecht zu berücksichtigen. Aus Verteilungskurven gesunder Kontrollkollektive der Bevölkerung wurden größen-, alters- und geschlechtsbezogene Referenzwerte bestimmt (Qunjer et al. 1993; American Thoracic Society 1995; Plant 2005). ◻ Tab. 7.2 gibt die größen- und geschlechtsgematchten Normwerte für die Vitalkapazität wieder.

Da Lungenvolumina dem Einfluss von Temperatur und atmosphärischem Druck unterliegen, sollten standardisierte Testbedingungen eingehalten werden.

Die meisten Lungenfunktionsgeräte enthalten im Programm bereits Sollwerte.

◰ **Tab. 7.3** Klinische Graduierung der Vitalkapazität	
Vitalkapazität	Einschränkung
> 90 % vom Soll	Keine
70–90 % vom Soll	Leichte
50–70 % vom Soll	Mittelgradige
< 50 % vom Soll	Schwere

Die Interpretation, ob und in welchem Maße die gemessene Vitalkapazität eingeschränkt ist, kann entsprechend den Richtwerten in ◰ Tab. 7.3 erfolgen.

7.5   Atemfunktionsmessungen in der Stimmdiagnostik

7.5.1   Maximale Tonhaltedauer

Die Bestimmung der maximalen Tonhaltedauer auf dem ausgehaltenen Vokal /a:/ ist die einfachste aerodynamische Messung in der phoniatrisch-logopädischen Praxis; dafür benötigt man lediglich eine Stoppuhr.

Der Patient wird aufgefordert, nach maximaler Einatmung den Vokal solange wie möglich auszuhalten. Es sollte darauf geachtet werden, dass die Phonation in indifferenter Sprechstimmlage bei Schalldruckpegeln um 70 dB durchgeführt wird.

Nach kurzen Pausen sollten zwei Wiederholungen erfolgen, der höchste Wert wird für klinische Interpretationen verwendet.

Eine gesunde Stimme ist in der Lage, einen Vokal mindestens 15 s auszuhalten. Werte unter 10 s gelten als pathologisch. Kinder haben im Vergleich zu Erwachsenen aufgrund des kleineren Lungenvolumens eine kürzere Tonhaltedauer.

Eine verkürzte Tonhaltedauer wird zu oft als Hinweis für eine Stimmfunktionsstörung angesehen. Sie hängt jedoch nicht nur von der laryngealen, sondern auch von der Atemfunktion ab. Zur Beurteilung einer pathologischen Tonhaltedauer muss daher unbedingt die Vitalkapazität mitbestimmt werden. Es ist zu berücksichtigen, dass Einschränkungen der Vitalkapazität, z. B. nach Pneumonektomie oder bei anderen restriktiven Lungenerkrankungen, ebenfalls zu einer Verkürzung der Tonhaltedauer führen können.

7.5.2   Phonationsquotient

Der Phonationsquotient bewertet die maximale Tonhaltedauer auf /a:/ im Verhältnis zur Vitalkapazität. Er wurde 1970 von Iwata und von Leden eingeführt. Während ein deutlich erhöhter Wert als Hinweis auf eine laryngeale Störung gilt, haben geringere Werte keine klinische Relevanz und sprechen eher für eine gute Stimmtechnik bzw. Atemstütze.

Für die Messung der Vitalkapazität im Sinne eines Screeningverfahrens eignen sich in der Stimmdiagnostik einfache Handgeräte (z. B. „Spirotest", ◘ Abb. 7.3).

Bei der Messung muss wie bei der Spirometrie die Nase mit einer Klemme verschlossen werden, der Patient umschließt das Mundstück fest mit den Lippen, um Nebenluft zu vermeiden.

Die Messwerte müssen mit alters-, geschlechts- und größenentsprechenden Sollwerten ◘ Tab. 7.2 verglichen werden. Bei pathologischen Abweichungen sollten unbedingt umfassende Lungenfunktionsuntersuchungen veranlasst werden.

Den Phonationsquotienten errechnet man wie folgt:

$$\text{Phonationsquotient} = \frac{\text{Vitalkapazität } (\text{ml})}{\text{Tonhaltedauer auf /a:/ } (\text{s})}$$

Der Normwertbereich liegt zwischen 120 und 190 ml/s.

Geringere Werte lassen sich gelegentlich bei Sängern und Schauspielern finden, die über eine exzellente Atemstütze verfügen. Werte über 190 ml/s gelten als pathologisch. Bei normaler Vitalkapazität, jedoch verkürzter Tonhaltedauer ist eine laryngeale Störung zu vermuten. Bei pathologischer Vitalkapazität und verkürzter Tonhaltedauer kann auch eine Atemfunktionsstörung zugrunde liegen. Die Interpretation einer verkürzten Tonhaltedauer als Folge einer Kehlkopferkrankung wäre in diesem Fall falsch.

7.5.3   s / z-Ratio

Ist kein Spirotest-Gerät zur Hand, kann eine erste Differenzierung zwischen Atemfunktions- oder Kehlkopferkrankung durch den Vergleich zwischen stimmloser und stimmhafter Phonation eines Lauts erfolgen. Der Vergleich beider Phonationsvarianten für den /s:/-Laut wurde von Eckel u. Boone (1981) als s/z-Ratio eingeführt. Prinzipiell sollten stimmhafte und stimmlose Phonationen auf demselben Laut gleich lang sein. Ist die stimmlose Phonation, die ohne Stimmlippenschwingungen einhergeht, verkürzt, besteht mit großer Wahrscheinlichkeit eine Atemfunktionsstörung. Ist die stimmlose Phonation mindestens 15 s lang, die stimmhafte Phonation jedoch deutlich verkürzt, so ist eine laryngeale Störung anzunehmen.

Der Quotient aus stimmloser und stimmhafter Phonation sollte kleiner als 1,4 sein. Höhere Werte lassen trotz guter Mitarbeit des Patienten eine laryngeale Störung vermuten.

Durchführung Messung s/z-Ratio

Zunächst wird der Patient aufgefordert, nach tiefer Einatmung ein stimmloses /s:/ so lange wie möglich auszuhalten. Dafür wählt man eine bequeme Tonhöhe bei etwa 70 dB. Nach einigen ruhigen Atemzügen wird die Messung wiederholt. Nach drei Wiederholungen erfolgt in gleicher Weise die Messung für das stimmhafte /z:/. Der jeweils größere Wert wird für die Berechnung der s/z-Ratio herangezogen.

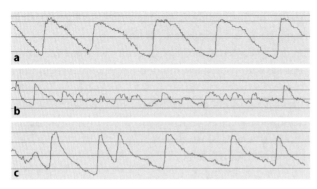

■ **Abb. 7.4a–c** Atemexkursionen aufgezeichnet über dem Abdomen **a**: Ruheatmung, **b**: Lesen des Standardtexts „Der Nordwind und die Sonne", **c**: Spontanes Sprechen

7.5.4   Pneumographie

Atemexkursionen beschreiben die Bewegungen der an der Atmung beteiligten Körperabschnitte. In Stimmdiagnostik, Stimmtherapie und Gesangsausbildung ist oft die Objektivierung der Atemexkursionen je nach Atemform ▶ Abschn. 4.2 erwünscht.

Die Methode zur graphischen Darstellung der Atembewegungen in Ruhe, beim Sprechen und Singen ist die Pneumographie.

Die Impedanzpneumographie, seit Jahrzehnten in der klinischen Routine eingesetzt, verwendet oberflächliche Brustwandelektroden zur Registrierung der Impedanzänderungen des Thorax beim Ein- und Ausatmen. Zwischen den Elektroden fließt ein Wechselstrom. Dem Ohmschen Gesetz folgend verändert sich die Spannung zwischen den Elektroden infolge der Impedanz, die dem frequenzabhängigen Widerstand entspricht. Die Impedanz wird bei Inspiration größer bzw. bei Exspiration geringer. Es können zwar Bewegungen des Brustkorbes aufgezeichnet werden, jedoch sind keine Aussagen über Atemvolumina und thorakoabdominale Koordinationen möglich.

Eine Alternative dazu ist die nicht invasive Induktionsplethysmographie zur Registrierung der Atemexkursionen über Brustkorb und Abdomen ■ Abb. 7.4. Diese Methode hat Eingang in die polysomnographischen Untersuchungen gefunden, wird jedoch in stimmdiagnostischen Labors nur für spezielle Fragestellungen herangezogen.

Nach einigen Jahren praxisorientierter Erprobung steht mit dem kommerziellen Softwareprodukt VidiVoice (http://www.vidivoice.at/was_ist_vidivoice.html) eine Untersuchungsmöglichkeit für die Visualisierung der wesentlichen Stimmparameter Grundfrequenz und Schalldruckpegel, als auch der Atemexkursionen über Brust- und Bauchraum zur Verfügung. Es ermöglicht die Registrierung der Atmung in Ruhe und bei Phonation ■ Abb. 7.5 Für Auswertungen müssen die Daten auf einen Computer überspielt werden. Qualitative und quantitative Auswertungen können von betreuenden HNO-Fachärzten, Phoniatern, Gesangspädagogen oder Logopäden zur qualitativen und quantitativen Interpretation von Stimm- und Sprechverhalten und für Biofeedbackanwendungen herangezogen werden.

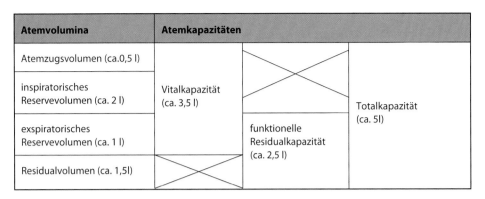

▣ Abb. 7.5 Atemvolumina und -kapazitäten

7.5.5 Messung des glottalen Luftstroms und des subglottischen Drucks

Bei geschlossenen Stimmlippen kommt es durch den exspiratorischen Luftstrom zum subglottischen Druckaufbau. Dieser ist für die perzeptive Lautstärke verantwortlich, während die Schwingungsfrequenz die auditiv wahrgenommene Grundtonhöhe bedingt.

Die Messung des subglottischen Drucks ist nicht ganz einfach. Es kann entweder eine Messonde mit Hilfe einer perkutanen Punktion in den subglottischen Raum eingebracht oder transnasal durch die lokal anästhesierten Stimmlippen eingeführt werden (Plant 2005). Beide Techniken sind invasiv und werden von den Patienten schlecht toleriert.

Auf der Suche nach einer nichtinvasiven Technik, führten Ladefoged und McKinney bereits 1963 eine ösophageale Ballonsonde ein, um den subglottischen Druck im Verhältnis zum Schalldruckpegel indirekt zu bestimmen. Sie fanden einen exponenziellen Zusammenhang zwischen beiden Größen. In anderen Studien wurde der subglottische Druck indirekt über die nichtinvasive Messung des intraoralen Drucks ermittelt (Sundberg et al. 1993). Dabei geht man davon aus, dass bei bestimmten Lauten der enorale Druck gleich dem subglottischen Druck ist. Nachteil dieser Methode ist, dass der Druck nur zu einem ausgewählten Zeitpunkt gemessen und nicht über den Verlauf einer Phrase ermittelt werden kann. Man nimmt an, dass der subglottische Druck während der Stimmlippenschwingungen konstant bleibt.

Als weiterer Parameter gilt der „Phonation Threshold Pressure", der für die Phonation notwendige Schwellendruck. Zuletzt berichtete Plant (2005) über erfolgreiche aerodynamische Messungen an gesunden Probanden. Diese sind hinsichtlich Wertigkeit und Aussagekraft früheren Arbeiten an exzidierten Kehlköpfen und Tiermodellen überlegen. Plant positionierte subkutane Druckmesssonden über perkutane Punktionen und verwendete spezielle Masken zur Messung der aerodynamischen Parameter. Spezielle Messwandler registrieren Atemstrom und Atemdruck. Zur intraoralen Druckmessung wird ein dünner Katheter mit einem Drucksensor an der Spitze in den Mundwinkel oder transnasal in den subglottischen Raum eingeführt. Die Ergebnisse zeigten allerdings, dass indirekte Messtechniken zur subglottischen Druckmessung nicht wirklich geeignet sind.

Untersuchung des Kehlkopfs und der Stimmlippenfunktion

8.1   Inspektion und Palpation – 81

8.2   Indirekte Laryngoskopie mit dem
        Kehlkopfspiegel – 81

8.3   Endoskopie des Kehlkopfs – 81
8.3.1   Starre Endoskope – 83
8.3.2   Flexible Endoskope – 84
8.3.3   Endoskopische Befunddokumentation – 86
8.3.4   Monitore – 86
8.3.5   Bild- und Videodokumentation mit Hilfe digitaler
        Aufnahme- und Speicherstandards – 86
8.3.6   Aufbereitung von Endoskopen – 87

8.4   Visualisierung der Stimmlippenschwingungen
        mit Hilfe der Stroboskopie – 87
8.4.1   Das stroboskopische Prinzip – 88
8.4.2   Gerätetechnik – 89
8.4.3   Die stroboskopische Untersuchung – 89
8.4.4   Auswertung stroboskopischer Merkmale – 90
8.4.5   Klinische Anwendung der Stroboskopie – 94
8.4.6   Videostroboskopie versus digitale Stroboskopie – 95
8.4.7   Quantifizierung stroboskopischer Merkmale – 96
8.4.8   Darstellung der Stimmlippenschwingungen
        mit der Shutter-Technik – 97
8.4.9   Anwendungsbeschränkungen – 98
8.4.10 Videostrobokymographie – 98

B. Schneider-Stickler, W. Bigenzahn, *Stimmdiagnostik*,
DOI 10.1007/978-3-7091-1480-3_8, © Springer-Verlag Wien 2013

8.5   **Echtzeitaufnahmen der Stimmlippenfunktion** – 99

8.5.1   Hochgeschwindigkeitsvideokinematographie – 99

8.5.2   Kymographie – 101

8.6   **Elektroglottographie** – 102

8.1 Inspektion und Palpation

Bevor man sich der endolaryngealen Diagnostik zuwendet, sollte der Kehlkopf von außen inspektorisch und palpatorisch untersucht werden.

Leicht erkennbar ist der Adamsapfel (Promum Adami), der bei Männern durch den engeren Winkel zwischen den Schildknorpelplatten (ca. 90°) im Vergleich zu Frauen (ca. 120°) stärker hervor tritt. An schlanken Hälsen lassen sich außer dem Schildknorpel bei leichter Reklination des Kopfes auch Ringknorpel und Trachealspangen erkennen. Beim Sprechen und Singen können zum Teil erhebliche Auf- und Abwärtsbewegungen des Kehlkopfs auftreten ■ Abb. 8.1. Für die Beurteilung der Kehlkopfstellung beim Singen sollte man gesangsstilistische Unterschiede berücksichtigen. Während beim klassischen Gesang eine Kehlkopftiefstellung auch in höheren Lagen gewünscht wird, kann in populären Gesangsbereichen eine höhere Kehlkopfstellung der Erzeugung gewünschter Stilelemente beitragen. Die kraniokaudale (Hoch-Tief-)Beweglichkeit des Kehlkopfes sollte stets bei der Diagnostik von Stimmstörungen beurteilt werden ■ Abb. 8.2. Narbige Fixierungen der Larynxelevation (Larynxhebung), z. B. nach Schilddrüsenoperationen ■ Abb. 8.3 können nicht nur Schluckstörungen, sondern auch funktionelle Dysphonien verursachen.

Bei hyperfunktioneller Stimmgebung lassen sich gelegentlich Veneneinflussstauungen feststellen ■ Abb. 8.4.

Palpatorische Veränderungen der Halsweichteile und des Kehlkopfskeletts bedürfen einer weiteren Abklärung.

8.2 Indirekte Laryngoskopie mit dem Kehlkopfspiegel

Der Wunsch, in Körperhöhlen und das Innere des Körpers zu schauen ist schon sehr alt. So ist die indirekte Betrachtung des Kehlkopfs mit Hilfe des von Czermak und Türk (1857) entwickelten Kehlkopfspiegels seit mehr als 100 Jahren gebräuchlich. Trotz der weiten Verbreitung lupenendoskopischer Techniken gehört der traditionelle Kehlkopfspiegel noch immer zur Grundausstattung des HNO-ärztlichen und phoniatrischen Instrumentariums. Auf eine Untersuchung der endolaryngealen Strukturen mit dem Spiegel sollte nicht verzichtet werden, da er die Möglichkeit einer orientierenden morphologischen Beurteilung bietet.

8.3 Endoskopie des Kehlkopfs

Die Anfänge der Endoskopie reichen bereits in das frühe 19. Jh. zurück, als Bozzini 1809 erstmals einen Lichtleiter konstruierte, um damit Licht in Körperöffnungen zu bringen (in Kramme 2011). Die Endoskopie als medizinische Untersuchungstechnik findet inzwischen in vielen Fachbereichen Anwendung. Die Larynxendoskopie hat heute einen festen Platz in der laryngologischen und phoniatrischen Diagnostik. Indirekte Laryngoskopien, ob starr oder flexibel, sind für Arzt und Patienten von Bedeutung: einerseits als Hilfestellung in Diagnosefindung und Verlaufsbeurteilung und andererseits durch schonende Untersu-

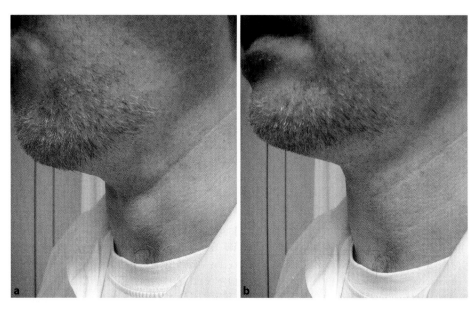

☐ **Abb. 8.1** Kehlkopftiefstellung bei der /u:/-Lautbildung (**a**) im Vergleich zur Larynxposition bei Respiration (**b**)

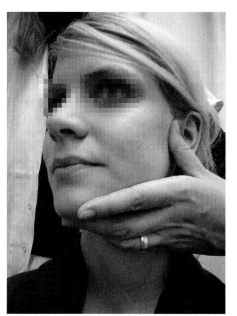

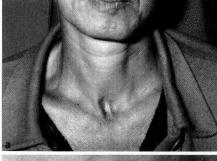

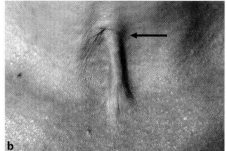

☐ **Abb. 8.2** Palpatorische Untersuchung der Larynxe-levation

☐ **Abb. 8.3a,b** Narbige Fixierung des Kehlkopfs bei einer Patientin nach Tracheostomie (**a**) mit Behinderung der Larynxelevation beim Schlucken (**b**, *Pfeil*)

☐ **Abb. 8.4** Halsveneneinflussstauung als hyperfunktionelles Zeichen beim Sprechen

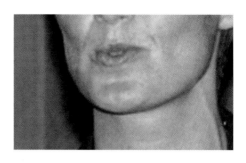

chungsweise eines sonst eher schwer zugänglichen Körperbereiches. Inzwischen hat die Larynxendoskopie den rein diagnostischen Zweck verlassen, indirekte phonochirurgische Abtragungen finden immer öfter Verwendung.

Die Auflösung optischer Systeme hängt von Kenngrößen ab. Bildvergrößerungen mit optischem Zoom sind daher mit einem optischen Gewinn verbunden. Immer bessere Farbdarstellungen und Bildauflösungen ermöglichen eine immer genauere Oberflächenbeurteilung der laryngealen Strukturen. Die digitale Bildverarbeitung und -auflösung lassen in den nächsten Jahren noch weitere Verbesserungen erwarten.

Für die lupenlaryngoskopische Untersuchung stehen verschiedene optische Systeme zur Verfügung: optisch, faseroptisch oder optoelektronisch.

8.3.1 Starre Endoskope

Das klassische starre Endoskop verwendet rein optisch ein Linsensystem für die Bildübertragung. Aufgrund seiner hervorragenden Qualität hat sich das Stablinsensystem nach Hopkins durchgesetzt. Für die Lupenlaryngoskopie sind starre Endoskope mit fixen Winkeln von 70° und 90° erhältlich ☐ Abb. 8.5.

Während lange Zeit überwiegend 90°-Optiken verwendet wurden, finden zunehmend die 70°-Endoskope Verwendung.

Die 90°-Optik ist zwar für den Patienten angenehmer, allerdings gestaltet sich der Einblick in die vordere Kommissur schwieriger und der Vergrößerungseffekt ist geringer. 70°-Lupen bieten den Vorteil einer besseren Beurteilbarkeit der vorderen Kommissur. Für die Laryngoskopie mit der 70°-Lupe wird der Kopf des Patienten in eine leicht reklinierte Position gebracht, so dass sich die Spitze des Endoskops dem Kehlkopf nähert.

Der Vorteil starrer Endoskope ist die exzellente Lichtqualität, die eine entsprechende Ausleuchtung des Kehlkopfs zulässt.

Moderne Laryngoskope werden mit zwei Zoombereichen (bifokal) angeboten, die unterschiedliche Ausschnittvergrößerungen zulassen.

Der Kehlkopf kann vom Untersucher durch das Okular oder über ein Kamerasystem auf einem Monitor betrachtet werden. Zur Optimierung der Bildqualität benötigen die Endoskope starke Lichtquellen. Das Licht wird über Lichtleitkabel zum Endoskop geführt.

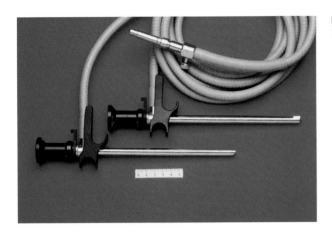

Bei der Untersuchung sollte auf eine mittige Kopfhaltung des Patienten ■ Abb. 8.6 und eine mittige Positionierung des Endoskops geachtet werden.

Bereits leichte Verdrehungen des Endoskops können laryngeale Proportionen verändern und Asymmetrien vortäuschen.

Ein ausgeprägter Würgereflex kann mit Schleimhautoberflächenanästhesie (z. B. Xylocain-Spray) beherrscht werden.

> ❯ Ein zu starker Zug an der Zunge löst ein zusätzliches Spannungs- und Würgegefühl beim Patienten aus, deshalb die Zunge nicht gerade, sondern bogenförmig über den auf der Unterlippe liegenden Mittelfinger herausziehen.

8.3.2　Flexible Endoskope

Flexible Endoskope werden in unterschiedlichen Längen und Durchmessern angeboten ■ Abb. 8.7, geeignete Kinderendoskope stehen ebenfalls zur Verfügung.

Ursprünglich erfolgte die Bildübertragung über Glasfaserbündel. Heute werden vollflexible und semiflexible Bildleiter unterschieden. Semiflexible Bildleiter kommen in sehr dünnkalibrigen Ausführungen zum Einsatz. Klassische flexible Faserendoskope bieten die Möglichkeit, Miniatur-Bildaufnehmer mit Signalaufbereitungselektronik in die Endoskopspitze zu integrieren, wodurch exzellente Bildauflösungen erreicht werden können. In der klinischen Routine werden klassische Faserendoskope zunehmend durch solche Videoendoskope ersetzt.

Flexible Endoskope werden transnasal eingeführt ■ Abb. 8.8. In Anlehnung an bronchoskopische Techniken sind einige Typen mit einem Arbeitskanal versehen. Die Lichtqualität hat sich in den letzten Jahren deutlich verbessert, trotzdem reicht sie meist für exakte stroboskopische Detailanalysen nicht aus. Je kleiner der Durchmesser des Endoskops gewählt wird, desto geringer ist die zur Verfügung stehende Lichtmenge.

Abb. 8.6 Untersuchung mit einem starren 90°-Endoskop

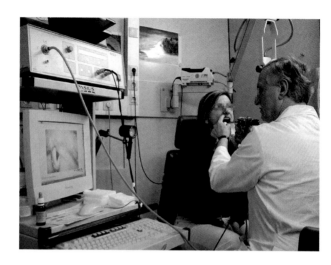

Abb. 8.7 Flexible Endoskope mit unterschiedlichen Durchmessern für die laryngoskopische Untersuchung

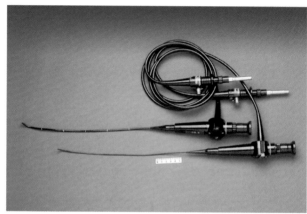

Abb. 8.8 Untersuchungssituation bei flexibel-endoskopisch kontrolliertem Schluckversuch

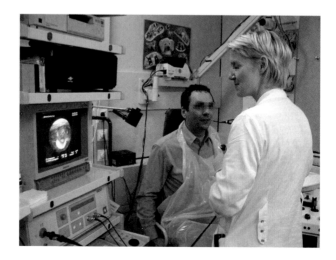

Während mit starren Endoskopen Phonationsvorgänge lediglich bei ausgehaltenen Tönen (zur besseren Epiglottisaufrichtung ausgehaltene Vokale auf /i:/ oder /ä:/) beurteilt werden können, ist mit flexiblen Endoskopen die Beobachtung der Kehlkopffunktion auch beim Sprechen und Singen möglich.

8.3.3 Endoskopische Befunddokumentation

Zur Gewährleistung eines optimalen Gesamtergebnisses der endoskopischen Untersuchung ist besonderes Augenmerk auf den Übertragungsweg zum Speicher- und Dokumentationsmedium zu legen. Insbesondere ist auf die Kabelverbindungen zu achten, da bereits Kabelknickbildungen bzw. schadhafte Kabelverbindungen das Untersuchungsergebnis beeinträchtigen können. Insbesondere muss darauf geachtet werden, nicht mit den Geräten über die Kabelverbindungen zu fahren.

8.3.4 Monitore

Für die Darstellung endoskopischer Aufnahmen werden heute fast ausschließlich Flachbildschirme verwendet, die mit hervorragender Farbwiedergabe entscheidend zur Beurteilbarkeit des Untersuchungsobjektes beitragen. Zusätzliches Leistungskriterium ist eine nahezu verzögerungsfreie Übertragung von Untersuchungssitus und Darstellung auf dem Monitor.

8.3.5 Bild- und Videodokumentation mit Hilfe digitaler Aufnahme- und Speicherstandards

Die Dokumentation von Befunden gehört heutzutage zur Pflicht ärztlichen Vorgehens. Die digitale Speicherung hat analoge Techniken abgelöst und gehört zum klinischen Standard.

Die digitale Erfassung wurde erstmals 1982 benutzt. Was als Still-Video-Kamera-Technik begann, führte 1992 zum ersten digitalen Fotoapparat mit einem CCD (= Charge Coupled Device)-Chip (in Schmidt u. Stasche 2000; 2001). Bei einer digitalen Kamera wird die klassische Filmrolle durch den CCD-Sensor ersetzt. Anzahl und Größe der Elemente, die auf einen CCD-Sensor aufgebracht sind, entscheiden über die Qualität des digitalen Bildes. Trotz Verbesserung der digitalen Bildauflösung kann sich die Qualität digitaler Bilder noch nicht mit der photochemischer messen, wenn auch im laryngologischen Bereich für wissenschaftliche und medizinische Zwecke die derzeit möglichen Bildqualitäten völlig ausreichen.

Digitale Bilder werden heute meist im jpg-Format oder tif-Format gespeichert. Beide unterscheiden sich hinsichtlich ihrer Kompression: jpg-Formate werden „verlustbehaftet" und tif-Formate „verlustfrei" komprimiert.

Digitale Bilddarstellungen und -dokumentationen sind dann sinnvoll, wenn Befundaufnahmen nicht zusätzlich in Papierform vorliegen müssen, da diese noch verhältnismäßig teuer sind.

Bei digitalen Videoaufnahmen wird der Computer als Videorekorder eingesetzt. Aufzeichnungen sind mit den in Kliniken, Ordinationen und Praxen vorhandenen Endoskop- bzw. Mikroskop-Kameras möglich. Während analoge Aufzeichnungssysteme über maximale Bildauflösungen von etwa 450.000 Bildpunkten verfügen, erlauben Hochleistungsvideokameras die Digitalisierung von Einzelbildern in einer Qualität von mehr als 1 Mio. Bildpunkten. Auch wenn die Digitalisierung einer Videoaufnahme mit jedem Standard-PC möglich ist, sollte zumindest die Festplatte hochleistungsfähig sein. Die Kapazität der Festplatte entscheidet über die maximale Aufzeichnungsdauer, eine hohe Datenübertragungsrate ermöglicht eine optimale Bildqualität.

Das Problem digitaler Videos ist immer noch das Anfallen großer Datenmengen, so dass Kompressionsalgorithmen eingesetzt werden müssen, ohne große Bildverluste zu riskieren.

Digitale Videoaufnahmen lassen sich zu einem späteren Zeitpunkt mit entsprechender Videoschnittsoftware beliebig nachbearbeiten.

Für den täglichen Gebrauch digitaler Bild- und Videosysteme ist eine geeignete Dokumentationssoftware zu empfehlen, die den Anwender bei der Erstellung der Aufnahmen unterstützt und die Archivierung erleichtert. Dokumentationssoftwareprogramme, teilweise in Verbindung mit laryngostroboskopischen Geräten, werden von verschiedenen Herstellern angeboten, z. B.: Firma Olympus (Pasius), Firma Rehder/Partner GmbH (rp-Szene) und Firma Xion (Divas).

8.3.6 Aufbereitung von Endoskopen

Die Hygieneanforderungen an die Aufbereitung von Endoskopen haben in den letzten Jahren besondere Bedeutung erlangt, um dem potenziellen Risiko einer Mensch-zu-Mensch-Übertragung potenziell gefährlicher Krankheitserreger erfolgreich entgegenzuwirken. Wiederaufbereitungsprozesse bestehen aus folgenden Schritten (in Kramme 2011):

- Reinigung (Keimreduktion um 1–4 log-Stufen = Keimreduktion auf 10^{-1} bis 10^{-4} der Ausgangskeimzahl),
- Desinfektion mit einer Keimreduktion auf 10^{-4} bis 10^{-5},
- Sterilisation mit einer Keimreduktion auf 10^{-6} (Abtötung von 99,9 % der Keime),
- Sterilisationsverfahren mit einem doppelten Sicherheitsfaktor (Keimreduktion auf 10^{-12}).

Im Rahmen der Wiederaufbereitungsprozesse von Medizinprodukten kommt der Wartung und Pflege zur Sicherstellung von Funktion und Werterhalt eine besondere Bedeutung zu.

8.4 Visualisierung der Stimmlippenschwingungen mit Hilfe der Stroboskopie

Aus dem Griechischen kommend bedeutet „strobos" rotieren und „scopein" beobachten.

Bereits die Schwingungen im Bereich der Indifferenzlage (bei Frauen ca. 196/220 Hz, bei Männern 98,5/110 Hz) sind mit bloßem Auge nicht mehr erkennbar. Folglich werden für die Visualisierung der Stimmlippenschwingungen technische Hilfen benötigt. Derzeit ist die Stroboskopie die am weitesten verbreitete Methode, die uns Aufschlüsse über Schwingungseigenschaften in Form einer Scheinschwingung vermittelt. Klassische Stroboskopieaufnahmen werden als Zeitlupe empfunden. Neuerdings werden stroboskopische Untersuchungstechniken nicht mehr nur unter Verwendung des stroboskopischen Prinzips mit Lichtblitzen, sondern mit der Shutter-Technik angeboten.

8.4.1 Das stroboskopische Prinzip

Nach dem Talbot-Gesetz ist bekannt, dass jeder optische Reiz, der auf die Netzhaut trifft, ein Nachbild von etwa 0,2 s hinterlässt. In diesem Zeitintervall ist eine neuerliche Reizauslösung nicht möglich. Daher ist die visuelle Wahrnehmung auf wenige Bilder pro Sekunde („frames per second" = fps) begrenzt. Wenn Bewegungen sehr rasch ablaufen, werden diese vom menschlichen Auge nicht getrennt wahrgenommen. Laufen die Bewegungen nahezu periodisch ab, können sie über Impulslicht sichtbar gemacht werden (stroboskopisches Prinzip).

- **Stehendes Bild**

Wählt man eine Lichtblitzfrequenz, die gleich der Schwingungsfrequenz ist, so wird von jeder periodischen Schwingung immer die gleiche Schwingungsphase beleuchtet. Dem Betrachter zeigt sich ein sog. „stehendes Bild", obwohl eine periodische Schwingung stattfindet.

- **Bewegtes Bild**

Für die Sichtbarmachung einer Stimmlippenschwingung wird eine von der Grundfrequenz geringgradig abweichende Blitzlichtfrequenz verwendet. Auf diese Weise werden verschiedene Phasen aufeinander folgender Schwingungen „beleuchtet" und es entsteht eine für das Auge erfassbare scheinbare Schwingung.

Für die Erzeugung der Lichtblitzfrequenz bestehen zwei Möglichkeiten:

- **Tongeneratorsteuerung**: Eine Tongeneratorsteuerung wird ausschließlich in älteren Stroboskopiegeräten verwendet. Der Patient muss einen vorgegebenen Ton exakt nachsingen. Der erzeugte Ton steuert die Blitzfrequenz. Einstellungen am Gerät ermöglichen Untersuchungen eines stehenden als auch bewegten Bildes.
- **Mikrophonsteuerung**: Bei der Mikrophonsteuerung wird eine entweder vom Patienten selbst gewählte oder von ihm nachgesungene Frequenz über das Mikrophon auf das Stroboskopiegerät übertragen. Das Gerät berechnet die entsprechende Blitzfrequenz, die sich auch automatisch an Frequenzänderungen des gesungenen Tons anpasst. Das Mikrophon kann entweder direkt am äußeren Hals des Patienten angelegt oder am Endoskop befestigt werden.

Der Vorteil der Mikrophonplatzierung auf der Haut unmittelbar vor dem Kehlkopf liegt in der Unempfindlichkeit des Stimmsignals gegenüber Störgeräuschen. Allerdings bedarf es einer exakten Auflage, damit das Stimmsignal gut übertragen werden kann. Ein zu festes Andrücken kann gegebenenfalls laryngeale Asymmetrien vortäuschen.

Die am Endoskop befestigten Mikrophone sind dagegen unabhängig von der Mitarbeit des Patienten, sie setzen jedoch eine möglichst ruhige Umgebung voraus.

8.4.2 Gerätetechnik

Für stroboskopische Untersuchungen stehen handelsübliche starre Endoskope zur Verfügung, die an das Stroboskopiegerät angeschlossen werden. Stroboskopische Untersuchungen sollten wegen der zu geringen Lichtintensität nicht mit flexiblen Endoskopen durchgeführt werden. Effiziente stroboskopische Untersuchungen mit flexiblen Optiken sind inzwischen mit Chip-on-the-Tip-Endoskopen möglich.

▪ **Anwendungsgrenzen**
Aperiodische Stimmlippenschwingungen bei sehr heiseren Stimmen sind stroboskopisch nicht darstellbar, da eine Grundfrequenzbestimmung zur Berechnung der Blitzlichtfrequenz nicht möglich ist.

Die Kopplung des Endoskops an eine Kamera ermöglicht die Beobachtung am Bildschirm ◻ Abb. 8.9 und gleichzeitig die Speicherung auf entsprechenden Datenträgern ◻ Abb. 8.10.

Ein herkömmliches Stroboskop enthält eine Blitzlicht- und konventionelle Kaltlichtlampe.

Da alle stroboskopischen Merkmale in starkem Maße dem Einfluss von Tonhöhe und Lautstärke unterliegen, ist die jeweilige Dokumentation der Untersuchungsbedingung (Grundfrequenz und Schalldruckpegel) im Bild erforderlich; andernfalls sind spätere Befundinterpretationen und Vergleiche nicht zulässig.

Bei einer normalen Phonation schwingen die Stimmlippen periodisch mit $t = 1/F\,0$ (T = Periode, F 0 = Stimmgrundfrequenz). Der in der klinischen Routine bevorzugte Untersuchungsmodus ist die Beobachtung eines bewegten Bildes. Dazu wird eine geringfügig abweichende Blitzfrequenz gewählt. Die Differenz Δf beträgt meist 1 Hz. Es sind aber auch langsamere Zeitlupengeschwindigkeiten (z. B. 0,5 Hz oder 0,25 Hz) möglich.

8.4.3 Die stroboskopische Untersuchung

Der dem Probanden/Patienten gegenübersitzende Untersucher hält bei der starren Laryngostroboskopie mit einer Hand die Zunge, mit der anderen führt er vorsichtig das Endoskop in den Oropharynx ein, ohne die Rachenhinterwand zu berühren.

Jede Abwehrreaktion des Patienten kann zu Spannungsänderungen im Kehlkopf führen, die möglicherweise als hyperfunktionelle Symptome fehlinterpretiert werden.

Eine stroboskopische Untersuchung sollte stets in ruhiger und entspannter Atmosphäre stattfinden.

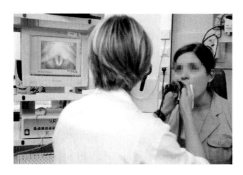

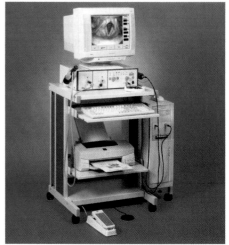

Abb. 8.9 Stroboskopische Untersuchungssituation

Abb. 8.10 Endostroboskopische Einheit (Mediastroboskop der Firma Atmos)

Unabdingbare Voraussetzung ist die Fähigkeit ausgehaltener Phonation (z. B. auf Vokal /i:/), um möglichst viele Schwingungsperioden beurteilen zu können. Da die Schwingungsparameter dem Einfluss von Tonhöhe und Lautstärke unterliegen **Abb. 8.11, sollten zumindest vier Phonationsbedingungen stroboskopisch beurteilt werden (Wendler 1967):

- im Bereich der indifferenten Sprechstimmlage mit leiser und lauter Stimmintensität (tief – leise und tief – laut) und
- für beide Stimmintensitäten in einem höheren Frequenzbereich (möglichst eine Oktave, mindestens jedoch eine Quinte darüber): hoch – leise und hoch – laut.

Da die Stroboskopie nur mit lang gehaltenen Vokalen und relativ stabiler Grundfrequenz verwertbare Ergebnisse liefert, stößt sie in der klinischen Praxis bei den Patienten auf Schwierigkeiten, die nicht in der Lage sind, einen Ton länger auszuhalten.

8.4.4 Auswertung stroboskopischer Merkmale

Die aufeinander folgenden Schwingungsperioden und deren Charakteristika können sowohl geometrisch als auch im Zeitverlauf ausgewertet werden. Bei der Interpretation stroboskopischer Merkmale muss die untersuchungsbedingt unphysiologische Einstellung des Vokaltraktes berücksichtigt werden.

Geometrische stroboskopische Merkmale

Bei einem normalen Schwingungsablauf sind die maximalen Schwingungsweiten der Stimmlippen (Amplituden) gleich weit. Bei Zunahme der Intensität bzw. bei Abnahme der Frequenz werden sie weiter und umgekehrt **Abb. 8.12. Amplituden können normal,

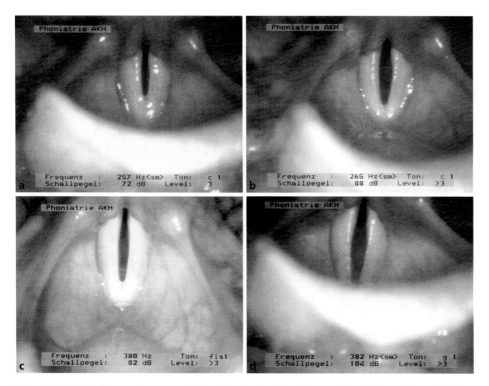

□ **Abb. 8.11a–d** Einfluss von Frequenz und Intensität auf Stimmlippenlänge und Amplitudenweite, **a**: tief – leise, **b**: tief – laut, **c**: hoch – leise, **d**: hoch – laut

erweitert, verkürzt, oder im Sinne eines phonatorischen Stillstands sogar aufgehoben sein (Böhme u. Gross 2001).

Bei pathologischen Abweichungen können entsprechend ► Abschn. 6.4 Graduierungen vorgenommen werden.

Bei seitendifferenten Amplituden entsteht der Eindruck einer Asymmetrie.

Seitendifferente Stimmlippenschwingungen, z. B. mit beiderseits unterschiedlichen Frequenzen, führen zu einer Diplophonie.

- **Wichtige geometrische Merkmale (nach Schönhärl 1960)**
- Maximale Amplitude (A_{max})
- Randkantenverschieblichkeit (RKV)
- Glottisschluss
- Phasendifferenzen
- Irregularitäten

Die Randkantenverschieblichkeit (Mukosawelle) ist Ausdruck der verschieblichen Schleimhaut über dem Muskelkörper der Stimmlippe □ Abb. 8.13. Sie verhält sich unter Intensitäts- bzw. Frequenzänderungen proportional zur Amplitude. Eine größere Trägheit der

	Intensität-		Frequenz-	
	abnahme	zunahme	abnahme	zunahme
maximale Schwingungsamplitude	↓	↑	↑	↓
Randkantenverschieblichkeit	↓	↑	↑	↓
Offenphase	↑	↓	↓	↑
Schlussphase	↓	↑	↑	↓

Abb. 8.12 Einfluss von Intensitäts- und Frequenzänderung auf die wichtigsten stroboskopischen Merkmale

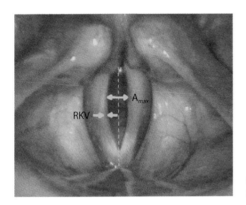

Abb. 8.13 Randkantenverschieblichkeit und maximale Schwingungsamplitude

Randkantenverschieblichkeit führt zu einer verlängerten Glottisschlussdauer und zu einer stärkeren Ausprägung höherer Partialtöne.

Die Randkantenverschieblichkeit kann normal ausgeprägt, übermäßig/verstärkt, vermindert oder sogar aufgehoben sein.

Der Glottisschluss beschreibt die Glottisform in der Schlussphase. Ein vollständiger Glottisschluss ist dann gegeben, wenn sich beide Stimmlippen über ihre gesamte Länge berühren ◻ Abb. 8.14a. Seine Dauer und Ausprägung werden für die Effektivität der Stimmgebung verantwortlich gemacht. Der Glottisschluss wirkt sich spezifisch auf den Stimmklang aus. Es besteht ein Zusammenhang zwischen Dauer des Glottisschlusses bzw. Anzahl und Amplitude höherer Partialtöne.

Die häufigste Glottisschlussinsuffizienz ist der posteriore Spalt ◻ Abb. 8.14b. Hier ist es wichtig, ob der Spalt lediglich im interkartilaginären Bereich liegt oder bis in den intermembranösen Bereich hineinreicht. Da eine posteriore Schlussinsuffizienz bei normallauter Phonation auftreten kann, sollte der Stimmlippenschluss zusätzlich bei maximal lauter Phonation untersucht werden (Schneider u. Bigenzahn 2003). Ob eine Schlussinsuffizienz als pathologisch zu werten ist, hängt von weiterführenden stimmdiagnostischen Untersuchungsergebnissen ab.

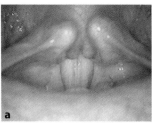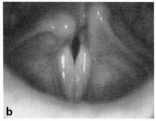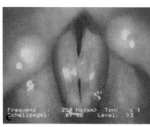

▣ Abb. 8.14a–c Verschiedene Formen des Stimmlippenschlusses **a**: vollständiger Stimmlippenschluss, **b**: posteriore Schlussinsuffizienz, **c**: Sanduhrglottis (Stimmlippen berühren sich nur im Bereich der hier bestehenden Stimmlippenknötchen

Andere Formen der Schlussinsuffizienz sind der anteriore und mediane (mittig gelegene) Spalt. Wenn die Stimmlippen über die gesamte Länge keinen Kontakt haben, besteht eine komplette Glottisschlussinsuffizienz. Bei Phonationsverdickungen im mittleren Stimmlippenbereich beobachtet man häufig eine „Sanduhrglottis" ▣ Abb. 8.14c.

Bei normaler Phonation ist in der Regel ein spiegelbildlicher Schwingungsablauf ohne Phasendifferenzen zu beobachten. Gelegentlich treten jedoch asynchrone bzw. phasendifferente Schwingungen auf, die sich darin zeigen, dass eine Stimmlippe beispielsweise bereits mit dem Öffnungsvorgang beginnt, während sich die andere noch in der Schließungsphase befindet. Je nach Ausprägung der Asynchronität werden die Phasendifferenzen mit 90° bzw. im Extremfall mit 180° (parallele Schwingungen) bewertet. Phasendifferenzen können auch bei Stimmgesunden auftreten, dann meist in hohen Frequenzbereichen.

Irregularitäten im Schwingungsablauf werden durch abrupte Frequenzschwankungen des Grundtons bzw. durch Aperiodizitäten im Stimmklang verursacht. Sie sind als diskontinuierlich ablaufende Schwingungen zu erkennen. Je nach Häufigkeit ihres Auftretens unterscheidet man seltene, häufige und ständige Irregularitäten.

Zeitabhängige stroboskopische Merkmale

Jeder Schwingungszyklus (Periode *T*) besteht aus Öffnungs-, Schließungs- und Schlussphase ▣ Abb. 8.15. Durch den ansteigenden subglottischen Druck werden die Stimmlippenränder zunächst nach oben und dann seitwärts auseinander gedrängt.

Die Öffnungsphase (ÖP) beginnt mit der nach lateral gerichteten Öffnungsbewegung beider Stimmlippen. Nach Erreichen der maximalen Öffnung setzt die Schließungsphase (SP) ein. Während sich kranial die nach lateral gerichtete Randkantenverschiebung fortsetzt, beginnt von kaudal her bereits wieder der Schließungsvorgang. In Öffnungs- und Schließungsphasen ist die Glottis geöffnet, deshalb nennt man diesen Zyklusanteil auch Offenzeit (OZ). Haben die Stimmlippen ihren Schluss erreicht, so ist im Idealfall für einen kurzen Moment eine Schlusszeit (SZ) zu beobachten.

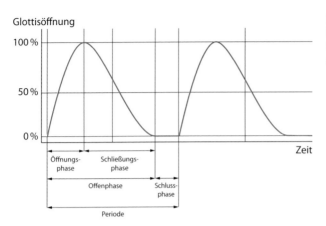

■ Abb. 8.15 Schematische Darstellung der Phasen eines Schwingungszyklus (geometrische stroboskopische Merkmale)

8.4.5 Klinische Anwendung der Stroboskopie

Für die Diagnostik von Stimmstörungen ist die stroboskopische Schwingungsbeurteilung der Stimmlippen unverzichtbar ■ Tab. 8.1. Mit Hilfe der Stroboskopie kann der erfahrene Untersucher Hinweise auf Schwingungsauffälligkeiten finden (Casiano et al. 1992; Hirano 1992; Wendler 1992; Böhme u. Gross 2001).

Für perzeptiv-auditive Stimmklangveränderungen lassen sich häufig stroboskopisch entsprechende organische Korrelate finden:

— Rauigkeit: Strukturveränderungen,
— Behauchtheit: inkompletter Stimmlippenschluss,
— Diplophonie: Schwingungsasymmetrien, seitendifferente Schwingungen.

Manche strukturellen Veränderungen der Stimmlippen, wie beispielsweise subepitheliale Vernarbungen mit Behinderung der Epithel- bzw. Randkantenverschieblichkeit (z. B. bei Sulcus vocalis), sind mit dem Kehlkopfspiegel nicht zu sehen, lassen sich aber stroboskopisch sehr wohl erkennen. Sie führen zu veränderten Schwingungseigenschaften und darüber hinaus zu einem veränderten Spektralgehalt des Klangproduktes, das auditiv als „rau" empfunden wird.

Eine spezielle Aufgabe kommt der Stroboskopie bei der Erkennung früher Stadien von Phonationsverdickungen zu. Durch Stimmüber- oder -fehlgebrauch kann es vor der eigentlichen Manifestation klassischer Stimmlippenknötchen zu sog. „funktionellen Phonationsverdickungen" kommen ▶ Abschn. 18.1.

Die Stroboskopie ist darüber hinaus für die Früherkennung von Stimmlippenkarzinomen durch deren Abgrenzung von Präkanzerosen unverzichtbar. Während Leukoplakien mit Einschränkungen, nicht aber der Aufhebung von Randkantenverschieblichkeit und Schwingungsamplitude einhergehen, so ist bei Malignomen ein phonatorischer („stroboskopischer") Stillstand zu beobachten.

Zur Differenzialdiagnostik funktioneller Dysphonien trägt die Stroboskopie entgegen früherer Lehrmeinung nur wenig bei (Schneider et al. 2002). Erst in der Zusammenschau

⬛ **Tab. 8.1** Indikationen für den klinischen Einsatz der Stroboskopie	
Diagnostik und Differenzialdiagnostik von Dysphonien	Organische Dysphonien (Ausmaß entzündlich-infiltrativer Veränderungen der Stimmlippen, Frühdiagnose von Stimmlippenmalignomen, Nachweis einer Schlussinsuffizienz bei Z. B. Sulcus vocalis)
	Funktionelle Dysphonien (hypo-/hyperfunktionelle Symptomatik)
	Phonationsverdickungen (weich/hart)
Prä- und postoperative Kontrollen	Bei infiltrativen Veränderungen an den Stimmlippen zur Therapieplanung
	Bei phonochirurgischen Eingriffen
	Bei postoperativer Stimmrehabilitation
Verlaufskontrollen	Bei entzündlich-infiltrativen Veränderungen an den Stimmlippen nach konservativer Therapie
	Bei Stimmlippenlähmungen
	Bei logopädischer Übungstherapie
Spezielle phoniatrische Fragestellungen	Beurteilung der stimmlichen Leistungsfähigkeit – im Rahmen von Tauglichkeitsuntersuchungen – im Rahmen von Stimmbelastungstests
	Erstellung von Gutachten
	Indirekte phonochirurgische Operationsmaßnahmen

mit anderen stimmdiagnostischen Ergebnissen (Stimmfeldmessung, auditive Stimmklangbeurteilung u. a.) lassen sich hyper- bzw. hypofunktionelle Auffälligkeiten interpretieren.

Schwierig gestaltet sich die stroboskopische Objektivierung einer auditiv wahrnehmbaren Diplophonie. Da das stroboskopische Blitzlicht durch die Grundfrequenz getriggert wird, ist die gleichzeitige Abbildung der seitendifferenten Schwingungen nicht möglich. Diplophonien lassen sich daher entweder als einseitige Schwingungseinschränkung bei regelrechtem Schwingungsablauf der Gegenseite oder als Irregularitäten bei ständigem Wechsel der Blitzfrequenz je nach Grundfrequenz beschreiben.

8.4.6 Videostroboskopie versus digitale Stroboskopie

Die Verdrängung analoger Datendokumentation durch digitale Speichermedien hat auch zu Veränderungen der stroboskopischen Befunddokumentation geführt. Während in den 80er und 90er Jahren stroboskopische Aufnahmen mit VHS- oder SVHS-Rekordern aufgenommen und gespeichert wurden, bieten moderne Gerätetypen digitale Aufnahme- und Speichermöglichkeiten mit nachfolgender Datennachbearbeitung an. Die dabei anfallenden Datenmengen sind jedoch umfangreich, so dass regelmäßig externe Auslagerungen von Daten auf CD bzw. DVD durchgeführt werden müssen.

8.4.7   Quantifizierung stroboskopischer Merkmale

Die Bewertung stroboskopischer Merkmale ist noch immer von der Interpretation und klinischen Erfahrung des Untersuchers abhängig. Die subjektive Beurteilung beeinträchtigt bekanntlich die intra- und interindividuelle Vergleichbarkeit. Im Gegensatz zu anderen stimmdiagnostischen Verfahren braucht es zumeist lang, ehe man die Bedienung und Befunderhebung der Stroboskopie verlässlich beherrscht.

Bisherige Quantifizierungen beziehen sich auf klinisch etablierte geometrische und zeitabhängige Merkmale. Absolute Messwerte sind für geometrische Merkmale aufgrund optischer Verzerrung bei der stroboskopischen Aufnahme mit herkömmlichem Instrumentarium nicht verwendbar. Unter Bezugnahme auf andere geometrische Größen können jedoch Relativwerte (ohne Einheit) berechnet werden.

Hinsichtlich zeitabhängiger Merkmale interessieren den Kliniker insbesondere Öffnungs- und Schließungsphase (ÖP und SP) bzw. Schlusszeit (SZ) im Verhältnis zur Gesamtperiode (T). Für die Berechnung der zeitabhängigen Merkmale lassen die jeweilige Anzahl der Einzelbilder (n_f), für eine Periode meist 25 Bilder, heranziehen.

An mehr als 200 stimmgesunden jungen Frauen (Alter 17–41 Jahre) wurden Versuche zur quantitativen Bestimmung stroboskopischer Parameter und zur Erstellung von Normwerten unternommen (Schneider et al. 2001). Der bisher bekannteste und zugänglichste Parameter ist der Amplituden-Längen-Quotient (ALQ), auch bekannt als Längen-Weiten-Quotient (Arndt u. Schäfer 1994) der in ◘ Abb. 8.16 dargestellt ist. In ◘ Tab. 8.2 sind quantitative Ausprägungen ausgewählter stroboskopischer Merkmale für vier verschiedene ausgehaltene Phonationen (in den Kombinationen von leiser, lauter, tiefer und hoher Phonation) zusammengefasst. Bei leiser Phonation treten kürzere Schwingungsamplituden auf, die bei gleicher Stimmlippenlänge eine Abnahme des ALQ bei Intensitätsabnahme bewirkten.

Der Geschwindigkeitsindex kann zwischen „–1" und „+1" variieren. Der Wert „0" ergibt sich, wenn Öffnungs- und Schließungsphase gleich lang sind (Wendler u. Köppen 1988). In eigenen Untersuchungen zeigte sich, dass bei leiser Phonation längere Öffnungsphasen im Vergleich zur Schließungsphase auftreten, während sich in höheren Frequenzbereichen die Schließungsphase verlängert. Allerdings war die für tiefere Frequenzen beobachtete Verkürzung der Öffnungsphase bei Intensitätszunahme in höheren Frequenzbereichen weniger deutlich (Schneider et al. 2001). Der Offenquotient fiel in tiefen Frequenzbereichen geringer aus als in höheren. Laute Intensitäten führten generell zu einer Abnahme des OQ-Wertes. Der Schlussquotient verhielt sich wie zu erwarten genau gegenläufig.

Inzwischen wurden erste Studien zu morphometrischen Bestimmungen endolaryngealer Strukturen mit Hilfe der Laservermessungstechnik veröffentlicht (Schuberth et al. 2002; Schade et al. 2005). Die Autoren berichteten über die Anwendung des Laser Projection Systems (LPS) bzw. der Doppelbelichtungsstroboskopie zur Vermessung laryngealer Strukturen und der Stimmlippenbewegungen.

Erste kommerzielle Softwareprogramme bieten Quantifizierungsmöglichkeiten stroboskopischer Merkmale über verschiedene Bildauswertungsoptionen. Beispielsweise ermöglicht das Programm „Pasius" der Firma. rpSzene/Hamburg die Berechnung des

◻ **Tab. 8.2** Quantifizierung stroboskopischer Merkmale bei stimmgesunden jungen Frauen (Schneider et al. 2001)

n = 214 Frauen	Tief-leise Phonation	Tief-laute Phonation	Hoch-leise Phonation	Hoch-laute Phonation
Grundfrequenz (Hz)	239	245	426	439
Schalldruckpegel (dB)	76	88	85	94
Amplituden-Längen-Quotient (Mittelwert)	0,13	0,17	0,09	0,12
Geschwindigkeitsindex	0,46	0,11	−0,07	−0,06
Offenquotient	0,85	0,70	0,91	0,81
Schlussquotient	0,14	0,28	0,09	0,10

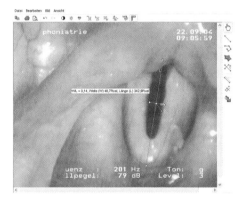

◻ **Abb. 8.16** Amplituden-Längen-Quotient, berechnet aus dem Verhältnis zwischen maximaler Schwingungsamplitude und Stimmlippenlänge

◻ **Abb. 8.17** Flächenberechnung der Glottis

Amplituden-Längen-Quotienten nach vorherigen Längenmarkierungen und die Berechnung von Glottisöffnungsflächen ◻ Abb. 8.17.

8.4.8 Darstellung der Stimmlippenschwingungen mit der Shutter-Technik

Die Visualisierung der Stimmlippenschwingungen als Scheinbewegung ist auch mit der Shutter-Technik möglich (z. B. EndoStrobe der Firma Xion, ◻ Abb. 8.18. Hier wird eine digital geregelte Kamera verwendet, deren Blende sich in raschem Tempo öffnet und schließt. Vorteile dieser Technik sind zum einen der Wegfall störender Nebengeräusche der Blitzlichtlampe und zum anderen die gute Ausleuchtung des Untersuchungsfeldes.

Geräte mit Shutter-Technik können an digitale Speichermedien oder direkt an den Computer angeschlossen werden, so dass Datenspeicherung und -nachbearbeitung problemlos möglich sind.

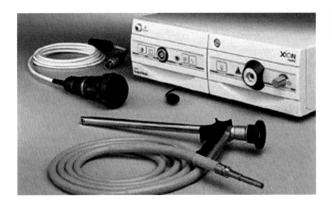

◘ Abb. 8.18 EndoStrob mit Shutter-Technik (Firma Xion)

8.4.9 Anwendungsbeschränkungen

Wesentliche Voraussetzung für die stroboskopische Schwingungsbeurteilung ist die Periodizität des Stimmsignals und damit die Regelmäßigkeit der Schwingungsvorgänge. Bei hochgradiger Heiserkeit bzw. Aphonie ist diese Bedingung nicht erfüllt. Irreguläre, aperiodische Schwingungen können stroboskopisch nicht untersucht werden, da im Falle aperiodischer Stimmsignale die Grundfrequenzbestimmung erschwert und die Triggerung zwischen Stimmlippenschwingungen und stroboskopischer Blitzfrequenz gestört ist.

Anwendungseinschränkungen ergeben sich auch bei seitenungleichen Schwingungen mit unterschiedlichen Schwingungsfrequenzen (z. B. bei Diplophonie), Ein- und Ausschwingvorgängen sowie bei raschen Frequenzänderungen.

8.4.10 Videostrobokymographie

Dieses Verfahren benutzt videostroboskopische Aufnahmen bzw. Aufnahmen mit der Shutter-Kamera. Voraussetzung ist ein multimediafähiger PC und qualitativ hochwertige Stroboskopieaufnahmen. Aus jedem Bild wird eine Zeile ausgewählt, die einen schmalen Bildstreifen abbildet. Die aufeinander folgenden Zeilen werden anschließend mit entsprechender Softwareunterstützung untereinander dargestellt. Die Berechnung der Kymogramme erfolgt innerhalb weniger Sekunden.

Es kann ein rascher Eindruck der horizontalen Wellenbewegungen der Stimmlippen im Zeitverlauf gewonnen werden. Zur Optimierung der Kymogramm-Qualität sollten Stroboskopieaufnahmen mit niedriger Zeitlupenfrequenz erfolgen, bei z. B. 0,25 Hz benötigt man zur kymographischen Abbildung von 2 Schwingungsperioden etwa 8 s. Dazu ist eine gute Patientenkooperation nötig, um dementsprechend lange Untersuchungszeiten zu erreichen.

Die Videostrobokymographie erleichtert die Beurteilung der Schwingungssymmetrie und Phasendifferenzen der Stimmlippen.

Im Gegensatz zur klassischen Kymographie werden keine Echtzeit-, sondern Scheinbewegungen ausgewertet.

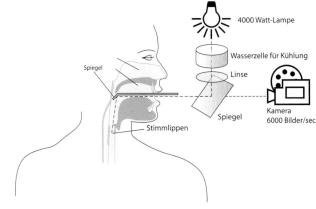

◪ Abb. 8.19 Erste Versuche der Hochgeschwindigkeitsaufnahmen: Anordnung für Kehlkopfaufnahmen mit der Hochgeschwindigkeitskamera

4000 Watt-Lampe

Wasserzelle für Kühlung

Linse

Spiegel

Kamera 6000 Bilder/sec

Spiegel

Stimmlippen

8.5　Echtzeitaufnahmen der Stimmlippenfunktion

Die bisher dargestellten Untersuchungsmethoden besitzen ein limitiertes Auflösungsvermögen mit maximalen Aufnahmefrequenzen von 25 bzw. 50 Bildern pro Sekunde. Diese Aufnahmeraten sind zwar im Hinblick auf das begrenzte visuelle Wahrnehmungsvermögen völlig ausreichend, jedoch liegen die Schwingungsfrequenzen der Stimmlippen weit oberhalb dieser Aufnahmefrequenz. Für eine Betrachtung der Stimmlippen in „Echtzeit" sind Aufnahmegeschwindigkeiten von mindestens 1000–4000 Bildern pro Sekunde (frames per second, fps) notwendig, wie sie mit den Hochgeschwindigkeitskameras erreicht werden können.

Die ersten Hochgeschwindigkeitsaufnahmen wurden 1940 in den Bell-Laboren durchgeführt (Farnsworth 1940). Die Filme mussten zunächst entwickelt werden, ehe sie mit Hilfe von Projektoren betrachtet werden konnten. Die ursprünglich mit 4000 fps aufgenommenen Filme wurden mit 16 fps vorgeführt, der Reduktionsfaktor betrug somit 1 : 250. Der Vorgang dieser Aufnahmetechnik geht aus ◪ Abb. 8.19 hervor (modifiziert nach Luchsinger u. Arndt 1970).

Die erste digitale Hochgeschwindigkeitskamera kam etwa zu Beginn der 80er Jahre zum Einsatz. Lange Jahre musste aufgrund der hohen Datenmengen auf Farbqualität verzichtet werden.

8.5.1　Hochgeschwindigkeitsvideokinematographie

Zur Darstellung von Schwingungsirregularitäten in Echtzeit werden digitale Videokameras verwendet, die mit hoher Bildfolgerate (üblicherweise bis zu 4000 fps) Bildserien aufnehmen können ◪ Abb. 8.20. Diese Hochgeschwindigkeitskameras werden an starre Endoskope angeschlossen. Erste Gerätegenerationen mit schwarz/weiß-Modus wurden inzwischen durch neue Gerätetypen mit exzellenter Farbqualität ◪ Abb. 8.21 ersetzt.

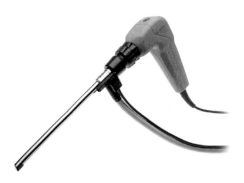

■ **Abb. 8.20** Hochgeschwindigkeitskamera mit 90 °-Endoskop (Firma Wolf)

Parallel zu den Bildserien wird das akustische Signal für spätere Analysen aufgezeichnet Die Datenspeicherung erfolgt digital. Die großen Datenmengen limitieren die Aufnahmesequenzen auf wenige Sekunden.

Die einfachste Art der Auswertung ist das verlangsamte Abspielen im Sinne einer „Zeitlupe". Bei einer Bildfolgerate von 4000 fps müsste das Abspielen einer 2 s dauernden Aufnahme auf 320 s verlängert werden, um die Einzelbilder zu erkennen.

Auch wenn damit in Einzelfällen Schwingungsirregularitäten visualisiert werden können (Eysholt et al. 2003), ist dieses Vorgehen nach wie vor zeitraubend und in Anbetracht der kurzen Speichersequenzen nicht immer repräsentativ.

Die digitale Datenspeicherung erlaubt mit Hilfe von Bildverarbeitungsalgorithmen die Berechnung der Bewegungskurven der Stimmlippenränder.

Der Phonationsvorgang beginnt mit Adduktionsbewegungen der Stimmlippen und präphonatorischem Tonusaufbau. Der Übergang von Respiration zur Phonation mit Einschwingvorgängen ist ein aperiodischer Vorgang von etwa 300–500 ms. Dieser ist stroboskopisch nicht erfassbar, scheint aber insbesondere für funktionelle Stimmstörungen und künstlerische Fragestellungen bedeutsam zu sein. Mit der Hochgeschwindigkeitsvideokinematographie können diese Einschwingvorgänge gut dargestellt werden.

Darüber hinaus lassen sich mit Hochgeschwindigkeitsaufnahmen behauchte bzw. harte Stimmeinsätze visualisieren. Auch Schwingungsdifferenzen zwischen den Stimmlippen, wie sie für Rekurrensparesen und Diplophonie typisch sind, werden sichtbar, auch der Stimmlippenschluss kann wesentlich besser dargestellt werden.

■ **Anwendungslimitation**

Nach ersten Erfahrungsberichten können mit Hochgeschwindigkeitsaufnahmen nur kurze Sequenzen eines Phonationsvorganges beurteilt werden (Keilmann u. Scharfenberger 2002/2003). Die Aufnahmedauer ist aus technischen Gründen noch stark limitiert. Dadurch ist es nicht immer leicht, ein repräsentatives Stimmsignal „zu erwischen". Die Betrachtung der Aufnahmen erfordert einen wesentlich höheren Zeitaufwand, der in der klinischen Routine oft nicht aufzubringen ist.

Untersuchungen zu Einschwingvorgängen der Stimmlippen zeigten große intra- und interindividuelle Variabilität, weshalb zeitaufwendige Wiederholungen notwendig werden.

Abb. 8.21 High speed und high resolution system „HRES" (Firma Wolf)

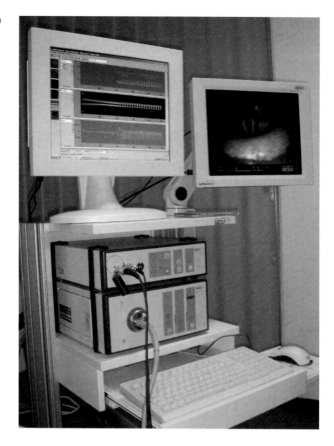

8.5.2 Kymographie

Diese Methode ergänzt die Kehlkopfdiagnostik durch die Darstellung der Ein- und Ausschwingvorgänge sowie aperiodischer Schwingungsvorgänge, die bei der stroboskopischen Untersuchung nicht gezeigt werden können.

Die Kymographie (griech. kyma = Welle) wurde 1915 erstmalig von Streim u. Pancocelli-Calzia zur Beurteilung von Tonhöhenaufnahmen herangezogen. In den darauf folgenden Jahrzehnten geriet sie fast in Vergessenheit, bis sie 1971 von Gall und Hanson reaktiviert wurde.

In der klassischen Videokymographie wird das Kymogramm (die graphische Darstellung der Stimmlippenbewegungen im Zeitverlauf) bereits während der Aufnahme erstellt. Um die rasch ablaufenden Schwingungen in Echtzeit darzustellen, wird nur eine Zeile des Kamerachips gelesen und auf dem Bildschirm dargestellt. Im ersten Schritt („Normalmodus") wird zunächst das Endoskop eingeführt und ein Überblick über den zu untersuchenden Bereich gewonnen. Anschließend wird bei Phonation auf den „Kymographiemodus" umgeschaltet. Die sich öffnende und schließende Glottis wird streifenförmig dargestellt, wobei der Betrachter das endoskopische Bild allerdings nicht sehen kann.

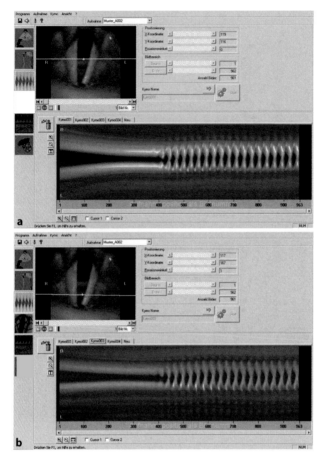

■ **Abb. 8.22** Kymographische Darstellung des Einschwingungsvorgangs bei normaler Phonation mit Positionierung der Auslesezeilen im mittleren (**a**) und vorderen (**b**) Bereich

Trotz endoskopischer und mikrostroboskopischer Adaptationen blieb die Kymographie bisher für die klinische Routinediagnostik von untergeordneter Bedeutung. Mit Weiterentwicklung der digitalen Hochgeschwindigkeitsvideokinematographie hat sie jedoch einen neuen Aufschwung erfahren. Die Mehrlinien-Kymographie an verschiedenen Querschnitten der Glottis lässt die Berechnung besonderer Schwingungsformen, wie dorsoventral oder longitudinal verlaufende Schwingungen, zu ■ Abb. 8.22.

8.6   Elektroglottographie

Auf der Suche nach instrumenteller Unterscheidung zwischen gesunder und gestörter Phonation wird in den letzten Jahren wieder verstärkt auf die von Fabre 1957 entwickelte Elektroglottographie (EGG) zurückgegriffen. Ursprünglich für Personen mit Hörstörungen entwickelt, ermöglicht sie die optische Beobachtung der Kehlkopfaktivität beim ungestör-

■ **Abb. 8.23** Elektroglottographie mit prälaryngealer Positionierung der Elektroden

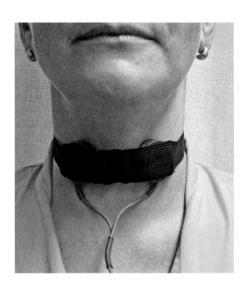

ten und gestörten Sprechen. Heute wird sie zur indirekten qualitativen und quantitativen Beschreibung der Stimmlippenschwingungen verwendet.

Im Gegensatz zu den endolaryngealen Untersuchungstechniken (Laryngoskopie, Stroboskopie, Hochgeschwindigkeitskinematographie und Kymographie) ist die Elektroglottographie eine nichtinvasive Untersuchungsmethode (Fourcin 1981). Daher gewinnt sie bei multidimensionaler Betrachtung stimmlicher Besonderheiten einen festen Platz innerhalb der Stimmdiagnostik. Neue Softwareentwicklungen arbeiten an weiteren Parameterextraktionen, die diagnostische Auswertungen verbessern sollen.

Zwei Oberflächenelektroden (aus Kupfer, Silber oder Gold gefertigt) werden in Höhe der Stimmlippen rechts und links über dem Schildknorpel angebracht ■ Abb. 8.23, durch sie wird ein hochfrequenter schwacher Strom hindurch geleitet.

Die durch Respiration und Phonation hervorgerufenen Impedanzänderungen werden amplitudenmoduliert, wobei die Signalamplitude etwa linear abhängig ist von der Kontaktfläche der Stimmlippe. Während der Schwingungen wird die Kontaktfläche der Stimmlippen rhythmisch verändert, am größten ist sie während der Schlussphase. Die resultierende Wellenform liegt bei Kontakt der Stimmlippen in der Schlussphase im positiven Bereich, jede Wellenspitze beschreibt den Zustand der maximalen Annäherung der Stimmlippen. Dieser Zustand darf aber nicht zwangsläufig als vollständiger Stimmlippenschluss interpretiert werden. Form und Ausprägung einer eventuellen Glottisschlussinsuffizienz lässt sich im EGG nicht ablesen.

Die Amplitude des Signals variiert in starkem Maße in Abhängigkeit von

– Positionierung der Elektroden,
– Kontakt zwischen Elektrodenoberfläche und Haut,
– Lage des Kehlkopfes und der Stimmlippen,
– Struktur des Schildknorpels,
– Beschaffenheit der Halsweichteile (Muskulatur, Schilddrüse etc.),
– Abstand zwischen den Elektroden.

▪ Parameter

Die Elektroglottograpie ermöglicht die Bestimmung der Schwingungsperioden, -phasen und -amplituden bei verschiedenen Tonhöhen und Lautstärken. Es lassen sich vor allem Zeitverläufe wie Öffnungs-, Schließungs- und Schlussphase nachvollziehen. Die graphische Registrierung des Signals lässt die Befunddokumentation, -auswertung und -vergleich- barkeit zu.

Die Beschreibung und Interpretation der einzelnen Schwingungsperioden geht auf Rothenberg (1981), Childers u. Krishnamurthy (1985) und Baken (1992) zurück.

8

Stimmfeldmessung

9.1   Hintergrund – 106

9.2   Voraussetzungen für die Stimmfeldmessung – 106

9.3   Sprechstimmfeldmessung – 106
9.3.1   Durchführung der Sprechstimmfeldmessung – 106
9.3.2   Messfehler – 108
9.3.3   Auswertung der Sprechstimmfeldmessung – 108
9.3.4   Vergleichswerte der Sprechstimmfeldmessung – 110

9.4   Singstimmfeldmessung – 111
9.4.1   Durchführung der Singstimmfeldmessung – 111
9.4.2   Auswertung der Singstimmfeldmessung – 113
9.4.3   Beziehungen zwischen Sing- und Sprechstimmfeld – 113
9.4.4   Vergleichswerte für Singstimmfeldmessungen – 114

9.5   Stimmfeldmessungen bei Kindern – 114

9.6   Ergebnisse der Stimmfeldmessungen
        mit unterschiedlicher Hard- und Software – 119

B. Schneider-Stickler, W. Bigenzahn, *Stimmdiagnostik*,
DOI 10.1007/978-3-7091-1480-3_9, © Springer-Verlag Wien 2013

9.1   Hintergrund

Die Idee der „Stimmfeldmessung", Tonhöhe und Lautstärke einer Stimme in einem x/y-Koordinatensystem darzustellen, stammt von Calvet (1952) in Form der „Courbes Vocales", die dieser erstmalig 1950 in Paris vorstellte. Zwei Jahrzehnte später wurde von Waar u. Damste (1968) diese Idee als „Fonetograms" wieder aufgegriffen und im europäischen Raum klinisch etabliert. Arbeiten von Coleman et al. (1978) führten zur Verbreitung der Stimmfeldmessung im amerikanischen Raum.

Zur quantitativen und qualitativen Bewertung stimmlicher Leistungen werden Sing- und Sprechstimmfeldmessungen unterschieden. Nachdem für die Singstimme Kurven (= Profile) für leise und laute Singstimme gemessen werden, die aus physiologischer Sicht an den Enden normalerweise keine Verbindung haben, und auch die Sprechstimmkurve eher einem Profil gleicht, wird nach Seidner (1982) die Stimmfeldmessung auch als „Stimmprofilmessung" bezeichnet (siehe ▶ Abschn. 9.4.1).

Aus den Untersuchungsergebnissen der Stimmfeldmessungen lassen sich wertvolle Hinweise zu Stimmkonstitution, Diagnose und Therapieverlauf gewinnen.

Sing- und Sprechstimmfeldmessungen eignen sich für intra- und interindividuelle Vergleiche, Effizienzbeurteilungen von Behandlungsmethoden, gutachterliche Abklärungen und Stimmtauglichkeitsuntersuchungen.

9.2   Voraussetzungen für die Stimmfeldmessung

Da Phonationen bereits bei Schalldruckpegeln von etwa 45 dB möglich sind, ist es notwendig, Stimmfeldmessungen in schallgedämpfter Umgebung mit maximalem Umgebungslärmpegel von 45 dB durchzuführen (Seidner u. Schutte 1982).

Zur Gewährleistung valider Messungen sollten beim Kauf von Rechnern die von Herstellern vorgegebenen technischen Voraussetzungen an PC bzw. Laptop beachtet werden (z. B. Soundkarte, Arbeitsspeicher).

Zwecks optimalen Einsatzes der Phonationsatmung sind Messungen in stehender Position durchzuführen. Zur allgemeinen Vergleichbarkeit von Messergebnissen ist ein konstanter Mund-Mikrophonabstand von 30 cm einzuhalten ◘ Abb. 9.1. Veränderungen des Abstands wirken sich unmittelbar auf den Schalldruckpegel aus.

9.3   Sprechstimmfeldmessung

9.3.1   Durchführung der Sprechstimmfeldmessung

Die Leistungen der Sprechstimmleistung werden über verschiedene Steigerungsstufen von leiser Sprechstimme bis zur maximalen Rufstimme an die stimmlichen Grenzen eines Patienten geführt ◘ Abb. 9.2. Die leise Sprechstimme sollte noch stimmhaft und nicht geflüstert

Abb. 9.1 Untersuchungssituation während einer Stimmfeldmessung

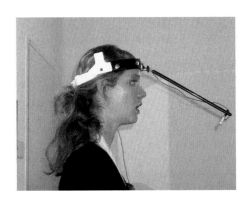

Abb. 9.2 Sprechstimmfeld mit 4 Steigerungsstufen: leises Sprechen, indifferente Sprechstimmlage, Vortragsstimme, Rufstimme mit Markierung der jeweiligen Mittelwerte (+)

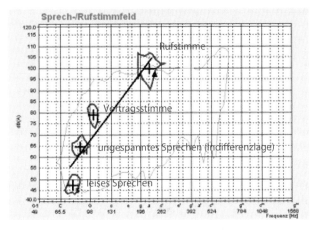

sein. Nachdem es bei maximal lauter Stimmgebung auch darum geht, die Stimme nicht zu schädigen, gilt es, den Patienten/Probanden dahingehend anzuleiten, dass nicht geschrien, sondern tatsächlich gerufen wird.

Als Wortmaterial werden eher nichtemotionelle Testwörter bevorzugt, um melodische und dynamische Akzente nicht durch die Wortinhalte zu beeinflussen. Man lässt den Patienten z. B. Zahlen sprechen, am besten von 21 bis 30. Für die verschiedenen Steigerungsstufen werden jeweils Grundfrequenz und Schalldruckpegel als Wertepaar in einem x/y-Koordinatensystem eingetragen. Auf der x-Achse erfolgt die Eintragung der Grundfrequenz (in Hz oder entsprechend der amerikanischen Klassifikation als Halbtonstufe bzw. dem europäischen Notensystem entsprechend als Notenname, siehe ▶ Anhang 4) und auf der y-Achse die des Schalldruckpegels (in dB A).

Melodischer Akzent

Bereich zwischen der tiefsten und der höchsten Frequenz, der beim Sprechen verwendet wurde (Angabe am sinnvollsten in Halbtonschritten)

Dynamischer Akzent

Bereich zwischen dem geringsten und dem höchsten Schalldruckpegel, der beim Sprechen verwendet wurde (Angabe in dB)

Manche Softwareprogramme geben die Messergebnisse für die jeweilige Phonationsbedingung als Feld an, aus dem sich sowohl der melodische als auch der dynamische Akzent sowie die mittlere Sprechstimmlage ablesen lassen.

Mittlere Sprechstimmlage

Frequenz (in Hz), die beim Sprechen am häufigsten verwendet wird.

9.3.2 Messfehler

Insbesondere bei Frauen irritieren oft Obertöne die Messergebnisse ▣ Abb. 9.3. Bei Messung der Rufstimme können der erste und gelegentlich auch der zweite Oberton stärker als der Grundton ausgeprägt sein ▣ Abb. 9.4, so dass die Messung falsche Ergebnisse liefert. Hier sind Kenntnisse über theoretisch mögliche Frequenzbereiche der Rufstimme hilfreich. Besonders in Worten mit dem Vokal /a:/ kann dieses Phänomen auftreten, so dass Worte mit den Vokalen /o:/ und /u:/ alternativ verwendet werden können.

9.3.3 Auswertung der Sprechstimmfeldmessung

Aus den Sprechstimmfeldmessungen können die jeweiligen Wertepaare bezüglich F0 und SPL für die verschiedenen Sprechstimmfunktionen ausgewertet werden. Manche Softwareprogramme erlauben die Auswertung von 4 Phonationsbedingungen: leises Sprechen, Indifferenzlage, Vortragsstimme und Rufen. Andere Softwareprogramme nehmen keine Einschränkung der Anzahl der Messungen zwischen leiser Sprechstimme und Rufstimme vor. Die wichtigsten Parameter sind nachfolgend zusammengefasst.

Messparameter für die Sprechstimme
- Frequenz und Schalldruckpegel von leiser, indifferenter, mittellauter und maximal lauter Sprechstimme.
- Minimaler Schalldruckpegel bei leiser Phonation: normal < 50 dB A.
- Mittlerer Schalldruckpegel der Rufstimme: normal > 90 dB A.
- Stimmdynamik als Differenz zwischen den Schalldruckpegeln von leiser Sprechstimme und Rufstimme: normal > 35 dB A.

■ **Abb. 9.3** Sprechstimmfeldmessung: Die leise Sprechstimme liegt bei einer Grundfrequenz von 175 Hz, die Frequenz für die Rufstimme untypisch für eine weibliche Stimme nahezu 2 Oktaven höher bei 784 Hz. Perzeptiv-auditiv lag die Rufstimme jedoch bei 392 Hz, es wurde computertechnisch fälschlicherweise der 1. Oberton (1. OT) als Grundfrequenz (F0) berechnet.

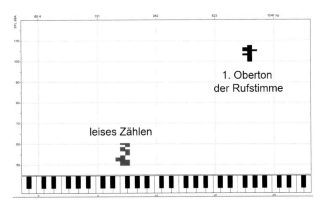

■ **Abb. 9.4** Messung der Rufstimme: Zeitgleiche Registrierung von Grundfrequenz (F0), 1. Oberton (1. OT) und 2. Oberton (2. OT)

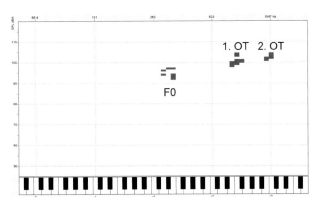

━ Lage der indifferenten Sprechstimmlage; normal im unteren Drittel des Tonhöhenumfangs der Singstimme und 3–7 Halbtöne oberhalb der unteren Stimmgrenze.

━ Tonhöhenzunahme von der leisen Sprechstimme zur Singstimme: normal ca. 1 Oktave bzw. 12 Halbtonschritte bei regelrechter Stimmdynamik.

━ Melodischer Akzent (in Halbtönen)

━ Dynamischer Akzent (in dB)

Die Beziehung zwischen leiser Sprechstimme und Rufstimme kann durch Verhältnisberechnungen (z. B. um wie viele Hertz wird die Stimme pro 1 dB SPL-Zunahme erhöht) beschrieben werden. Eigene Erfahrungen haben gezeigt, dass allerdings zwischen den Steigerungsstufen der Sprechstimme nur selten ein linearer Zusammenhang besteht. Meist nimmt die Grundfrequenz bei Steigerung von leiser, indifferenter und mittellauter Sprechstimme zunächst nur gering zu, um dann beim Rufen deutlich höher zu werden.

Die Beachtung dieses nichtlinearen Zusammenhangs ist bei physiologischer Stimmkonstitutionsberatung als auch bei Biofeedbackeinsatz von grundlegender Bedeutung, um Betroffene nicht zu überhöhter Sprechstimmweise anzuregen.

Tab. 9.1 Ergebnisse von Sprechstimmfeldmessungen bei jungen Erwachsenen im Alter von ±30 Jahren (bisher unveröffentlichte Daten, gemessen mit Software lingWaves)

	Frauen				Männer			
	Mittel-wert	Stabw.	x_{max}	x_{min}	Mittel-wert	Stabw.	x_{max}	x_{min}
Leise Sprechstimme in Hz	194	23	247	147	100	16	162	74
Leise Sprechstimme in dB A	52	3	60	44	49	4	59	42
Rufstimme in Hz	388	60	554	278	308	72	468	149
Rufstimme in dB A	98	7	110	79	101	8	115	80
Dynamikumfang zwischen leisem Sprechen und Rufen	47	7	62	25	52	10	67	26
Halbtondifferenz zwischen leisem Sprechen und Rufen	12	3	21	6	19	4	27	9

9.3.4 Vergleichswerte der Sprechstimmfeldmessung

Im Rahmen von eigenen (bisher unveröffentlichten) Studien wurden Stimmfeldmessungen bei 60 stimmgesunden Frauen und Männern im Alter von 18–60 Jahren (Mittelwert 31 Jahre) mit und ohne stimmliche Vorbildung durchgeführt. ◻ Tab. 9.1 fasst die Messergebnisse für Grundfrequenz und Schalldruckpegel für leises Sprechen und Rufen zusammen.

Im mittleren Erwachsenenalter liegt die indifferente Sprechstimmlage von Frauen durchschnittlich bei g (196 Hz), bei tiefen Frauenstimmen auch etwas tiefer, bei hohen Frauenstimmen auch etwas darüber ▶ Abschn. 6.4. Die leise Sprechstimme, die meist noch leiser ist als die indifferente Sprechstimme, liegt wenige Halbtöne unterhalb der indifferenten Sprechstimmlage. Die Rufstimme liegt bei Frauen erfahrungsgemäß 1 bis maximal 1,5 Oktaven oberhalb des Frequenzbereichs der leisen Sprechstimme.

Die indifferente Sprechstimmlage des Mannes im mittleren Erwachsenenalter liegt bekanntermaßen eine Oktave unterhalb der indifferenten Sprechstimmlage der Frauen bei G/A (98/110 Hz), bei tiefen Männerstimmen auch etwas tiefer bzw. bei hohen Männerstimmen etwas darüber. Eigenen, bisher unveröffentlichten Daten zufolge steigern Männer die Rufstimme deutlich höher als Frauen. Rufstimmen der Männer liegen nicht selten 2–2,5 Oktaven oberhalb der leisen Sprechstimme.

Im Rahmen des Klimakteriums wird die Sprechstimme eher höher, beim Mann im höheren Alter höher (Greisendiskant).

9.4 Singstimmfeldmessung

9.4.1 Durchführung der Singstimmfeldmessung

Die Messung der Singstimme erfolgt vorzugsweise für eine chromatische auf- und absteigende C-Dur-Tonleiter. Die Singstimmfeldmessung beginnt man bei Frauen am besten bei c¹ (262 Hz), bei Männern eine Oktave tiefer bei c (131 Hz). Diese Frequenzen liegen in der Regel etwas oberhalb der indifferenten Sprechstimmlagen und können deshalb leicht gesungen werden.

Der Proband/Patient wird aufgefordert, zunächst so leise wie möglich auf dem Vokal /a:/ von der vorgegebenen Frequenz bis zur oberen Grenze bzw. bis zur unteren Grenze des Tonhöhenumfanges zu singen. Die Töne sollten jeweils idealerweise 2 s ausgehalten werden. Moderne Stimmfeldsoftwareprogramme bieten die Möglichkeit, die Aufnahmebedingung für die Vokallänge manuell einzustellen. Wird die Aufnahmebedingung zu kurz gewählt, werden möglicherweise Phonationen aufgenommen, die nicht einem gesungenen Ton entsprechen. Zwischenzeitliches, möglichst geräuscharmes Atmen stört die Messung nicht. Die jeweiligen Wertepaare von Grundfrequenz (F0) und Schalldruckpegel (SPL) werden vom Computer automatisch in das x/y-Koordinatensystem (x-Achse = Frequenz, y-Achse = Schalldruckpegel) eingetragen. Durch die Verbindung der Messpunkt entstehen Kurven, die bei Verbindung der oberen und unteren Randwerte das Stimmfeld ergeben ◼ Abb. 9.5.

Manche Untersucher kritisieren die automatischen Verbindungen an oberer und unterer Grenze des Tonhöhenumfangs, da diese keinen gesungenen Phonationen entsprechen. Werden die Endpunkte nicht verbunden, entsteht das Stimmprofil ◼ Abb. 9.6, dann auch Stimmprofilmessung genannt.

An den Kurvenenden finden sich in der Regel physiologische Einschränkungen der Stimmdynamik. Nachdem die Frequenzerhöhung durch Zunahme der Stimmlippenlänge mit entsprechender Spannungszunahme erreicht wird, liegen die Kurven für leises und lautes Singen schräg im x/y-Diagramm und nicht parallel zur x-Achse.

Idealerweise lassen sich gleichförmig ansteigende Kurvenverläufe für leises und lautes Singen messen. Die unterschiedlichen Register werden so verwendet, dass es in den Übergangsbereichen zu keinen messbaren stimmdynamischen Abfällen kommt. Zwischen leiser und lauter Stimmgebung sollten mindestens 35 dB liegen.

Messwiederholungen sind möglich und sollten den Patienten an seine physiologischen Grenzen heranführen.

Nicht ausbesserbare Zacken im Kurvenverlauf kennzeichnen stimmtechnische Defizite, z. B. Registerbruch ◼ Abb. 9.7.

Bei der Beurteilung der Leistungsgrenzen der Singstimme muss zwischen physiologischem und musikalischem Tonhöhenumfang unterschieden werden. Die Messung des physiologischen Stimmfeldes orientiert sich an den maximal erreichbaren Leistungsgrenzen der Singstimme. Zur Beurteilung des künstlerisch nutzbaren Singstimmleistung wird das musikalische Stimmfeld gemessen. Bei ausgebildeten Sängern liegt die Kurve des musikalischen Umfangs innerhalb des physiologischen Umfangs.

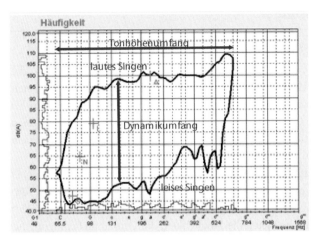

Abb. 9.5 Singstimmfeldmessung (laute und leise Singstimme) **mit** Verbindung der leisen und lauten Singkurven und ergänzender Angabe von Tonhöhen- und Dynamikumfang

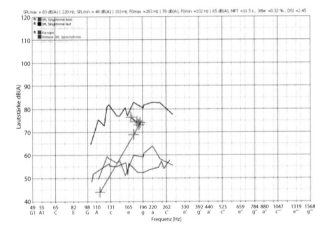

Abb. 9.6 Sing- und Sprechstimmprofilmessung: **Keine** Verbindung der leisen und lauten Singkurven

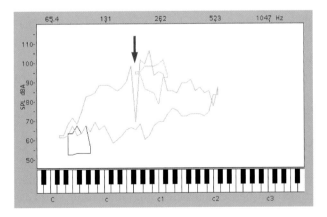

Abb. 9.7 Stimmfeldmessung mit Registerbruch (Pfeil), schwarz: leises Sprechen, rot: Rufstimme, grün: Singstimme

9.4.2 Auswertung der Singstimmfeldmessung

Von den Merkmalen der Singstimmfeldmessung sind Tonhöhenumfang (auch Stimmumfang genannt) sowie minimaler und maximaler Schalldruckpegel die wichtigsten. Manche Programme bieten die Möglichkeit, die „Stimmfeldfläche" zu berechnen. Eine Übersicht findet sich nachfolgend.

Messparameter für die Singstimme

- Tonhöhenumfang n Halbtönen für die laute und leise Singstimme: normal ca. 2 Oktaven = 24 Halbtöne.
- Tiefster singbarer Ton (in Hz).
- Höchster singbarer Ton (in Hz).
- Maximale Schalldruckpegel bei lautem Singen: normal >90 dB bei mindestens einer Frequenz.
- Minimale Schalldruckpegel bei leisem Singen: normal <55 dB bei mindestens einer Frequenz.
- Stimmdynamik als Differenz zwischen lautem und leisem Singen: normal zwischen leiser und lauter Singstimme bei mindestens einer Frequenz ≥35 dB.
- Frequenzbereich von Registerübergängen, wenn diese mit im Singstimmfeld ersichtlichen Schalldruckpegelminderungen einhergehen.

Maximale und minimale Schalldruckpegel beim Singen werden auf definierten Tonhöhen erfasst. Nach Seidner et al. (1985) wurden je nach Stimmlage 6 Tonhöhen in verschiedenen Oktaven ausgewählt:

- Bass: G, c, e, g, a, c^1,
- Bariton: c, e, g, a, c^1, e^1,
- Tenor: e, a, c^1, e^1, g^1, a^1,
- Alt: g, a, c^1, e^1, g^1, a^1,
- Mezzosopran: c^1, e^1, g^1, a^1, c^2, e^2,
- Sopran: e^1, g^1, a^1, c^2, e^2, g^2, a^2.

Moderne Computerprogramme lassen automatische Datenauslesungen in statistisch auswertbare Tabellenformate zu, die die wissenschaftliche Auswertung erleichtern.

9.4.3 Beziehungen zwischen Sing- und Sprechstimmfeld

Wie in ▶ Abschn. 5.4.7 bereits dargestellt, ist von einer gesunden weiblichen und männlichen Stimme ein Tonhöhenumfang von mindestens 2 Oktaven (24 Halbtöne) zu erwarten.

- **Beziehungen zwischen Sing- und Sprechstimmfeldern**
- Indifferenzlage im unteren Drittel der Singstimme,

- Schalldruckpegel der leisen Sprechstimme meist im Bereich der leisen Singstimme,
- Rufstimme meist im Übergangsbereich vom tiefen zum hohen Register (noch unterhalb des Registerwechsels),
- Schalldruckpegel der Rufstimme im Bereich der lauten Singstimme,
- Maximale Schalldruckpegel sollten sowohl beim Singen als auch beim Rufen mind. 90 dB erreichen (bei $SPL_{max} < 90$ dB liegt konstitutionelle Hypofunktion vor)

Normwerte zu Stimmfeldmessergebnissen existieren bisher nicht, da der Einfluss von Alter, Geschlecht, Rasse, Stimmkonstitution und Stimmlage eine Normwertfindung deutlich erschwert.

9.4.4   Vergleichswerte für Singstimmfeldmessungen

Im Rahmen von eigenen Studien wurden Stimmfeldmessungen bei stimmgesunden Frauen und Männern im Alter von 18 bis 60 Jahren (Mittelwert 31 Jahre) durchgeführt. Die Hälfte beider Gruppen verfügte über mehrjährige Chorerfahrung in semiprofessionellen Chören bzw. über mehrjährige solistische Gesangserfahrung. Die andere Hälfte hatte keinerlei stimmhygienische bzw. stimmtechnische Ausbildung. Für alle Gruppen wurden die Ergebnisse der Singstimmfelder ausgewertet. In ◻ Abb. 9.8 und ◻ Abb. 9.9 sind die Messergebnisse getrennt für stimmlich trainierte und stimmlich nichttrainierte Stimmen beider Geschlechter dargestellt.

Der Unterschied lässt sich deutlich in stimmdynamischen Erweiterungen des Stimmfeldes erkennen. Aus dieser Darstellung geht jedoch nicht hervor, dass stimmlich trainierte Frauen durchschnittlich über einen Tonhöhenumfang von 39 Halbtönen verfügten im Gegensatz zu stimmlich nichttrainierten mit nur 32 Halbtönen und stimmlich trainierte Männer über 40 Halbtöne im Gegensatz zu stimmlich nicht-rainierten mit ebenfalls nur 32 Halbtönen.

9.5   Stimmfeldmessungen bei Kindern

Die Stimmen der Kinder und Jugendlichen unterscheiden sich wesentlich von den Stimmen Erwachsener. Anatomische Unterschiede, allein durch die Größenunterschiede, führen zu Klang- und Leistungsunterschieden. Bestimmungen der Grundtonhöhen beim Sprechen und der Tonhöhenumfänge der Singstimme, als auch klanganalytische Untersuchungen erlauben wichtige Rückschlüsse auf die Funktion der kindlichen Stimme. Stimmfeldmessungen können bereits bei Kindern ab etwa 6 Jahren eingesetzt werden, insbesondere wenn sie im Kindergarten oder Elternhaus regelmäßig zum Singen angeregt werden.

Eigene Erfahrungen haben gezeigt, dass man Kindern spielerische Varianten anbieten muss, um sie zum stimmdynamischen Minimum und Maximum sowie zum Singen bis an die Stimmumfangsgrenzen zu animieren.

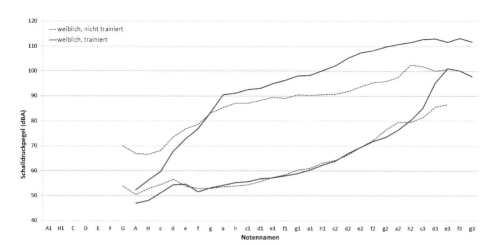

■ Abb. 9.8 Stimmfeldmessungen stimmgesunder Frauen (Alter: 18–60 Jahre) unter Berücksichtigung des Einflusses von Stimmtraining und -ausbildung auf die Stimmkondition (unveröffentlichte eigene Daten, gemessen mit Software lingWaves)

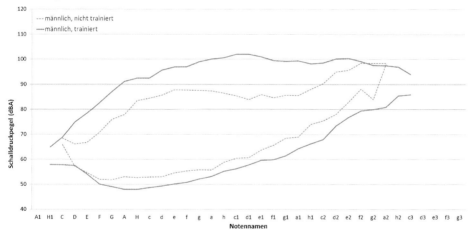

■ Abb. 9.9 Stimmfeldmessungen stimmgesunder Männer (Alter: 18–60 Jahre) unter Berücksichtigung des Einflusses von Stimmtraining und -ausbildung auf die Stimmkondition (unveröffentlichte eigene Daten, gemessen mit Software lingWaves)

In der musikwissenschaftlichen Literatur wird vermutet, dass Kinder heute durch gesellschaftliche Veränderungen im Familienkreis und in entsprechenden Betreuungseinrichtungen weniger singen, wodurch wiederum musische und stimmliche Fähigkeiten verkümmern würden und dies zu häufiger auftretenden Sprachentwicklungsstörungen und Stimmstörungen führen könnte.

Vor diesem Hintergrund wurden eigene umfangreiche Studien u. a. zu Leistungen der Kinderstimme unter Berücksichtigung musikalisch-sängerischer Früherziehung durchgeführt (Schneider et al. 2010). Im Mittelpunkt standen Auswertungen der Stimmfeldmessungen von stimmgesunden Kindern im Alter von 8–10 Jahren. Es konnte gezeigt werden,

◻ **Tab. 9.2** Sprechstimmfeldergebnisse der Kinder ohne stimmlich-musikalisches Training (untrainiert) im Vergleich zu den Kindern mit stimmlich-musikalischem Training (trainiert)

Sprechstimmparameter		Stimmlich/musikalisch untrainiert	Stimmlich/musikalisch trainiert
Leise Sprechstimme [Hz]	MW*	244,7	234,9
	SD**	28,6	23,8
Leise Sprechstimme [dB]	MW	55,4	55,5
	SD	3,0	2,7
Vortragsstimme [Hz]	MW	261,4	255,2
	SD	38,0	27,6
Vortragsstimme [dB]	MW	66,8	66,1
	SD	6,1	4,7
Rufstimme [Hz]	MW	413,5	440,7
	SD	66,0	70,5
Rufstimme [dB]	MW	94,2	96,4
	SD	5,9	5,1

* MW Mittelwert
** SD Standardabweichung

dass die Kinder über gute stimmliche Anlagen verfügen, die ausbaufähig sind. In ◻ Tab. 9.2 sind eigene Messergebnisse der Sprechstimmfeldmessung der Kinder angegeben.

Der physiologische Tonhöhenumfang der Singstimme der in der Studie untersuchten Kinder umfasste durchschnittlich mehr als 2 Oktaven. Selbst nicht musikalisch geförderte Kinder erreichten einen Tonhöhenumfang von knapp 27 Halbtönen. Bei musisch-künstlerischer bzw. stimmlicher Förderung erreichten die Kinder einen maximalen Tonhöhenumfang von durchschnittlich 31 Halbtönen. Der Tonhöhenumfang der Kinder mit stimmlich-musischer Förderung reichte von 177,3 Hz bis 1116,2 Hz, während die Kinder ohne stimmlich-musische Förderung durchschnittlich im Bereich von 195,1 Hz bis 966,3 Hz singen konnten. Natürlich kann nicht erwartet werden, dass dieser physiologische Tonhöhenumfang auch tatsächlich musikalisch verwendet werden kann. Diese Messergebnisse liegen über oder in etwa dem gleichen Bereich früherer Studien ◻ Tab. 9.3.

Von sologesangstechnisch untrainierten Kindern kann erwartet werden, dass sie annähernd so leise Töne singen können wie Erwachsene. Andererseits können sologesangstechnisch untrainierte Kinder nicht so große Schalldruckpegel erzeugen wie Erwachsene.

Im Hinblick auf Vergleichswerte für Stimmfeldmessergebnisse wurden zusätzlich sängerische Beanspruchung und Stimmausbildung entsprechend der 2007 von Fuchs et al. vorgeschlagenen „Classification of singing activity of children" (KLASAK) herangezogen ◻ Tab. 9.4.

Tab. 9.3 Tonhöhenumfänge von Kindern im Vergleich verschiedener Studien

Autoren	Alter	n	Tonhöhenumfang [HT]	Tonhöhenumfang $(x_{min} - x_{max})$
Mc Allister et al. (1994)	10	60	24	196 Hz–784 Hz
Frank u. Sparber (1970)	7–14	5000	26	175 Hz–784 Hz
Wuyts et al. (2003)	6–11	94	28	196 Hz–923 Hz
Schneider et al. (2010)	8–10	206	27–31*	177 Hz–1116 Hz

*Vergleich stimmlich ungeschulter Stimmen (27 HT) und stimmlich geschulter Stimmen (31 HT)

Tab. 9.4 KLASAK-Klassifikation zur Beschreibung der Singstimmaktivitäten im Kindesalter nach Fuchs et al. (2007)

			stimmliche Beanspruchung			
			A	B	C	D
			Spontanes gelegentliches Singen, nicht vor Publikum	Gelegentliches organisiertes Singen und/oder regelmäßiges Singen in familiären und/oder öffentlichen Bereichen	Regelmäßiges organisiertes Singen mit Konzerten: durchschnittlich bis zu 6 h Proben/Woche und Auftrittszeit/Jahr	Regelmäßiges Singen mit Konzerten: durchschnittlich mehr als 6 h Proben/Woche und Auftrittszeit/Jahr
Stimmbildung	1	Keine				
	2	In großen Gruppen (>3 Kinder)				
	3	Einzeln oder in Kleingruppen (<3 Kinder)				
Instrument	Z					

◘ Tab. 9.5 Schalldruckpegelwerte bei leisem und lauten Singen in (dB A) unter Berücksichtigung der KLASAK [Fuchs et al.] für ausgewählte Frequenzen (gemessen mit der Software Phonomat der Firma Homoth)

KLASAK	A		B1		B2		C2		C3		D2	
	Leises Singen											
Frequenz	MW	±SD	MW	±SD	MW	±SD	MW	±SD	MW	±SD	MW	±SD
196 (g)	53	2	55	5	57	5	55	4	53	5	54	5
220 (a)	54	3	56	5	57	5	55	3	56	5	57	4
262 (c¹)	56	4	55	3	58	5	57	4	57	4	56	3
330 (e¹)	58	4	58	5	60	6	59	5	59	5	57	4
392 (g¹)	62	6	60	7	63	6	61	5	61	5	60	2
440 (a¹)	63	7	61	4	64	6	62	5	62	7	61	1
523 (c²)	66	7	65	7	68	7	66	6	65	6	64	4
659 (e²)	70	7	72	9	71	6	69	7	70	5	69	9
784 (g²)	75	8	78	11	76	9	72	7	75	6	71	8
880 (a²)	79	8	78	8	77	8	74	7	77	7	71	4
1047 (c³)	85	10	85	8	83	9	79	8	85	8	80	7
1319 (e³)	87	10	85	14	88	11	81	9	83	6	78	6
	Lautes Singen											
Frequenz	MW	±SD	MW	±SD	MW	±SD	MW	±SD	MW	±SD	MW	±SD
196 (g)	66	8	64	6	68	7	68	7	67	9	69	7
220 (a)	73	8	73	7	72	7	73	7	74	7	74	7
262 (c¹)	80	6	80	7	80	6	80	5	81	5	80	6
330 (e¹)	84	6	88	6	87	6	85	6	86	6	82	4
392 (g¹)	87	5	89	6	89	6	87	5	88	5	86	4
440 (a¹)	88	5	91	6	90	6	88	6	89	5	87	4
523 (c²)	89	6	92	6	90	7	88	6	90	5	88	4
659 (e²)	90	6	89	7	90	5	89	6	90	4	91	3
784 (g²)	92	6	91	8	90	7	90	5	92	5	88	3
880 (a²)	95	6	92	5	91	5	91	6	92	6	89	1
1047 (c³)	95	7	94	7	93	5	91	8	93	6	91	4
1319 (e³)	95	8	95	12	97	9	90	7	94	4	86	8

9

Unter Berücksichtigung der KLASAK ergaben sich für die Singstimmfeldauswertung die in ▫ Tab. 9.5 zusammengefassten Schalldruckpegel für die ausgewählten Frequenzen. Diese können für Vergleiche herangezogen werden.

Viele Kinder sind der Musik und dem Singen zugetan. Natürlich ist es eine gesellschaftliche Aufgabe und Herausforderung, diesen Kindern auch die entsprechenden musisch-stimmlichen Entwicklungen zu ermöglichen. Singen im Kindergarten, in der Schule, in der Familie und in Chören schult die stimmliche Wahrnehmung und trainiert die Stimmkonstitution. Die Entwicklung von Kinderstimmen erfordert detaillierte Kenntnisse über Stimmleistungen in dieser wichtigen Entwicklungsphase, um physiologische Möglichkeiten zur Gänze zu benutzen und nicht einen Bereich auf Kosten des anderen überzustrapazieren (Adelmann 1999).

9.6 Ergebnisse der Stimmfeldmessungen mit unterschiedlicher Hard- und Software

Aufgrund noch fehlender Standardisierung von Hard- und Softwarekomponenten ist für die Interpretation und Vergleichbarkeit von Messergebnissen die Angabe des verwendeten Gerätes notwendig. Wie in ▫ Abb. 9.10 dargestellt, liefern Messungen mit unterschiedlichen Hard- und Softwarekomponenten zum Teil abweichende Ergebnisse.

Verlaufsuntersuchungen und Vergleichsstudien sollten daher möglichst mit dem gleichen Equipment durchgeführt werden. Eine Standardisierung in den für Stimmfeldmessungen notwendigen Hard- und Softwarekomponenten ist dringend anzustreben.

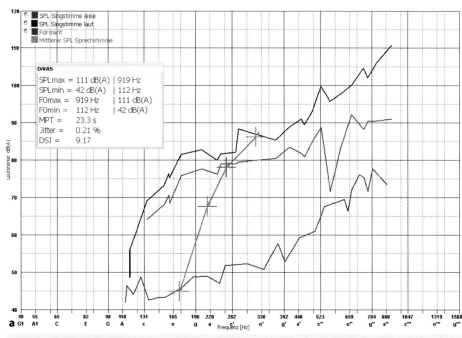

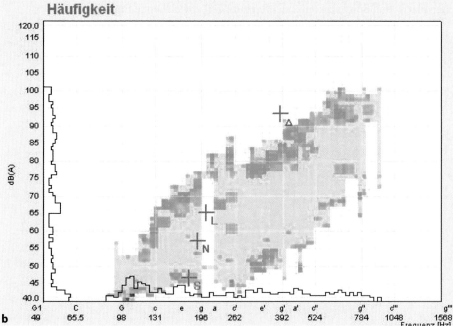

◻ **Abb. 9.10a,b** Differierende Messergebnisse bei Verwendung unterschiedlicher Softwareprogramme bei gleicher Messung **a**: Messung mit DiVAS (Xion) **b**: Messung mit lingWave (Wevosys)

Stimmbelastungstest zur Überprüfung der stimmlichen Belastungsfähigkeit

10.1   Simulation der alltäglichen Sprechstimmbelastung im klinischen Test – 122

10.2   Technische und räumliche Voraussetzungen – 122

10.3   Allgemeine Durchführung – 122

10.4   Auswertung des Stimmbelastungstests – 123

10.5   Stimmdiagnostische Zusatzuntersuchungen bei Stimmbelastungstest – 123

10.6   Auswahl des Schwierigkeitsgrades beim Stimmbelastungstest – 125

10.7   Indikationen für einen Stimmbelastungstest – 126

B. Schneider-Stickler, W. Bigenzahn, *Stimmdiagnostik,*
DOI 10.1007/978-3-7091-1480-3_10, © Springer-Verlag Wien 2013

10.1 Simulation der alltäglichen Sprechstimmbelastung im klinischen Test

Der Stimmbelastungstest überprüft die stimmliche Ausdauer- und Belastungsfähigkeit. Gleichzeitig liefert er wichtige Hinweise zur Stimmkonstitution.

Wissenschaftliche und klinische Erfahrungen liegen bisher für Belastungstests der Sprechstimme vor, Stimmbelastungstests für Sänger befinden sich noch in Erprobung.

Bei normalen Umgangslautstärken ist eine gesunde Stimme erfahrungsgemäß mindestens 6–8 h pro Tag belastbar. Stimmermüdungszeichen nach solchen Belastungsphasen sind als physiologisch zu werten. Tritt stimmliche Ermüdung nach nur kurzer Stimmbelastung auf, liegt eine Stimmstörung vor. Diese bedarf einer diagnostischen und therapeutischen Intervention.

In der klinischen Situation ist es nicht möglich, die individuellen Stimmbelastungen des Alltags nachzuvollziehen bzw. den Patienten über mehrere Stunden zu begleiten. Daher müssen die Untersuchungsbedingungen eines Stimmbelastungstests so definiert werden, dass die reale Stimmbelastungsgrenze in kürzerer Zeit erreicht wird.

10.2 Technische und räumliche Voraussetzungen

Die technischen Mindestausstattungen der PCs bzw. Laptops für valide und reproduzierbare Messungen sind mit den Herstellern abzustimmen.

Ein Stimmbelastungstest sollte in einem schallgedämpften Raum mit Umgebungslautstärken unter 45 dB durchgeführt werden. Es ist auf einen konstanten Mund-Mikrophon-Abstand von 30 cm zu achten. Zur Optimierung der Phonationsatmung bzw. zum effektiven Einsatz der Atemstütze sollte der Proband/Patient während der gesamten Testdurchführung stehen.

10.3 Allgemeine Durchführung

Die Rechnerprogramme lassen variable Einstellungen von Testdauer und Schalldruckpegel zu. Die Testbedingungen sind jeweils vom Untersucher an die stimmliche Situation des Patienten anzupassen. Dazu orientiert man sich am besten an den Ergebnissen der zuvor durchgeführten Stimmfeldmessung. Zwischen maximal erreichbarem Schalldruckpegel der Rufstimme im Stimmfeld und dem zu fordernden Schalldruckpegel im Stimmbelastungstest sollte eine Differenz von ca. 10 dB liegen. Andernfalls ist ein vorzeitiger Testabbruch wegen stimmlicher Erschöpfung wahrscheinlich. Die empfohlene Dauer eines Stimmbelastungstests beträgt 20 min, kann aber unter speziellen Fragestellungen verkürzt oder verlängert werden.

Nach Einstellung der Testbedingungen wird der Proband/Patient aufgefordert so laut zu phonieren, dass er die eingestellten Schalldruckpegel-Mindestwerte erreicht. Am besten eignen sich hierfür Zahlenreihen, sie ermöglichen dem Patienten ständigen Kontakt zum

Bildschirm und damit ein visuelles Biofeedback über die erreichten Schalldruckpegel. Ausgehaltene Vokale haben den Nachteil, dass diese eher gesungen statt gesprochen werden. Manche Patienten würden lieber Texte lesen, jedoch behindern diese das visuelle Feedback. Um den Patienten über die jeweilige Stimmintensität zu unterrichten, verwenden manche Programme Farbbalken: die rote Farbe signalisiert Schalldruckpegel unter dem geforderten Limit, grün leuchtet dagegen bei Erreichen des Limits. Andere Programme signalisieren mit Pfeilen, wenn die untersuchte Person zu leise wird und unter dem Testlimit liegt.

10.4 Auswertung des Stimmbelastungstests

Die Programme registrieren üblicherweise die Ist-Schalldruckpegelwerte über die Zeit, so dass nach Abschluss des Tests eine graphische Darstellung des Kurvenverlaufs im Vergleich zum Testlimit resultiert. Üblicherweise geben die Programme nach dem Test auch den durchschnittlichen Schalldruckpegel an, der während des Testzeitraums erreicht wurde.

Aus den Kurvenverläufen lassen sich interessante Aspekte zur stimmlichen Ausdauer ableiten. Nach Hacki et al. werden 7 verschiedene Kurventypen unterschieden (in Kramer et al. 1999). Die Typen 1–3 klassifizieren physiologische Varianten, die Typen 4–7 pathologische Verläufe ◼ Abb. 10.1.

Manche Programme registrieren zusätzlich die Grundfrequenz (z. B. Lingwave der Firma Atmos). Während ein anfänglicher Anstieg bis zum Erreichen des geforderten Schalldruckpegels im Sinne eines warm-up-Effekts physiologisch ist, muss ein weiterer Anstieg bei konstantem Schalldruckpegel eher als Zeichen stimmlicher Beanspruchung und Folge stimmlicher Kompensationsbemühungen gewertet werden.

10.5 Stimmdiagnostische Zusatzuntersuchungen bei Stimmbelastungstest

Ein Stimmbelastungstest sollte in Kombination mit anderen stimmdiagnostischen Untersuchungen durchgeführt und ausgewertet werden. So sind vorhergehende auditive Stimmklangbeurteilung, Stimmfeldmessung, akustische Stimmklanganalyse und Laryngostroboskopie nicht nur ausschlaggebend für die Indikationsstellung, sondern können erst bei Wiederholung nach dem Stimmbelastungstest zur Interpretation herangezogen werden. Die Vergleichsuntersuchungen sollten möglichst nahtlos anschließen, wenige Minuten Stimmruhe können bereits eine Stimmerholung bewirken.

Eine optimale Stimmbelastbarkeit liegt dann vor, wenn der Patient den Test mit möglichst hohen Schalldruckpegeln ohne Veränderung des auditiven Stimmklangs, der akustischen Periodizitätsanalysen (v. a. Jitter und Shimmer), der Stimmfeldleistungen und der laryngealen Morphologie absolviert. Ein Gefühl der Anspannung im Hals ist physiologisch.

Im Falle einer pathologischen Stimmermüdung kann der Patient entweder die Kriterien des Stimmbelastungstests nicht erfüllen oder die apparative Stimmdiagnostik weist unphysiologische Stimmveränderungen nach ◼ Tab. 10.1.

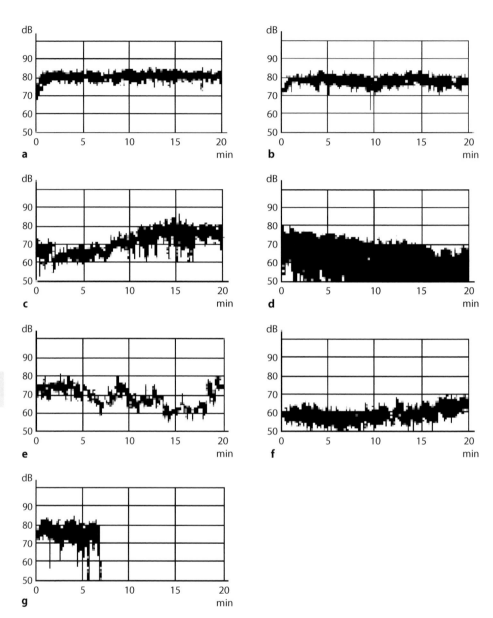

◘ **Abb. 10.1a–g** Charakteristische Stimmleistungskurven nach Hacki (in Kramer et al. 1999) **a**: Typ 1: Annähernd konstanter Schalldruckpegel zwischen 75 und 80 dB während der gesamten Testdauer (optimal), **b**: Typ 2: Nach kurzem Anstieg (bis zu 3 min) erreicht die Kurve die gewünschte Schalldruckpegelvorgabe zwischen 75 und 80 dB (Anlauf- oder Erwärmungszeit), **c**: Typ 3: Nach flacherem Anstieg wir die Schalldruckpegelvorgabe von 75 bis 80 dB erst nach 10 min erreicht (prolongierte Erwärmungszeit), **d**: Typ 4: Nach Beginn auf etwa der Höhe der Schalldruckpegelvorgabe kommt es zum allmählichen Kurvenabfall (Stimmermüdung), **e**: Typ 5: Die Kurve zeigt einen unregelmäßigen Verlauf. Sie charakterisiert eine wechselnde Stimmleistung, sei es durch eine sehr unregelmäßige Schallenergie oder/und durch größere Atempausen, **f**: Typ 6: Auf niedrigem Niveau verlaufende horizontale oder unregelmäßige Kurve, die den geforderten Schalldruckpegel nicht erreicht, **g**: Typ 7: Nach anfänglich horizontalem Verlauf kommt es zu stimmlicher Erschöpfung mit Abbruch des Stimmbelastungstests

◨ **Tab. 10.1** Apparative Stimmdiagnostik zum Nachweis pathologischer Stimmermüdung anhand ausgewählter Parameter

Methode	Parameter	Unphysiologische Veränderung nach dem Stimmbelastungstest
Stimmfeldmessung	Leise Sprechstimme	Zu höheren Frequenzen und/oder höheren Schalldruckpegelwerten verschoben
	Schalldruckpegel der leisen Singstimme	„Pianoverlust" mit Verschiebung zu höheren Schalldruckpegeln
	Untere Stimmgrenze im Singstimmfeld	Zu höheren Frequenzen verschoben, d. h. die untere Stimmgrenze kann nicht mehr erreicht werden
	Tonhöhenumfang	Eingeschränkt
Akustische Stimmklanganalysen	Spektralanalysen	Zunehmende Heiserkeit als Zunahme aperiodischer Anteile im Spektrogramm erkennbar
	Periodizitätsanalysen	Ansteigen der Jitter und Shimmer-Werte bei Zunahme von Aperiodizitäten im Stimmklang
Laryngostroboskopie	Supraglottischer Raum	als Zeichen zunehmender Hyperfunktion oft supraglottische Kontraktion mit Einspringen der Taschenfalten
	Sekundär organische Stimmlippenveränderungen (leichte Arbeitshyperämie ist als normal zu bewerten)	Funktionelle Phonationsverdickungen
		Randverdickungen
		Lokale Rötungen
		Dyskrinie
	Schwingungsamplituden	Als Zeichen hyperfunktioneller Symptomatik verkürzt
	Stimmlippenschluss	Als Zeichen hyperfunktioneller Symptomatik verlängert
	Irregularitäten	Bei Zunahme von aperiodischen Klanganteilen häufiger irreguläre Schwingungsabläufe erkennbar

10.6   Auswahl des Schwierigkeitsgrades beim Stimmbelastungstest

Die Vorgaben des Stimmbelastungstests sollten die individuellen Anforderungen im Alltag berücksichtigen.

Im Gegensatz zur üblichen Testdauer von 20 min ist die Einstellung kürzerer oder längerer Testphasen möglich. Die Vorgabe eines konstanten Wertes für den zu erreichenden Schalldruckpegel kann durch Phasen mit wechselnden Limits variiert werden. Ein beispielsweise stufenförmig ansteigender Schalldruckpegel bedingt zunehmende stimmliche Anforderungen für den Probanden.

10.7   Indikationen für einen Stimmbelastungstest

Die Indikationen für einen Stimmbelastungstest sind vielfältig:
- Verdacht auf Vorliegen einer funktionellen Dysphonie,
- im Rahmen von Stimmtauglichkeitsuntersuchungen,
- Beurteilung der Stimmkonstitution bei Verdacht auf eine konstitutionelle Hypofunktion,
- Beurteilung der Stimmfunktion in medizinischen Gutachten.

Auditiv-perzeptive Stimmklangbeurteilung

11.1   GRBAS-Skala – 129
11.1.1   Methodik – 129
11.1.2   Bewertung – 130

11.2   RBH-Klassifikation – 130
11.2.1   Methodik – 130
11.2.2   Bewertung – 130

11.3   Consensus Auditory-Perceptual
          Evaluation of Voice (CAPE-V) – 132

11.4   Vor- und Nachteile auditiv-perzeptiver
          Heiserkeitsbeurteilungen – 132

11.5   Auditive Beurteilung prosodischer Merkmale – 133

B. Schneider-Stickler, W. Bigenzahn, *Stimmdiagnostik*,
DOI 10.1007/978-3-7091-1480-3_11, © Springer-Verlag Wien 2013

Bei jedem Patientengespräch findet, ob bewusst oder unbewusst, unwillkürlich über das Ohr des Untersuchers eine „psychoakustische" Beurteilung des Stimmklangs statt. Die Untersucher verwenden oft individuell gewählte Termini zur Stimmklangbeschreibung. Je nach Art und Ausprägung der Stimmstörung sind die adjektivischen Beschreibungen mehr oder weniger fantasievoll (z. B. spitz, metallisch, krächzend). Sonninen (1970) konnte allein 59 Adjektive zur Beschreibung einer heiseren Stimme zusammentragen. In der klinischen Arbeit hat es sich bewährt, nicht von solchen frei gewählten Beschreibungen Gebrauch zu machen, sondern sich auf wesentliche Klangphänomene zu konzentrieren.

Leitsymptom einer Stimmstörung ist die Heiserkeit, die sämtliche akustisch wahrnehmbaren Abweichungen vom normalen Stimmklang zusammenfasst. Beurteilungen der Heiserkeitsausprägung gehen meist mit dem Schweregrad einer Stimmstörung und dem daraus entstehenden stimmlichen Handicap einher.

Voraussetzung für untersucherunabhängige subjektive Beschreibungen der Stimmqualität und insbesondere der Heiserkeit ist die Orientierung an klar definierten Bewertungssystemen. International haben sich zwei Klassifikationssysteme durchgesetzt, zum einen die GRBAS-Skala nach Hirano (1981) und zum anderen die RBH-Klassifikation nach Wendler et al. (1996). Beide definieren die Heiserkeit als auditives Leitsymptom einer Stimmstörung, deren Teilkomponenten zusätzlich beschrieben werden sollen. Von der American Speech-Language-Hearing Association (ASHA) wurde 2002 mit dem „CAPE-V" eine neue Bewertungsskalierung vorgestellt.

Auditive Stimmklangbeurteilungen hängen von verschiedenen Einflüssen ab, einerseits von den akustischen Eigenschaften des Stimmsignals, andererseits vom Untersucher bzw. dessen Erfahrungen und Fertigkeiten in der Evaluierung von Stimmen. Perzeptive Hörbeurteilungen sind bei stabilen Stimmsignalen und entsprechender Erfahrung valide und reproduzierbar. Der Anfänger benötigt eine genaue Einführung und eine gewisse Einarbeitungszeit, um sich in die Bewertungscharakteristika „einzuhören". Bei Nebengeräuschen ist es auch für ein geschultes Ohr nicht immer leicht, eine exakte Festlegung des Schweregrads der Stimmstörung zu treffen. Schönweiler et al. (2000) konnten zeigen, dass insbesondere akustische Einflussfaktoren, wie Instabilitäten von Grundfrequenz, Stimmstärke als auch Stimmqualität das auditive Beurteilungsvermögen beeinträchtigen. Auch andere Autoren haben Abweichungen in der auditiven Stimmklangbeurteilung insbesondere bei hochgradig heiseren Stimmen gefunden (Dejonckere et al. 1996).

Auditive Stimmklangbeurteilungen können durchgeführt werden für

- Spontansprache,
- Standardtexte (z. B. „Der Nordwind und die Sonne" ▶ Anhang 1),
- Standardsätze (z. B. „Olga wollte unter allen Umständen Ärztin werden"),
- ausgehaltene Vokale.

Natürlich können Stimmbeispiele für spätere psychoakustische Auswertungen oder auch akustische Stimmklanganalysen aufgenommen und gespeichert werden.

◻ Tab. 11.1 Parameter der G(I)RBAS-Skala

Abkürzung	Englische Bezeichnung	Deutsche Bezeichnung	Beschreibung
G	Grade	Gesamtgrad	Gesamteindruck der Stimmstörung bzw. der Heiserkeit
(I)*	Instability	Instabilität	Hörbare abnormale Schwankungen im Stimmsignal
R	Roughness	Rauigkeit	Störung des Stimmklanges durch den Eindruck irregulärer Schwingungsanteile, tieffrequenter Geräuschanteile oder Vocal-Fry
B	Breathiness	Behauchtheit	Störung des Stimmklanges durch hörbare turbulente Luftströmungsanteile, meist bedingt durch inkompletten Glottisschluss
A	Asthenic	Schwachheit	Auditiver Eindruck einer Stimmschwäche wie bei Hypofunktion
S	Strained qualities	Gepresstheit	Auditiver Eindruck eines übermäßigen Spannungs- und Anstrengungsgrades wie bei einer Hyperfunktion

* Modifikation, original nicht Bestandteil der GRBAS-Skala

Hinweise für Stimmaufnahmen
— Professionelles Kondensatormikrophon verwenden.
— Mund-Mikrophon-Abstand maximal 10 cm (optimal ca. 5 cm) mit seitlicher Mikrophonplatzierung zur Vermeidung aerodynamischer Geräuschbeimengungen bei optimalem Signalverhältnis.
— Bei digitalen Aufnahmen Sampling-Rate mind. 20 kHz (besser 48 kHz).
— Umgebungslärmpegel <45 dB.

11.1 GRBAS-Skala

11.1.1 Methodik

Die perzeptive Stimmklangbeurteilung unter Verwendung von 5 Parametern ◻ Tab. 11.1 wurde 1981 von der Japanischen Gesellschaft für Logopädie und Phoniatrie auf Anregung von Hirano eingeführt. Seitdem hat sie nicht nur im englischen Sprachraum Verbreitung gefunden.

Seit den Arbeiten von Dejonckere et al. (1996) mit Einführung des Faktors „Instabilität" (I) findet die Skala auch als GIRBAS-Skala in der phoniatrischen Diagnostik Anwendung.

11.1.2 Bewertung

Die Parameter werden entsprechend ihrer Ausprägung auf einer vierstufigen Skala graduiert:
- 0 = nicht vorhanden,
- 1 = geringgradig vorhanden,
- 2 = mittelgradig vorhanden,
- 3 = hochgradig vorhanden.

Eine gesunde Stimme sollte keine auditiven Auffälligkeiten aufweisen. Wird der Gesamteindruck (G) mit 0 bewertet, müssen automatisch die anderen Faktoren ebenfalls mit 0 eingestuft werden. Der Gesamtgrad (G) entspricht in der Gesamtbeurteilung nicht der Summe der anderen Faktoren, sondern der höchsten Beurteilung der Einzelfaktoren.

Erfahrungen im Umgang mit weiblichen und männlichen Stimmen verschiedener Altersgruppen erleichtern die perzeptive Unterscheidung alters- und geschlechtsspezifischer Normvarianten von pathologischen Stimmklangveränderungen.

Zwischenstufen (z. B. 1–2) sollten nur in Ausnahmefällen verwendet werden.

11.2   RBH-Klassifikation

11.2.1 Methodik

Im deutschsprachigen Raum wird meist die RBH-Klassifikation nach Wendler (1996), eine verkürzte Variante der GRBAS-Skala, verwendet ◙ Tab. 11.2. Es verzichtet auf die in der GRBAS-Skala zusätzlich verwendeten Parameter Schwachheit (A) und Gepresstheit (S).

Die Heiserkeit als unspezifisches Leitsymptom einer Stimmstörung entsteht durch die beiden Hauptkomponenten „phonatorisch unkontrollierter Luftverbrauch" (Behauchtheit) und „irreguläre Schwingungen" (Rauigkeit).

Übungsmöglichkeiten bieten kommerziell erhältliche CDs mit Hörbeispielen (z. B. von Nawka u. Evans 2005) und eigens zusammengestellte Patientenbeispiele auf beiliegender CD ▶ Anhang 3.

11.2.2 Bewertung

Die Beurteilung der Stimmklangparameter erfolgt in der Regel für Spontansprache und Standardtexte. Einen normalen Stimmklang bewertet man mit R 0 B 0 H 0.

Die Parameter werden wie die Faktoren der GRBAS-Skala auf einer vierstufigen Skala graduiert:
- 0 = nicht vorhanden,
- 1 = geringgradig vorhanden,
- 2 = mittelgradig vorhanden,
- 3 = hochgradig vorhanden.

◻ **Tab. 11.2** Vereinfachte Zusammenhänge zwischen physiologischen, akustischen und auditiven Aspekten des Stimmschalls (nach Wendler)

Physiologisch (genetisch)	Akustisch (gennematisch)	Auditiv (perzeptiv)
Alle Abweichungen vom normalen Schwingungsmuster der Stimmlippen, zusätzliche Schallquellen	Geräuschanteile im Stimmschall	Heiserkeit H
Irregularitäten der Stimmlippenschwingungen, zusätzliche Schallquellen	Geräuschanteile durch Aperiodizitäten der Grundschwingung des Stimmschalls bzw. Überlagerungen	Rauigkeit R
Fehlender Stimmlippenschluss	Geräuschanteile durch Turbulenzen unmodulierter Ausatmungsluft	Behauchtheit B

4-Punkte-Skala:
0 = nicht vorhanden
1 = geringgradig
2 = mittelgradig
3 = hochgradig

Im Falle eines auffälligen Stimmklangs mit einem Heiserkeitsanteil von H 1, H 2 bzw. H 3 muss im nächsten Schritt eingeschätzt werden, ob die Heiserkeit entweder durch raue oder behauchte Anteile bzw. durch die Kombination beider bedingt wird. Während die Rauigkeit für den Anfänger meist leichter nachvollziehbar ist, gestaltet sich die Wahrnehmung und Bewertung der Behauchtheit schwieriger. Wir empfehlen, bei der Stimmbeurteilung zunächst auf die Vokale als Klangträger und Länge der Phrasen zu achten. Irregularitäten bzw. turbulente Luftanteile sind insbesondere in langen Vokalen zu hören. Inadäquate strukturelle Texteinteilungen von Phrasen mit häufigem Atemholen sind dagegen Hinweise für einen Kontrollverlust über den Ausatemstrom bei insuffizientem Glottisschluss und damit für behauchte Stimmklanganteile. Der Gesamtgrad der Heiserkeit ist nicht die Summe der Komponenten Rauigkeit und Behauchtheit, sondern kann nur so hoch ausfallen wie die höchste Bewertung einer der beiden.

▪ **Anwendungsbeispiel**

Bei einer 24-jährigen Patientin mit Heiserkeit und Stimmbelastungsproblemen wurden Stimmlippenknötchen mit stroboskopisch erkennbarer Sanduhrglottis festgestellt. Die audiriv-perzeptive Beurteilung ergab einen mitttelgradig rauen (R 2) und geringgradig behauchten (B 1) Stimmklang. Die Gesamtbewertung lautet damit R 2 B 1 H 2 (nicht: R 2 B 1 H 3). Eine Besonderheit ist die Beurteilung einer aphonen Stimme. Bei Fehlen jeglicher harmonischer Frequenzanteile im Stimmklang kann die Rauigkeit nicht bewertet werden. Die Rauigkeit darf aber nicht mit 0 bewertet werden, da dies einem normalen Stimmklang mit harmonischen Teiltönen gleich käme. Man sollte eine Aphonie speziell kennzeichnen (z. B. R # B 3 H 3 oder R – B 3 H 3).

11.3   Consensus Auditory-Perceptual Evaluation of Voice (CAPE-V)

CAPE-V wurde zur Vereinheitlichung der auditiven Stimmklangbeurteilung von der American Speech-Language-Hearing-Association (ASHA) eingeführt.

Im Untersuchungsprotokoll werden 6 Parameter angegeben, die teilweise an die Bewertungsinstrumente G(I)RBAS und RBH erinnern:

- Overall Severity (allgemeine Einschätzung der Störung),
- Roughness (Rauigkeit),
- Breathiness (Behauchtheit),
- Strain (Gepresstheit),
- Pitch (Grundfrequenz),
- Loudness (Stimmstärke).

Im Unterschied zur vierstufigen Bewertungsskala von 0–3 werden dem Untersucher 100 mm lange visuelle Analogskalen für die Beurteilung jedes Parameters vorgegeben, auf der er den jeweiligen Störungsgrad markieren soll. Auf diese Weise werden feinere Abstufungen bei der Bewertung auditiver Auffälligkeiten möglich.

Außerdem sieht das Protokoll vor, dass der Untersucher angibt, ob das jeweilige Merkmal ständig bzw. konsistent (engl. Consistent = C) oder nur gelegentlich (engl. Intermittent = I) auftritt.

Zusätzlich können zwei weitere, individuell frei wählbare Parameter beurteilt werden, dafür sieht das Protokoll freie Spalten vor.

11.4   Vor- und Nachteile auditiv-perzeptiver Heiserkeitsbeurteilungen

Die auditiv-perzeptive Stimmklangbeurteilung ist die einfachste Möglichkeit, eine Stimmstörung zu bewerten bzw. zu dokumentieren. Sie ist nicht auf apparative Verfahren angewiesen und daher überall einsetzbar. Gemeinsame Hörübungen verringern Intra- und Interrater-Variabilitäten.

Die dargestellten Bewertungssysteme liefern jedoch nur grobe Beschreibungen und Kategorisierungen bestehender Stimmauffälligkeiten.

Generell kann auditiv-perzeptiv keine exakte Diagnose gestellt werden.

Bei Beobachtung von Stimmen im alltäglichen Umfeld fällt auf, dass sog. gesunde Stimmen nicht immer den Kriterien einer euphonen Stimme (R 0 B 0 H 0) entsprechen. Viel häufiger wird man gering- und mittelgradige Heiserkeiten wahrnehmen. Diese akustischen Auffälligkeiten müssen nicht zwangsläufig mit pathologischen Larynxbefunden einhergehen, sondern können habituellen Ursprungs sein. Eigene Untersuchungen an „stimmgesunden" zukünftigen Stimmberuflern (Lehrer, Logopäden) ergaben, dass von 545 Aspiranten 121 Probanden eine gering- bzw. mittelgradige Heiserkeit ohne erkennbare laryngeale Ursachen aufwiesen. Studienergebnisse belegen Korrelationen zwischen der auditiven Stimmklangbeurteilung und objektiven akustischen Messgrößen (Schneider et al. 2002).

11.5   Auditive Beurteilung prosodischer Merkmale

Unter Prosodie, die zu den Charakteristika nonverbaler Kommunikation ▶ Kap. 1 gehört, versteht man die Gesamtheit aller spezifischen Eigenschaften des Sprechakts, die über das wörtlich Gesagte hinausgehen.

Die wichtigsten prosodischen Elemente sind Sprechmelodie, Sprechtempo, Sprechrhythmus, Lautstärke und Stimmklang.

Es lassen sich linguistische und paralinguistische Funktionen der Prosodie unterscheiden. Zu den linguistischen Funktionen zählen z. B. Silben- und Worthervorhebungen, Bedeutungsunterscheidung durch Betonungen und Akzente, als auch Deklarierung des Satzmodus (Aussage, Frage, Progredienz). Dabei kommt der Intonation eine besondere Bedeutung zu. Paralinguistische Funktionen umfassen Informationen über Alter, Geschlecht, Emotionen und Persönlichkeitseigenschaften des Sprechers sowie über Sprechstil und situativen Kontext.

Viele der perzeptiv bewerteten prosodischen Elemente können bereits akustisch objektiviert werden und sind Inhalt der akustischen Phonetik, die Korrelate prosodischer Elemente untersucht. Andere werden im Rahmen der Stimmdiagnostik subjektiv beurteilt, z. B.:

- Sprechtempo (normal/zu schnell/zu langsam),
- Stimmqualität (normal/klangarm/resonanzreich),
- Sprechmelodie/Intonation (normal/monoton/übersteigert).

Das Sprechtempo erfasst die Laut- und Pausendauer, die Stimmqualität die Klangeigenschaften der Stimme. Die Sprechmelodie/Intonation beschreibt die Melodiebewegung auf Silben-, Wort- und Satzebene. Aus den Verläufen lassen sich Akzente (Betonungen als Anstieg der Grundfrequenz) und Phrasierungen ablesen.

Computergestützte Stimmklanganalysen

12.1   Stimmschallaufnahme und -wandlung – 137
12.1.1 Auswahl des Mikrophons – 138
12.1.2 Mikrophonanordnung und -positionierung – 138
12.1.3 Bewertungsfilter bei Schalldruckpegelmessungen – 138
12.1.4 Darstellung des Stimmsignals – 139

12.2   Schallspeicherung und signaltechnische
        Verarbeitung – 139

12.3   Auflösung und Abtastrate digitaler Signale – 140

12.4   Akustische Analyse von euphonen
        und dysphonen Stimmen – 140

12.5   Periodizitätsanalysen – 141
12.5.1 Jitter – Periodizitätsvariationen der Periodendauer – 141
12.5.2 Shimmer – Periodizitätsvariationen der Amplituden – 142
12.5.3 Periodenkorrelation zur Beschreibung
        der Wellenform – 143
12.5.4 Stimmanalysesoftware – 143
12.5.5 Kritische Betrachtungen für den klinischen Einsatz – 147

12.6   Spektralanalyse von Stimmsignalen – 150
12.6.1 Fast-Fourier Transformation (FFT) als mathematische
        Grundlage der Spektralanalyse – 150
12.6.2 Beschreibung von Schallsignalen mit Hilfe
        des Frequenzspektrums – 152
12.6.3 Vom Spektrum zum Spektrogramm – 153
12.6.4 Breit- und Schmalbandspektrum – 154
12.6.5 Sprachschallanalyse (Sonagraphie) – 154
12.6.6 Heiserkeitsbeurteilung im Spektrogramm – 157

B. Schneider-Stickler, W. Bigenzahn, *Stimmdiagnostik*,
DOI 10.1007/978-3-7091-1480-3_12, © Springer-Verlag Wien 2013

12.7   Linear Predictive Coding (LPC) – 159

12.8   Cepstrumanalysen – 159

12.9   Langzeit-Spektralanalyse: Long Term
          Average Spectrum (LTAS) – 159

12.9.1   Spektrographische Objektivierung
          nichtharmonischer Stimmklanganteile – 160

12.9.2   Alpha-Ratio – 160

12.10   Objektivierung prosodischer Merkmale – 160

12.11   Grundfrequenzbestimmung
          während des Sprechvorganges – 161

Die Analyse von Stimmklängen gehört in der modernen Stimmdiagnostik zu den unverzichtbaren Untersuchungsverfahren zur Objektivierung und Quantifizierung der akustischen Eigenschaften der Stimme und ist inzwischen unverzichtbarer Bestandteil jeder Patientenuntersuchung ☐ Tab. 12.1.

Computergestützte Signalanalyseverfahren werden eingesetzt, um akustische Merkmale zu extrahieren. Akustische Stimmklanganalysen ergänzen die subjektive Beurteilung durch den Untersucher.

Die angestrebte Objektivität akustischer Stimmklanganalysen darf jedoch nicht darüber hinwegtäuschen, dass es sich trotzdem um semiquantitative Verfahren handelt. Bereits die Auswahl des zu analysierenden Stimmsignals obliegt dem Untersucher; Hard- und Softwarekomponenten vieler Softwareprogramme bedürfen allgemeiner Standardisierung, um die Vergleichbarkeit und Verlässlichkeit der Messergebnisse zu gewährleisten. Intensive Bemühungen um eine Vereinheitlichung von Untersuchungsprotokollen und die allgemeingültige Angabe von Normwerten werden jedoch durch international unterschiedlich verwendete Algorithmen zur Berechnung der Messparameter erschwert. Vergleiche eigener Behandlungserfolge mit internationalen Ergebnissen werden dadurch eingeschränkt. Es sollte nicht verwundern, dass verschiedene Hersteller unterschiedliche Normwerte empfehlen. Man kann hoffen, dass in den nächsten Jahren auf dem Gebiet der akustischen Stimmklanganalyse eine Vereinheitlichung stattfindet, die dem klinischen Anwender die Befundinterpretation erleichtert.

Akustische Messparameter können nicht nur zur Beschreibung stimmlicher Auffälligkeiten (z. B. Heiserkeit), sondern auch zur Beurteilung von „Stimmgüte" und „Stimmqualität" herangezogen werden. Dank neuester Forschungstechniken und hoch spezialisierter Apparaturen gelingt es immer besser, akustische Detailinformationen zu Stimmcharakteristik bzw. Stimmklangveränderungen zu erhalten. Ziel sollte sein, mit Hilfe akustischer Stimmklanganalysen einerseits zwischen euphonen und dysphonen Stimmen zu unterscheiden und andererseits dysphone Stimmen differenzialdiagnostisch abklären zu können (Koike et al. 1977; Orlikoff u. Baken 1990; Rabinov et al. 1995; Holmberg et al. 2003). Geeignete Analyseverfahren sollten zu einer objektiven, reproduzierbaren und quantitativen Beschreibung von Stimmmerkmalen beitragen.

12.1 Stimmschallaufnahme und -wandlung

Geeignete Stimmbeispiele (z. B. Standardtext „Der Nordwind und die Sonne", Testsätze, Spontansprache, ausgehaltene Vokale) werden nach folgendem Funktionsprinzip aufgenommen und umgewandelt:

- Stimmschallaufnahme mit einem elektroakustischen Wandler (Mikrophon/Schallempfänger) und Umwandlung in ein elektrisches Signal,
- Verstärkung des elektrischen Signals,
- digitale Speicherung.

◘ **Tab. 12.1** Beschreibung von Stimmsignalen

Auditive Wahrnehmung	Technische Analyse
Tonhöhe	(Grund-)Frequenz
Lautstärke	Amplitude
Klangfarbe	Signalform

12.1.1 Auswahl des Mikrophons

Schallsignale werden entweder gerichtet (Nierencharakteristik) oder ungerichtet (Kugelcharakteristik) aufgenommen. Die Aufgabe des Mikrophons ist die Umwandlung des Stimmsignals in ein elektrisches Signal, welches möglichst alle Charakteristika des Originalsignals repräsentiert. Üblicherweise wird ein (Freifeld-)Kondensatormikrophon mit linearem Frequenzverlauf und kugelförmiger (omnidirektionaler) Richtcharakteristik als Schalldruckempfänger verwendet. Kondensatormikrophone sind elektrostatische Schallwandler, die aus einer dünnen schwingungsfähigen (Membran-)Elektrode und einer starren Gegenelektrode bestehen.

Ein Mikrophon mit Richtcharakteristik schränkt den Aufnahmewinkel ein und unterdrückt rückwärtige akustische Signale (z. B. Mikrophone mit Nieren- bzw. Keulencharakteristik).

Die Mikrophonauswahl richtet sich maßgeblich nach den minimal und maximal zu erwartenden Schalldruckpegeln (Svec u. Granqvist 2010).

12.1.2 Mikrophonanordnung und -positionierung

Während für Stimmfeldmessungen von der Union of European Phoniatrics (UEP) Mund-Mikrophon-Abstände von 30 cm vorgeschlagen werden, sollte für eine akustische Stimmanalyse die Aufnahme mit Mikrophonplatzierung ca. 5–10 cm seitlich vom Mund erfolgen. Die Länge des zu analysierenden Ausschnitts aus dem aufgenommenen Stimmsignal richtet sich ganz nach der Aufgabenstellung.

12.1.3 Bewertungsfilter bei Schalldruckpegelmessungen

Zur Beschreibung eines Schallfelds wird in der Praxis meist der Schalldruck (bzw. Schalldruckpegel) – in dB gemessen – verwendet. Viele audiologische und stimmdiagnostische Instrumentarien arbeiten mit dem dB(A)-Bewertungsfilter, der für eine bestimmte Lautstärke ein ähnliches Frequenzverhalten wie das menschliche Ohr besitzt (siehe ▶ Abschn. 3.2). Gegenüber der unbewerteten Absolut-Effektivwertmessung liegen die Zahlenwerte durch Filtereinschaltung deutlich geringer. Für die dB-Frequenzbewertung, welche

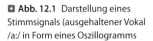

Abb. 12.1 Darstellung eines Stimmsignals (ausgehaltener Vokal /a:/ in Form eines Oszillogramms

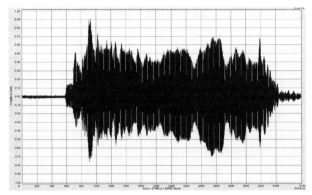

die geringe Empfindlichkeit des menschlichen Ohres für tiefe Frequenzen nachbildet, wurde international die Bezeichnung „A" festgelegt.

12.1.4 Darstellung des Stimmsignals

Bei der Produktion von Stimm- und Sprachsignalen werden Luftdruckschwankungen erzeugt, die in einem Mikrophon erst in mechanische und dann in elektrische Schwingungen umgewandelt werden. Elektrische Schwingungen können mittels Oszillographie sichtbar gemacht werden, das Oszillogramm ist die einfachste Form der Darstellung eines Sprachsignals ◘ Abb. 12.1.

Es stellt den Amplitudenverlauf bzw. die Elongationen eines Sprachsignals über die Zeit dar. Dabei werden die absoluten Werte des Signals in Dezibel umgerechnet, um die Darstellung der Dynamikempfindung anzupassen. Die Bestimmung der Tonhöhe aus dem Oszillogramm ist nicht ohne weiteres möglich.

12.2 Schallspeicherung und signaltechnische Verarbeitung

Die Signalaufnahme kann analog oder digital erfolgen, wobei analoge Mikrophonaufnahmen über einen Analog-Digital-Wandler (Konverter) digitalisiert werden müssen. Die heute übliche rechnergestützte Verarbeitung von Sprachschall setzt die Umwandlung eines analogen Signals in ein digitales Signal voraus. Dazu ist eine beliebig genaue Abbildung der Schwingungen sowohl im Zeitbereich als auch in der Stärke (Amplitude) notwendig. Analoge Signale sind kontinuierlich, ihre Zeit- und Amplitudenwerte theoretisch nahezu unendlich. Aufgabe der Digitalisierung ist die Quantisierung (Diskretisierung) des Signals in Zeit und Amplitude. In digitalen Systemen werden Signale nicht mehr kontinuierlich und proportional (d. h. analog), sondern in Form eines digitalen Codes übertragen.

Durch digitale Aufnahmen entfallen Störgeräusche, die bei analogen Aufzeichnungen bei der Wiederabtastung des Mediums anfallen (z. B. Bandrauschen).

12.3   Auflösung und Abtastrate digitaler Signale

Um ein analoges Audiosignal zu digitalisieren, „tastet" ein Analog-Digital-Wandler (Konverter) das Stimmsignal in regelmäßigen Zeitabständen „ab". Die Abtastung des Signals in regelmäßigen Zeitabständen, angegeben als Anzahl der Messungen pro Sekunde, wird mit Abtastrate oder Sampling Rate bezeichnet. Eine Abtastrate von 44 kHz bedeutet, dass 44.000 mal pro Sekunde ein Wert vom analogen Mikrofonsignal gelesen wird. Die gewählte Abtastrate sollte mindestens doppelt so hoch sein wie die höchste Frequenz des abzutastenden Nutzsignals.

Die obere Grenzfrequenz entspricht der halben Abtastrate: bei 22.050 Hz können maximal Frequenzen bis 11.025 Hz bestimmt werden. Je höher die Abtastrate, desto höhere Frequenzen kann das abgetastete Signal haben. Bei einer Samplingrate von 44,1 kHz, wie bei CD-Aufnahmen üblich, ist der maximal auswertbare Frequenzbereich 0–22,05 kHz.

Die unendliche Anzahl analoger Amplitudenwerte wird ebenfalls mit Hilfe einer festgelegten Anzahl von Amplitudenstufen (Auflösung, Abtasttiefe) konvertiert.

Je mehr Speicherplatz man zur Quantisierung eines Stimmsignals aufwenden möchte, desto präziser wird die Annäherung an das originale Analogsignal.

Je nach Anzahl der Bits, die für die Speicherung zur Verfügung stehen, ist eine mehr oder weniger genaue Quantisierung möglich:
- 1 bit: 0 und 1 darstellbar,
- 2 bit: $2^2 = 4$ Stufen darstellbar,
- 4 bit: $2^4 = 16$ Stufen darstellbar,
- 8 bit: $2^8 = 256$ Stufen darstellbar,
- 16 bit: $2^{16} =$ ca. 32.000 Stufen darstellbar.

Höhere Auflösungen im Sprachbereich sind nicht notwendig, da damit die Auflösungsfähigkeit des Ohrs bereits erreicht ist.

Das Resultat nach Digitalisierung ist ein eher „treppenförmiges" Digitalsignal, bei dem jedoch Details verlorengehen. Je höher die Abtastrate und Auflösung, desto ähnlicher wird das Digitalsignal dem Analogsignal.

12.4   Akustische Analyse von euphonen und dysphonen Stimmen

Zur Objektivierung dysphoner Stimmen müssen Merkmale aus dem Stimmsignal extrahiert werden, die eine signifikante Unterscheidung zwischen gesunden und gestörten Stimmen erlaubt.

Zur Beschreibung gesunder (euphoner) Stimmen können nach Laver (1981) folgende Charakteristika herangezogen werden:
- Regelmäßigkeit der Stimmlippenschwingungen und damit verbundene Mikrovariation aufeinander folgender Stimmlippenschwingungen,
- geringe Geräuschanteile im Stimmklang mit hohem Signal-zu-Geräusch-Anteil (S/N-Ratio),

- hohe Effizienz der Phonation bzw. geringe Geräuschanteile im Stimmklang mit entsprechender harmonischer Struktur im Spektrum.

Dysphone Stimmen sind durch Abweichungen in diesen Kategorien charakterisiert.

Stimmsignale können wie alle Schallsignale unterschiedlich betrachtet werden: durch Analyse im Zeit- oder im Frequenzbereich.

Prinzipiell stehen zur Beurteilung von Stimmklängen zwei Analyseverfahren zur Verfügung:

- **Periodizitätsanalysen:** Bestimmung des Grads der Periodizität bzw. Aperiodizität des Stimm- bzw. Schallsignals
- **Spektralanalysen:** Zerlegung des Schalls in seine Teiltöne und Geräuschkomponenten

Eine gesunde Stimme besteht aus harmonischen Frequenzkomponenten, die durch Überlagerung den charakteristischen Stimmklang ergeben. Die aufeinander folgenden Perioden zeigen sowohl im Frequenzbereich als auch im Amplitudenbereich minimale Variationen (Jitter und Shimmer). Diese Periodenvariabilitäten können bei ausgehaltener Phonation mit Hilfe rechnergestützter Analyseprogramme bestimmt werden (Lieberman 1961; Horii 1979 und 1980).

Uloza et al. (2005) ermittelten bei 88 stimmgesunden Erwachsenen (43 Männer und 45 Frauen) Jitter-%-Werte von durchschnittlich 0,2 % (±0,07) und Shimmer-%-Werte von 1,70 % (±0,73) im Frequenzbereich der jeweiligen Indifferenzlage.

Durch morphologische Veränderungen im Bereich des Kehlkopfs kann die Bildung des primären Kehlkopftons gestört sein. Auditiven Stimmklangveränderungen, unter dem Übergriff „Heiserkeit" zusammengefasst, liegen physikalisch gesehen additive Geräuschbestandteile bzw. Turbulenzen im Stimmklang zugrunde, die ebenfalls objektiviert werden können, z. B. als Harmonic-to-Noise-Ratio (Yumoto et al. 1982), NNE (Kasuya e al. 1986) oder Signal-to-Noise-Ratio (Klingholz 1987).

12.5 Periodizitätsanalysen

12.5.1 Jitter – Periodizitätsvariationen der Periodendauer

Die Variationen der Periodenlängen aufeinander folgender Schwingungen (Perioden) werden als „Jitter" bezeichnet.

Aufeinander folgende Stimmlippenschwingungen sind im Gegensatz zu einem Sinuston nicht identisch. Während ein Sinuston einen Jitter-Wert von 0 hätte, treten auch bei einer gesunden Stimme geringste Periodenvariabilitäten auf, die als Jitter messbar sind.

Für diese geringen Periodenschwankungen sind wahrscheinlich Herzrhythmus und zentrale Steuerungsvorgänge verantwortlich.

Der Jitter ist abhängig von der Grundfrequenz, bei ihrem Anstieg nimmt der Jitter-Wert ab und umgekehrt.

Die Berechnung des Jitters wird durch drei Faktoren beeinflusst:
— Fensterlänge,
— Anzahl der gemittelten Perioden,
— Anzahl der Analyseergebnisse.

Die Berechnung des Jitters setzt ein genügend langes Stimmsignal voraus. Die Angaben in der Literatur über die optimale Fensterlänge des Signals schwanken zwischen einigen hundert Millisekunden und etwa 2 s. Manche kommerziell erhältlichen Analyseprogramme lassen keine Jitter-Berechnungen zu, wenn das Signalfenster kürzer als 800 ms ist. Für die Jitter-Bestimmung ist darüber hinaus wichtig, dass keine Ein- und Ausschwingvorgänge des Stimmsignals für die Berechnung markiert wurden, um falsche Wertberechnungen zu vermeiden.

Diese Anforderungen an die Berechnung des Jitter-Werts machen deutlich, dass Periodizitätsanalysen für fortlaufende Sprache nicht möglich sind, sondern nur für ausgehaltene Vokale.

Der Jitter-Faktor wird in der Regel als Absolutwert (absoluter Jitter) oder als Prozentwert (Jitter-%) angegeben. Für gesunde Stimmen liegt der Jitter-% zwischen 0,5 und 1 % ▶ Abschn. 6.4.

Manche Stimmsignale sind in ihrem Verlauf inhomogen, so dass innerhalb des Stimmsignals je nach Lage des Analysefensters unterschiedliche Jitter-Werte (auch als absoluter Jitter bezeichnet) möglich sind.

Deshalb werden unterschiedliche Algorithmen eingesetzt, die 3, 5 bzw. 11 Perioden auswerten und Jitter-Berechnungen für die gemittelten Werte vornehmen. Diese Smoothing-Faktoren sollen Schwankungen im Signal glätten.

12.5.2 Shimmer – Periodizitätsvariationen der Amplituden

Als „Shimmer" werden die Amplitudenvariationen aufeinander folgender Schwingungen (Perioden) bezeichnet.

Während die Amplituden eines Sinustons immer gleich sind, weichen sie in einem biologischen System wie der menschlichen Stimme mehr oder weniger voneinander ab.

Gesunde Stimmen weisen eher geringe Amplitudenschwankungen auf, während sie bei steigendem Heiserkeitsgrad zunehmen. Irreguläre Stimmlippenschwingungen sind nicht nur durch höhere Jitter-Werte, sondern auch durch höhere Shimmer-Werte gekennzeichnet.

Die Shimmer-Berechnung, angegeben in dB oder %, verlangt ebenso eine genügend lang ausgehaltene Phonation. In der Praxis ist ähnlich dem Jitter die Shimmer-Bestimmung für eine Mittelung über n Perioden (n = Smoothing-Faktor) üblich, wobei n entweder 3, 5, 11 oder 15 Perioden betragen kann.

Shimmer-%-Normalwerte euphoner Stimmen liegen zwischen 0,5 und 4 % ▶ Abschn. 6.4. Höhere Werte sind bei organischen und sekundär-organischen Stimmstörungen zu finden.

12.5.3 Periodenkorrelation zur Beschreibung der Wellenform

Neben Jitter und Shimmer findet in manchen Programmen die Periodenkorrelation Verwendung, sie beschreibt die Ähnlichkeit der Form aufeinander folgender Schwingungen.

Aus der Übereinanderlagerung von Grundfrequenz und Obertönen entstehen zunächst chaotisch anmutende Wellenbilder, die bei entsprechender Vergrößerung eines Signalfensters regelmäßig wiederkehrende Formen erkennen lassen ◙ Abb. 12.2. Die Periodenkorrelation beschreibt die Variationen dieser Wellenformen. Dysphone Stimmen mit irregulären Schwingungsanteilen und höheren Geräuschbeimengungen sind durch eher unähnliche Wellenformen mit geringen Werten gekennzeichnet.

12.5.4 Stimmanalysesoftware

Für akustische Stimmklanganalysen stehen sowohl kommerziell erhältliche als auch kostenfreie Programme zur Verfügung (Auswahl):

Kommerzielle Programme

- lingWaves (www.wevosys.de)
- Göttinger Heiserkeitsdiagramm www.rehder.de/_data/_content/350-Heiserkeits-Diagramm.pdf
- Homoth (www.homoth.de)
- Kay Elemetrics CSL/MDVP (www.kayelemetrics.com)
- DiVAS (www.xion-medical.com)

Shareware/Freeware

- Praat (www.fon.hum.uva.nl/praat)
- Wavesurfer (www.speech.kth.se/wavesurfer)

Göttinger Heiserkeitsdiagramm

Während einige Stimmanalyse-Systeme lediglich die Berechnung von Jitter und Shimmer für eine gehaltene Phonation (meist Vokal /a:/) vorsehen, findet im „Göttinger Heiserkeitsdiagramm" die Beobachtung Berücksichtigung, dass sich Jitter und Shimmer unter dem Einfluss von Frequenz, Intensität und Vokal verändern.

Das im deutschsprachigen Raum verbreitete „Heiserkeitsdiagramm" wurde 1998 in Göttingen entwickelt (Fröhlich et al. 1998). Das umfangreiche Protokoll sieht die Analysen von 4 Vokalserien (ɛ:/a:/e:/i:/o:/u:/ɛ:) vor. Die Vokale sollen für die Phonationsbedingungen normal laut, sehr laut, hoch und tief (mindestens 2 s und maximal 5 s) ausgehalten werden. Aus den 28 Aufnahmen werden jeweils stationäre Mittelbereiche unter Vermeidung der Einschwing- und Ausschwingvorgänge analysiert ◙ Abb. 12.3.

Darüber hinaus entwickelte die Arbeitsgruppe eine verständliche und übersichtliche Darstellung der Ergebnisse für die Messparameter:

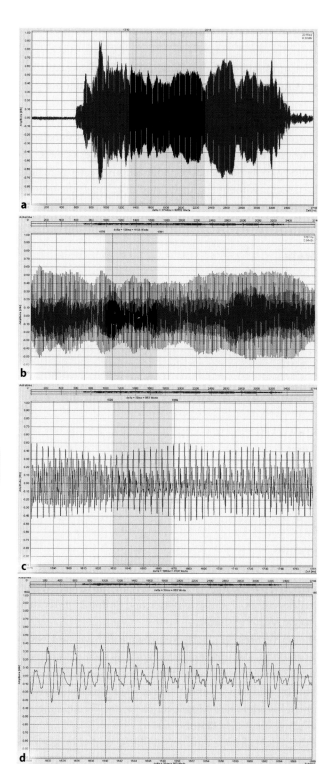

Abb. 12.2 Ausschnittsweises Zoomen des Stimmsignals (der jeweils markierte Bereich wird in der nachfolgenden Vergrößerung abgebildet), bis die Schwingungsperioden gut erkennbar sind (**d**)

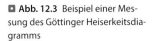 **Abb. 12.3** Beispiel einer Messung des Göttinger Heiserkeitsdiagramms

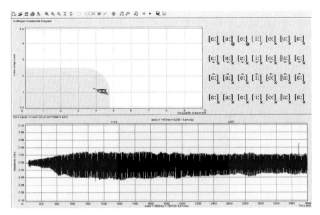

━ Periodenkorrelation,

━ Jitter-%,

━ Shimmer-%,

━ Grundfrequenz,

━ Glottal-to-Noise-Excitation-Ratio (Michaelis et al. 1995).

Die Glottal-to-Noise-Excitation-Ratio (GNE) spiegelt wider, inwieweit die Phonation auf eine pulsartige Anregung wie bei normaler Stimmgebung oder turbulente Luftströmungen/ Rauschen zurückgeht. Im Gegensatz zu Harmonics-to-Noise-Ratio, Signal-to-Noise-Ratio, Noise-to-Harmonics-Ratio erfasst die GNE Stimmanregungen durch regelrechte Stimmlippenschwingungen im Vergleich zu Anregungen durch Turbulenzen (Michaelis et al. 1995).

Als neue Begriffe wurden „Rauschkomponente" und „Irregularitätskomponente" eingeführt, die für die klinische Interpretation und Erklärung gegenüber den Patienten leichter verständlich sind. Die Parameter Jitter, Shimmer und mittlere Periodenkorrelation beschreiben Aspekte der Irregularität, die auf der x-Achse dargestellt wird. Auf der y-Achse wird die Rauschkomponente eingetragen, die im Wesentlichen aus der Glottal-to-Noise-Excitation-Ratio berechnet wird.

Dieser zunächst pathophysiologisch-funktionelle Ansatz lässt gewisse psychoakustischperzeptive Rückschlüsse zu. Während die Glottal-to-Noise-Excitation-Ratio in gewissem Maße zur Beschreibung behauchter Stimmklanganteile verwendet werden kann, beschreiben Jitter, Shimmer und Periodenkorrelation eher die rauen Stimmklanganteile.

Der Vorteil dieses Programms liegt in der überschaubaren grafischen Darstellung der Untersuchungsergebnisse, die auch für den Laien bzw. Patienten verständlich sind Es lassen sich nicht nur Untersuchungsbefunde, sondern auch Gruppenvergleiche bzw. Therapieverläufe dokumentieren.

Eine gesunde Stimme sollte auf der x-Achse maximale Werte bis 4,5 und auf der y-Achse bis 2,5 erreichen. Je geringer die Werte, desto besser ist die Stimmqualität.

Das „Göttinger Heiserkeitsdiagramm" wurde in der Klinischen Abteilung Phoniatrie-Logopädie der Universitäts-HNO-Klinik Wien für klinische Routineuntersuchungen aus Praktikabilitätsgründen auf 10 Phonationsbedingungen reduziert. Es werden akustische

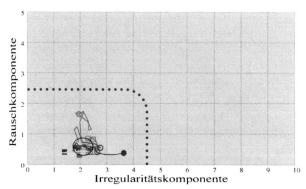

Abb. 12.4 Beispiel einer Messung des Heiserkeitsdiagramms mit modifiziertem Untersuchungsprotokoll einer gesunden Stimme (*gestrichelte Linie* markiert den Normalbereich)

Phonat.	Per.-Korr.	Jitter[%]	Shim.[%]	GNE	F0[Hz]	Irreg.	Rausch.
a, normal	0.997	0.19	1.84	0.970	215.9	2.99 (0.32)	0.36 (0.03)
i, normal	0.997	0.09	1.04	0.947	250.6	2.25 (0.22)	0.46 (0.04)
o, normal	0.999	0.11	1.76	0.923	250.2	2.19 (0.28)	0.56 (0.11)
u, normal	0.999	0.08	1.14	0.897	291.6	1.70 (0.18)	0.67 (0.10)
e, normal	0.999	0.10	1.32	0.767	232.3	2.06 (0.19)	1.20 (0.38)
Text, normal							
a, laut	0.998	0.08	1.41	0.959	333.5	2.34 (0.28)	0.41 (0.09)
i, laut	0.998	0.08	1.09	0.899	344.5	2.13 (0.22)	0.66 (0.13)
o, laut	1.000	0.10	1.54	0.931	330.9	1.79 (0.13)	0.53 (0.09)
u, laut	0.999	0.11	1.19	0.956	338.7	1.83 (0.32)	0.42 (0.03)
e, laut	0.998	0.11	1.16	0.950	336.8	2.21 (0.21)	0.45 (0.16)
Text, laut							
Mittelwerte:	**0.998**	**0.11**	**1.35**	**0.920**	**284.1**	**2.15 (0.39)**	**0.57 (0.29)**

Parameter für 5 ausgehaltene Vokale /a:/, /e:/, /i:/, /o:/ und /u:/ bei ungespannter Lautstärke und bei sehr lauter Stimmgebung analysiert ◻ Abb. 12.4.

„Multi-Dimensional Voice Program" (MDVP)

Lange Zeit war das Multi-Dimensional Voice Program (MDVP) nicht nur im amerikanischen, sondern auch im europäischen Raum das Standard-Analyseprogramm, bevor es in den letzten Jahren durch deutschsprachige kommerzielle Programme und Freeware-Programme in den Hintergrund gedrängt wurde.

Im MDVP wurde das Prinzip der Multidimensionalität umgesetzt. Die Messparameter lassen sich 8 Gruppen zuordnen, die Informationen und Aufschlüsse geben zu:
- Grundfrequenz,
- Kurz- und Langzeitvariationen der Frequenz in einem Stimmsignal,
- Kurz- und Langzeitvariationen der Amplitude in einem Stimmsignal,
- „Voice Breaks" (Stimmabbrüche) in einem Stimmsignal,
- Subharmonische Komponenten (Amplitudenspitzen zwischen zwei Harmonischen in einem Spektrum),
- Irregularitätsmessungen,
- Geräuschbeimengungen im Stimmklang und deren Messungen,
- Tremorbeschreibende Parameter.

Abb. 12.5 MDVP-Messergebnis einer Patientin mit einseitiger Rekurrensparese (auditive Stimmklang-beurteilung R 1 B 2 H 2): der grün markierte Bereich kennzeichnet die Grenze der Normalbereiche, die darüber hinausreichenden roten Werte pathologische Abweichungen

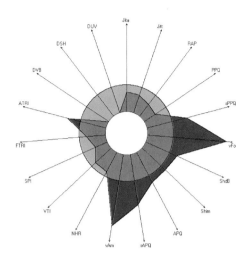

In **□** Tab. 12.2 sind die im MDVP-Handbuch angegebenen Normwerte dargestellt.

Das MDVP kann sowohl zur Analyse von Sing- als auch Sprechstimmabschnitten verwendet werden. Die Messergebnisse können in Form eines Messprotokolls oder aber in Form eines multidimensionalen Diagramms dargestellt werden. Im Messprotokoll werden zusätzlich zu den in **□** Tab. 12.2 angegebenen Parametern die durchschnittliche Grundfrequenz (F0), die durchschnittliche Periodendauer (T 0), die geringste und höchste Frequenz (F_{lo} bzw. F_{hi}), die Standardabweichung der Grundfrequenz (STD), der Tonhöhenumfang in Halbtönen (PFR) und die Länge des analysierten Stimmsignals aufgelistet.

In der Grafik sind grün die Normalwerte und rot pathologische Abweichungen dargestellt **□** Abb. 12.5.

12.5.5 Kritische Betrachtungen für den klinischen Einsatz

Trotz umfangreicher Studien ist es bisher nicht gelungen, verlässliche Normwerte als Richtwerte für die Abgrenzung zwischen euphonen und dysphonen Stimmen zu definieren. Zu stark unterliegen die akustischen Parameter dem Einfluss von Intensität, Frequenz, Geschlecht und Vibrato. Noch immer besteht beispielsweise Uneinigkeit über Korrelationen zwischen Jitter und Grundfrequenz. Demnach scheinen geringe Jitter-Werte bei Grundfrequenzanstieg aufzutreten (Orlikoff u. Baken 1990). Während einige Autoren bei Frauen höhere Jitter-Werte als bei Männern feststellten (Sorensen u. Horii 1983), beobachteten Ludlow et al. 1987 genau das Gegenteil. Eigene Erfahrungen zeigen, dass akustische Stimmklanganalysen bei klassischen Sängern nur begrenzt eingesetzt werden können, da das für klassische Sänger typische Vibrato falsche Irregularitätswerte liefert.

◻ Tab. 12.2 Übersicht der mit MDVP bestimmbaren Parameter (entnommen aus der Bedienungsanleitung für Model 4305 in freier Übersetzung)

Symbol/ Abkür- zung	Ein- heit	Beschreibung	Norm- wert
Periodizitätsanalysen im Frequenzbereich (Jitter)			
Jita	µs	Absoluter Jitterwert zur Beurteilung der Periode-zu-Periode-Variabilität innerhalb des Analysefensters	83,2
Jitt	%	Jitter-Prozent als Maß für die relative Perioden-zu-Perioden-Variabilität innerhalb eines Signals	1,04
RAP	%	Berechung des Jitters für jeweils 3 Perioden und Ermittlung des „Durch- schnittswerts" für die jeweils ermittelten Jitter-Werte (Smoothing- oder Glättungsfaktor = 3)	0,68
PPQ	%	Berechnung des Jitters für jeweils 5 Perioden und Ermittlung des „Durch- schnittswerts" für die jeweils ermittelten Jitter-Werte (Smoothing- oder Glättungsfaktor = 5)	0,84
sPPQ	%	Smoothing-/Glättungsfaktor vom Untersucher frei wählbar, im Programm automatisch Faktor 55 eingestellt	1,02
vF	%	Variation der Grundfrequenz als relative Standardabweichung der Grundfrequenz	1,10
Periodizitätsanalysen im Amplitudenbereich (Shimmer)			
ShdB	dB	Perioden-zu-Perioden-Variabilität der Amplitude	0,35
Shim	%	Shimmer-Prozent der Amplitudenvariabilität im Stimmsignal	3,81
APQ	%	Berechnung des Shimmers für jeweils 11 Perioden und Ermittlung des „Durchschnittswerts" für die jeweils ermittelten Shimmer-Werte (Smoothing- oder Glättungsfaktor = 11)	3,07
sAPQ	%	Smoothing-/Glättungsfaktor vom Untersucher frei wählbar, im Programm automatisch Faktor 55 eingestellt	4,23
vAm	%	Relative Standardabweichung der von Periode-zu-Periode berechneten Amplitude	8,2
Voice Breaks (Stimmabbrüche)			
DVB	%	Prozentuale Angabe der Voice Breaks bezogen auf das analysierte Stimmsignal	0
NVB		Anzahl der Voice Breaks innerhalb eines Stimmsignals	0
Subharmonische Komponenten			
DSH	%	Beurteilung der Häufigkeit subharmonischer Komponenten bezogen auf die Grundfrequenz	0
NSH		Anzahl der Segmente mit Subharmonischen innerhalb des Stimmsignals	0

12

◨ **Tab. 12.2** (*Fortsetzung*) Übersicht der mit MDVP bestimmbaren Parameter (entnommen aus der Bedienungsanleitung für Model 4305 in freier Übersetzung)

Symbol/ Abkürzung	Einheit	Beschreibung	Normwert
Irregularitätsmessungen			
DUV	%	Bestimmung stimmloser Abschnitte innerhalb eines Stimmsignals bzw. in Bereichen nichtharmonischer Struktur	0
NUV		Bestimmung der Anzahl der stimmlosen Abschnitte mit Hilfe der Autokorrelation	0
Bestimmung von Geräuschanteilen			
NHR		Noise-to-Harmonic-Ratio (Verhältnis der Geräuschanteile zu harmonischen Stimmklanganteilen in einem Stimmsignal), erfasst nichtharmonische Anteile in Frequenzbereichen zwischen 1500 und 4500 Hz und setzt sie zu harmonischen Anteilen im Bereich zwischen 70 und 4500 Hz ins Verhältnis	0,19
VTI		Voice-Turbulance-Index (Stimmturbulenzen-Index) beschreibt das durchschnittliche Verhältnis zwischen nichtharmonischen Anteilen in hochfrequenten Bereich zwischen 2800 und 5800 Hz und harmonischen Anteilen in Frequenzbereichen zwischen 70 und 4500 Hz	0,061
SPI		Soft-Phonation-Index erfasst nicht die Geräuschbeimengungen, sondern eher die harmonische Struktur im Spektrum. Er ist ein Maß der harmonischen Energieanteile zwischen 70 und 1600 Hz im Verhältnis zu höherfrequenten Bereichen zwischen 1600–4500 Hz.	14,12
Messungen des Stimmtremors			
FTRI	%	F0-Tremor-Intensitäts-Tremor gibt das Verhältnis zwischen F0-Tremor und Gesamtfrequenz an	0,95
ATRI	%	Amplituden-Tremor-Intensitäts-Index als Maß für das Verhältnis zwischen Amplituden-Tremor und Gesamtamplitude	4,37
Fftr	Hz	F0-Tremor-Frequenz	keine Angabe
Fatr	Hz	F0-Tremor-Amplitude	keine Angabe

Darüber hinaus ist die Verwendung akustischer Parameter bei hochgradig gestörten Stimmen nicht möglich. Ist die Erkennung periodischer Grundschwingungen aufgrund aperiodischer Geräuschanteile mit Hilfe mathematischer Algorithmen gestört, resultieren daraus falsche Berechnungen.

❯ Mit alleiniger Verwendung akustischer Stimmklangparameter ist es bis heute nicht möglich, Diagnosen zu stellen.

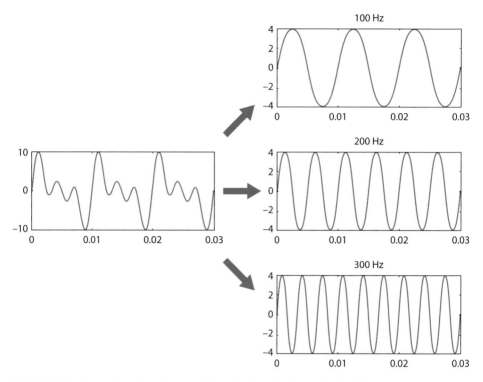

Abb. 12.6 Fast Fourier Transformation eines Stimmsignals und Zerlegung in seine Teilkomponenten

12.6   Spektralanalyse von Stimmsignalen

Eine der wichtigsten Methoden zur akustischen Analyse von Sprachschall ist die Spektralanalyse bzw. Fourier-Analyse, d. h. die Zerlegung eines komplexen Sprachschallsignals in seine Frequenzbestandteile. Die Spektralanalyse ermöglicht mit Hilfe mathematischer Berechnungen die Zerlegung des Stimmschalls in seine Teiltöne und Geräuschkomponenten z. B. zur Spracherkennung bzw. zur objektiven Heiserkeitsanalyse.

Die wichtigsten Parameter eines Sprachsignals sind Tonhöhe/Frequenz und Intensität/ Amplitude im Zeitverlauf. Ein akustisches Signal kann nicht nur als reine Amplitudenregistrierung über die Zeit als Oszillogramm ▶ Abschn. 12.1.4, sondern auch als Frequenzanalyse im Sinne eines Spektrums oder aber über die Zeit durch Aneinanderreihung verschiedener Spektren als Spektrogramm dargestellt werden.

12.6.1   Fast-Fourier Transformation (FFT) als mathematische Grundlage der Spektralanalyse

So wie man weißes Licht mit Hilfe eines Prismas in seine einzelnen Spektralfarben zerlegen kann, kann man den Stimmschall mit Hilfe der Fourier-Transformation in seine

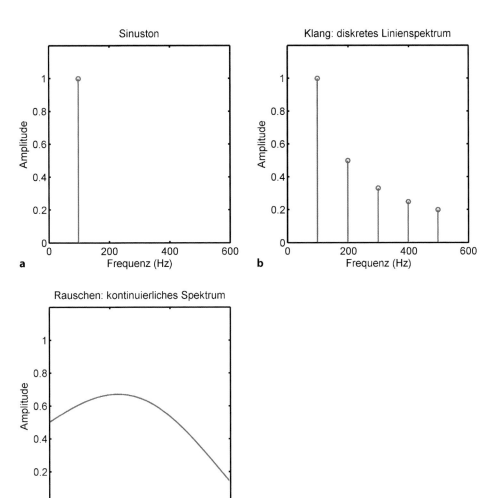

Abb. 12.7a–c Fourier-Analyse verschiedener akustischer Signale: Sinuston (**a**), Klang (**b**) und Rauschen (**c**) im Vergleich

Komponenten zerlegen ☑ Abb. 12.6. Nach Fourier lässt sich jede periodische Schwingung als Summe von harmonischen, sinusförmigen Schwingungen darstellen. Daraus resultiert ein Frequenzspektrum.

Die Fourier-Analyse eines Tons, bestehend aus einer einzelnen Sinusschwingung, ergibt im Spektrum eine Linie ☑ Abb. 12.7a. Die Fourier-Analyse eines Klangs liefert meist ein Linienspektrum durch Darstellung der periodischen Sinusschwingungen von Grund- und Obertönen ☑ Abb. 12.7b, die eines aperiodischen Signals (Rauschen) ergibt dagegen ein kontinuierliches Spektrum ☑ Abb. 12.7c.

Im Gegensatz zur Fourier-Analyse beschreibt die Fourier-Synthese die Zusammensetzung eines Signals aus Sinusschwingungen ☑ Abb. 12.8.

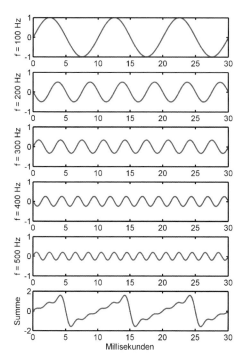

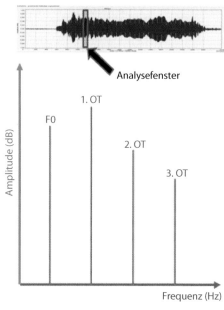

Abb. 12.9 Spektrum eines aus einem Stimmsignal ausgewählten Analysefensters (F0 = Grundfrequenz, OT = Oberton)

Abb. 12.8 Fourier-Synthese von Klängen durch Überlagerung verschiedener harmonischer Schwingungen

Da die Fourier-Analyse sehr langsam ist, wurde ein schnellerer Algorithmus, die Fast Fourier Analyse (FFT) entwickelt. Wie bei anderen Kurzzeitanalysen können Größe und Typ des Analysefensters bestimmt werden. Mit Hilfe der FFT erhält man ein Frequenzspektrum und bei Verwendung einer logarithmierten y-Achse ein logarithmiertes Leistungsspektrum; dieses stellt die Pegelverteilung über die gesamte Frequenzskala für alle Teilschwingungen dar.

12.6.2 Beschreibung von Schallsignalen mit Hilfe des Frequenzspektrums

Das Spektrum eines akustischen Signals stellt die Frequenzzusammensetzung zu einem Zeitpunkt bzw. über ein Analysefenster definierter Länge dar. Mit der Größe des Analysefensters wird der Signalabschnitt festgelegt, der dem FFT-Algorithmus für die Analyse zur Verfügung steht **Abb. 12.9**.

Aus dem Spektrum eines Stimmsignals können wichtige Informationen entnommen werden:

- Grundfrequenz,
- Harmonizität,
- Timbre.

Merkmal	Spektrum	Spektrogramm
Zeit	Nicht berücksichtigt	*x*-Achse
Frequenz	*x*-Achse	*y*-Achse
Amplitude (Energie)	*y*-Achse	Codierung mit Grau- bzw. Farbwerten innerhalb der Linienspektren

☐ **Tab. 12.3** Vom Spektrum zum Spektrogramm

Die Länge des Analysefensters ist der Ausschnitt, der analysiert werden soll. Wird der Abschnitt relativ groß gewählt, erhält der Algorithmus verhältnismäßig viele Informationen über den Signalverlauf. Allerdings vermischen sich alle Details zu einem „großen Ganzen": artikulatorische Veränderungen gehen in dem entstehenden „Durchschnittsspektrum" unter. Um bedeutsame dynamische Veränderungen in der akustischen Phonetik zu berücksichtigen, müssen eher kurze Signalabschnitte analysiert werden, d. h. das Analysefenster muss klein gewählt werden. Damit stehen dem FFT-Algorithmus jedoch weniger Analysepunkte zur Verfügung.

Jede analysierte Frequenz wird als Linie mit einer bestimmten Amplitude eingetragen. Im Falle eines Sinustones besteht das Frequenzspektrum aus einer einzigen Spektrallinie ☐ Abb. 12.7a Klänge, die aus mehreren harmonischen Teiltönen bestehen, setzten sich aus mehreren Spektrallinien zusammen, deren Anzahl durch die Anzahl der Teiltöne definiert wird ☐ Abb. 12.7b Periodische Stimmsignale sind durch ein diskretes Linienspektrum charakterisiert. Im Falle von (geringfügigen) aperiodischen Abweichungen im Stimmsignal finden sich im Spektrum Verbreiterungen der Spektrallinien.

Geräusche werden im Gegensatz zu Klängen durch ein kontinuierliches Spektrum beschrieben ☐ Abb. 12.7c

12.6.3 **Vom Spektrum zum Spektrogramm**

Die Darstellung eines Stimmsignals mit Hilfe des Spektrums bietet keine Möglichkeit, Änderungen des Signals im Zeitverlauf darzustellen. Die Lösung dafür ist die Aneinanderreihung aufeinanderfolgender Spektren, die das Spektrogramm ergeben.

Das Spektrum in statistischer Darstellungsform enthält keine Information über den Zeitverlauf. Veränderungen im Signal innerhalb des Analysefensters können erst erfasst werden, wenn man mehrere Spektren hintereinander erzeugt. Das Analysefenster wird dabei sukzessive auf der Zeitachse nach rechts verschoben ☐ Tab. 12.3.

Um die drei Dimensionen (x = Zeit, y = Frequenz und z = Amplitude) zweidimensional (x, y) darstellen zu können, werden zunächst die Frequenzen auf der y-Achse und die Zeit auf der x-Achse abgetragen, die Amplitudenwerte werden durch Grauwerte bzw. Farbwerte codiert (3. Dimension).

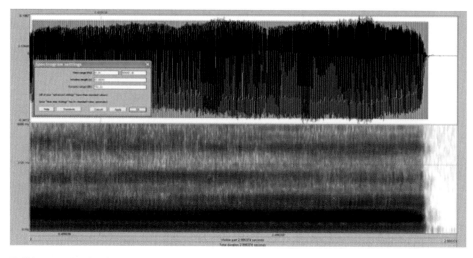

◘ **Abb. 12.10** Breitbandspektrum eines Vokals /a:/ mit einem Analysefenster von 0,005 s

Im Graustufenspektrum werden geringe Amplituden durch helle Grautöne und hohe Amplituden durch dunkle gekennzeichnet. Energiedichte Frequenzbereiche sind daher durch dunkle Streifen charakterisiert. Alternativ zu den Graustufenspektren finden Farbspektren Anwendung (blaue Farbtöne = geringe Energiewerte, rot = hohe Energiewerte).

12.6.4 Breit- und Schmalbandspektrum

Für die Darstellung eines Stimmsignals wird zwischen Schmalband- und Breitbandspektrum unterschieden ◘ Tab. 12.4. Der Unterschied begründet sich in der Wahl des Zeitfensters, wodurch die Zeit- und Frequenzauflösung eines Stimmschalls definiert wird.

Im Falle eines Breitbandspektrogramms wird eine hohe Zeit-, jedoch eine geringe Frequenzauflösung gewählt ◘ Abb. 12.10. Das Schmalbandspektrum ist durch geringe Zeit-, jedoch hohe Frequenzauflösung definiert ◘ Abb. 12.11. Der Begriff „Band" beschreibt in diesem Zusammenhang den Frequenzbereich, innerhalb dessen nicht zwischen den Amplituden zu den unterschiedlichen Frequenzen unterschieden wird.

12.6.5 Sprachschallanalyse (Sonagraphie)

Spektrogramme des Sprachschalls werden auch als „Sonagramme" bezeichnet.

Sonagramme ◘ Abb. 12.12 sind die Grundlage von Spracherkennungssystemen, die es in Zukunft Computern erlauben, gesprochene Sprache in Zeichenfolgen zu verwandeln und zu verarbeiten.

Das Sonagramm stellt das Sprachsignal in drei akustischen Dimensionen dar:
- **Zeit**: in Millisekunden (ms), perzeptiv als Dauer wahrgenommen, wird auf der x-Achse von links nach rechts gelesen,

□ **Tab. 12.4** Schmalband- und Breitbandrauschen

Schmalbandspektrum	Breitbandspektrum
Detaillierte Analyse des Grund-frequenzverlaufs	Messung von Formantfrequenzen sowie zeitlicher Parameter
Keine Messung der Formanten möglich	In der Phonetik zur Untersuchung gesprochener Sprache verwendet
Gute Auflösung zur Darstellung der Hamonischen	Keine Darstellung der Harmonischen

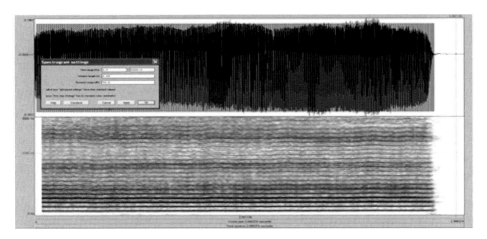

□ **Abb. 12.11** Schmalbandspektrum eines Vokals /a:/ mit einem Analysefenster von 0,05 s

- **Frequenz**: in Hertz (Hz), perzeptiv als Tonhöhe wahrgenommen, wird auf der y-Achse von unten nach oben gelesen,
- **Energie** (bzw. Intensität) des Signals: perzeptiv als Lautstärke bzw. Intensität wahrgenommen, wird auf der gedachten z-Achse des Sonagramms am Grad der Schwärzung bzw. Färbung abgelesen.

Die Spracherkennungsforschung konzentriert sich in vielen Bereichen auf Optimierung und breiteren Einsatz von Spracherkennungssystemen, wodurch personelle Ressourcen und Zeit eingespart werden können.

Spektralanalytische Darstellungen des Sprachschalls finden darüber hinaus in Bereichen wie Telekommunikation, Sprachtechnologie, Stimmphysiologie, Linguistik und Kriminalistik Anwendung.

Bei spektraler Darstellung fortlaufender Sprache lassen sich stark vereinfacht vier Grundschallformen unterscheiden:

- **Explosionsschall** (Transiente): Entstehung bei Sprengung eines oralen oder glottalen Verschlusses infolge eines Überdrucks, für alle Arten von Verschlusslauten (Plosive, Clicks, Implosive, Ejektive) charakteristisch,

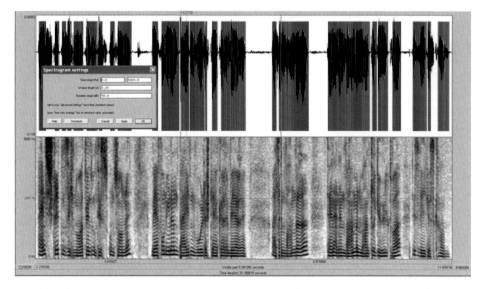

☐ **Abb. 12.12** Sonagramm für den Testsatz: „Der Nordwind blies mit aller Macht, aber je mehr er blies, desto fester hüllte sich der Wanderer in seinen Mantel ein."

▬ **Frikationsrauschen**: Turbulenzen beim Durchströmen von Luft durch Engebildungen, für alle Frikative und unmittelbar nach Verschlusslösung von Plosiven charakteristisch,
▬ **Klang**: stimmhafte Phonation bei allen Vokalen, Approximanten und Nasalen, aber auch bei stimmhaften Frikativen (dann zusätzliches Frikationsrauschen),
▬ **„stummer Schall"**: Signalamplitude nahe Null, d. h. ohne hörbaren Nutzschall, typisch bei stimmlosen Verschlusslauten während der Verschlussphase mit nachfolgendem Explosionsschall.

Konsonanten können durch ihren Zeitverlauf, das Auftreten von Pausen und den überdeckten Spektralbereich ansatzweise klassifiziert werden. Stimmhafte und stimmlose Konsonanten lassen sich durch die sog. Voice-Onset-Time (Stimmansatzzeit) unterscheiden. Sie kennzeichnet jene Zeit, die zwischen Verschlusslösung und Phonationsbeginn vergeht; bei stimmlosen Plosiven ist sie relativ lang (40–100 ms), bei stimmhaften Plosiven dagegen sehr kurz.

Nasale sind im Spektrum durch ihre Eigenschaften als Halbvokale gekennzeichnet, sie besitzen eine geringere Energie als reine Vokale. Ihre Spektren zeigen eine harmonische Struktur. Durch Filterung im Ansatzrohr resultieren zwar auch Energiemaxima im Spektrum, jedoch ist die Lage dieser Nasalformanten deutlich variabler. Der erste Nasalformant liegt im Bereich der Eigenfrequenz des Nasenhohlraums (ca. 200–250 Hz), d. h. bei einem Sprecher ist dieser relativ konstant. Die Lage des zweiten Nasalformanten ist abhängig von der Position des oralen Verschlusses (labial = 1000–1200 Hz; alveolar = ca. 1500 Hz; velar = ca. 2300 Hz).

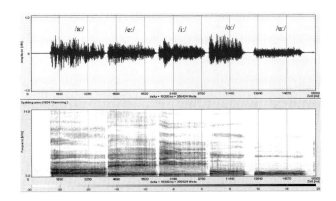

Approximanten zeigen häufig ausgeprägte Bewegungen der Formanten, während Vibranten eher durch geringfrequente Amplitudenmodulationen charakterisiert sind.

Frikative sind im Spektrum durch breitbandiges Rauschen erkennbar, allerdings lassen sich verschiedene Frikative hinsichtlich ihrer Energieverteilung unterscheiden. Stimmhafte Frikative zeigen gleiche Rauschspektren wie ihre stimmlosen Verwandten, oft lässt sich eine Grundfrequenz erkennen.

Plosive können aus bis zu vier Phasen bestehen, die im Spektrogramm erkennbar sind:

- **Verschlussphase:** bei stimmlosen Plosiven als stummer Schall gekennzeichnet; bei stimmhaften Plosiven entweder stummer Schall oder kurzzeitig periodische Schwingungen geringer Intensität,
- **Verschlusslösung/Plosion:** impulsartige, rasch ansteigende und wieder abfallende Amplitudenveränderung,
- **Affrikation:** sehr kurze Phase, unmittelbar nach Verschlusslösung entstehende Verengung an der Artikulationsstelle des Plosivs,
- **Aspiration:** stimmlose Plosive sind im Deutschen aspiriert, in dieser Phase keine Verengung mehr, sondern Einstellung für die nachfolgende Vokalproduktion.

Vokale sind im Spektrum durch ihre harmonische Struktur gut erkennbar □ Abb. 12.13. Grundfrequenz und harmonische Obertöne sind als Linienspektrum darstellbar. Für die Vokalqualität ist die Verteilung lokaler Energiemaxima und -minima (Formanten und Antiformanten) im Spektrum, d. h. ihre Formantstruktur ▶ Abschn. 4.6.2 entscheidend.

12.6.6 **Heiserkeitsbeurteilung im Spektrogramm**

Der heisere Stimmeindruck entsteht durch aperiodische Stimmklanganteile, die durch auditive Geräuschbeimengungen charakterisiert werden. Für die Darstellung dieser Aperiodizitäten im Stimmklang eignet sich das Schmalbandspektrum wesentlich besser als das Breitbandspektrum. Wie in □ Abb. 12.14 dargestellt, ist eine euphone Stimme im Schmalbandspektrum durch ein klares Linienspektrum der Teiltöne enthalten, die zwischen den Teiltonfrequenzen idealerweise helle Abschnitte zeigen.

euphone Stimme   dysphone Stimme

Breitbandspektrum

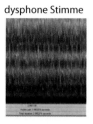

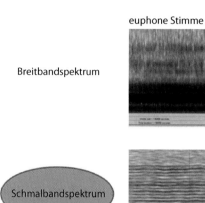

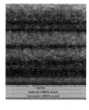

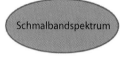

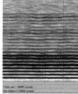

Abb. 12.14 Heiserkeitsbeurteilung vorzugsweise im Schmalbandspektrum

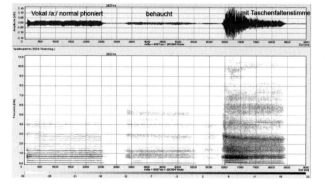

Abb. 12.15 Spektrale Darstellung des Vokals /a:/ euphon mit harmonischer Struktur (*links*), behaucht (*Mitte*) und rau durch Taschenfalteneinsatz (*rechts*)

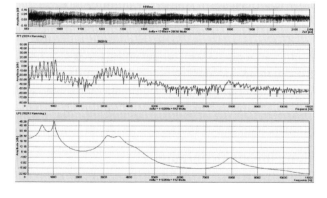

Abb. 12.16 Vergleich von Fast Fourier Transformation und Linear Predictive Coding *oben*: Oszillogramm des Stimmsignals, *Mitte*: Fast Fourier Transformation mit 1024-Punkte-Analyse, *unten*: Linear Predictive Coding

Im Falle heiserer Stimmklangbeimengungen verwischt sich dieses Linienspektrum zugunsten breiter Frequenzbänder. Die Teiltöne lassen sich nur mehr abgrenzen. Bei stark heiseren Stimmen lässt sich die Teiltonstruktur gar nicht mehr identifizieren, im Gegensatz dazu bleibt aber die Formantstruktur erhalten ◘ Abb. 12.15.

12.7 Linear Predictive Coding (LPC)

Neben der FFT bieten manche Rechnersysteme das LPC (deutsch: lineare prädiktive Kodierung) als weiteres Verfahren zur Formantanalyse. Das LPC verwendet ein einfaches Modell, bei dem die Stimmlippen durch Signalgeneratoren und die Ansatzräume durch ein System linearer Filter ersetzt werden.

Während mit der FFT die Harmonischen eines Stimmsignals analysiert werden können, zeigt die LPC eine umhüllende Kurve, die die Formanten idealerweise in einem logarithmierten Frequenzspektrum berechnet ◘ Abb. 12.16. Ist die Identifikation der Formanten gelegentlich im FFT-Spektrum schwierig, können sie im LPC-Spektrum leicht bestimmt werden. Liegen die Formanten sehr eng beieinander, wie F 1 und F 2 in den Vokalen /u:/ und /a:/, können Schwierigkeiten bei ihrer Abgrenzung auftreten.

12.8 Cepstrumanalysen

Die Cepstrumanalyse erlaubt die Trennung zwischen glottischer Anregungs- und Filterfunktion des Vokaltrakts. Das Stimmsignal, bedingt durch pulsförmige glottische Anregungen und Nachschwingungen im Vokaltrakt, wird spektralanalytisch in seine Obertöne und Formantstruktur zerlegt. Eine weitere Fouriertransformation des logarithmierten Spektrums ergibt das so genannte „Cepstrum".

12.9 Langzeit-Spektralanalyse: Long Term Average Spectrum (LTAS)

Die LTAS wurde 1967 von Sedlacek als Summations-Spektrographie eingeführt.

Sie basiert auf Berechnung des „Power Spectrum" mit Hilfe der Fast Fourier Transformation, allerdings wird ein relativ langes Signal analysiert. Nach Sprechvorgängen, die länger als 1 min dauern, ändert sich das Langzeitspektrum nicht mehr wesentlich. Vorteil ist die Unabhängigkeit von periodischen Stimmklängen. Es kann auch im Falle hochgradig heiserer Stimmen mit aperiodischen Klanganteilen berechnet werden. Hartmann und von Cramon wiesen bereits 1984 daraufhin, dass der Anteil spektraler Energie oberhalb 5000 Hz von diagnostischer Relevanz für hörbare pathologische Stimmklanganteile ist.

◻ **Tab. 12.5** Prosodische Merkmale und ihre akustische Beschreibung

Tonhöhe	Grundfrequenz
Sprechmelodie	Grundfrequenzverlauf (Intonation)
Lautstärke	Schalldruckpegel, Signalenergie
Stimmklang/-qualität (Farbe, Timbre)	Spektralanalyse
Subjektive Sprechdauer	Zeitliche Bestimmung
Sprechtempo	Laut- und Pausendauer, Silben pro Sekunde
Rhythmus	Messung von Zeitrelationen

12.9.1 Spektrographische Objektivierung nichtharmonischer Stimmklanganteile

Die LTAS wird im Hinblick auf die limitierte Einsetzbarkeit von Periodizitätsanalysen bei hochgradig heiseren Stimmen als geeignete Alternative angesehen (Tanner et al. 2005). Obwohl immer wieder betont wurde, dass sie wesentliche Bedeutung für die Diagnostik gestörter Stimmen habe (Kitzing u. Akerlund 1993; Mendoza et al. 1999), ist die akustische Quantifizierung noch problematisch.

Nach Hammerberg (1980) sollten bei LTAS-Untersuchungen gesprochener Sprache stimmlose Abschnitte (z. B. „unvoiced"-Abschnitte, Atempausen) ausgeschlossen werden, um nur stimmhafte („voiced") Phonationsabschnitte erfassen und enthaltene Geräuschbeimengungen analysieren zu können.

12.9.2 Alpha-Ratio

Auf der Suche nach quantitativer Beschreibung pathologischer bzw. gut tragfähiger Stimmen wurde die Spektrumbilanz α eingeführt, die dem Quotienten aus spektralen Energieanteilen ober- und unterhalb von 1 kHz innerhalb einer Langzeit-Spektralanalyse entspricht (Frokjaer-Jensen u. Prutz 1976).

12.10 Objektivierung prosodischer Merkmale

Prosodische Merkmale ▶ Abschn. 11.5 sind im physikalischen Signal nicht direkt segmentierbar, sondern erst durch Vergleiche mit vorangegangenen und/oder nachfolgenden Teilen des Signals nachweisbar. Sind sie in der Regel leicht perzeptiv-auditiv zu erfassen, lassen sich einige von ihnen akustisch objektivieren ◻ Tab. 12.5.

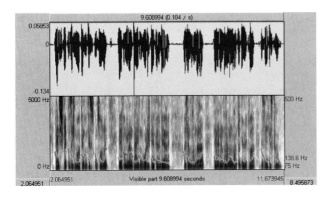

■ **Abb. 12.17** Grundfrequenzbewegungen (Sprechmelodie) beim Sprechen des Satzes „Ich liebe Schokoladenpudding mit Schlagobers und Streusel" (weibliche Probandin), aufgezeichnet mit dem Programm CSL/Kay Elemetrics

12.11 Grundfrequenzbestimmung während des Sprechvorganges

Während des Sprechvorganges ist eine auf- und absteigende Sprechmelodie typisch, deren Grundfrequenz (y-Achse) zu jedem Zeitpunkt berechnet und in ihrem Verlauf (Intonation) als Funktion der Zeit (x-Achse) graphisch dargestellt werden kann ■ Abb. 12.17.

Aus den Grundfrequenzverläufen lassen sich zusätzlich Akzente (Betonungen als Anstieg der Grundfrequenz) und Phrasierungen ablesen.

Der Akzent im engeren Sinne beschreibt Hervorhebungen auf Wort- und Satzebene. Dies ist durch Erhöhungen von Periodenfrequenz (Sprechmelodie) und/oder Schalldruckpegel möglich. Mit Computertechnik gelingt es, die melodische Variabilität zwischen tiefster und höchster Frequenz (melodischer Akzent) und zwischen geringstem und höchstem Schalldruckpegel (dynamischer Akzent) zu bestimmen ■ Abb. 12.12. Während Sprechstimmfeldmessungen die Absolutwerte für einen Sprechvorgang oder Textvortrag angeben, sind darüber hinaus rechnergestützte Berechnungen beider Parameter im Zeitverlauf möglich.

Auch Änderungen in der spektralen Zusammensetzung (z. B. Vokalqualität, Betonung von Vokalen) können als Akzente vom menschlichen Ohr wahrgenommen werden; ihre Objektivierung gelingt jedoch mit technischen Hilfsmitteln nur schwer.

Die Beurteilung des Sprechtempos ist objektiv durch Messungen der Laut- und Pausendauer möglich. Häufiger wird jedoch in der klinischen Praxis die Bestimmung der Silbenanzahl pro Sekunde verwendet. Am besten bestimmt man diese mit einem Standardtext, z. B. „Der Nordwind und die Sonne" ► Anhang 1, indem man die Lesezeit stoppt und anschließend die Silbenanzahl pro Sekunde berechnet.

Grundfrequenzverläufe müssen mit Vorsicht interpretiert werden, da Fehler im Berechnungsmodus zu unsinnigen Extremwerten oder abrupten Sprüngen führen können (z. B. bei diplophonen Stimmen).

Elektrophysiologische Diagnostik des Larynx

13.1   Einsatzgebiete – 164

13.2   Apparative Voraussetzungen – 165

13.3   Laryngeale EMG-Untersuchung – 166

13.4   Elektromyographische
Untersuchungsbefunde – 167
13.4.1   Spontanaktivität – 167
13.4.2   Willküraktivität – 167
13.4.3   Reinnervationspotenziale – 168

13.5   Synkinetische Innervation (Synkinesis) – 168

13.6   Kritische Anmerkungen – 169

B. Schneider-Stickler, W. Bigenzahn, *Stimmdiagnostik*,
DOI 10.1007/978-3-7091-1480-3_13, © Springer-Verlag Wien 2013

13.1 Einsatzgebiete

Die erste elektromyographische Untersuchung (EMG) des Kehlkopfes liegt nahezu sieben Jahrzehnte zurück; sie wurde 1944 von Weddel et al. eingeführt und in den darauf folgenden Jahren durch Studien von Faaborg-Andersen (1957) und Buchtal (1959) weiterentwickelt. Später folgte eine Vielzahl von Arbeiten zum besseren Verständnis der Muskelfunktionen beim Phonationsvorgang und Sprechen.

Elektrophysiologische Untersuchungen des Kehlkopfes werden regelmäßig zur Diagnostik und Verlaufsbeurteilung von ausgewählten Stimmstörungen angeboten. Zu den Untersuchungsteams gehören oft auch EMG-Spezialisten anderer Fachbereiche wie Neurologen und Fachärzte für Physikalische Medizin. Elektromyographische Kehlkopfuntersuchungen werden in der Regel durch HNO-Ärzte und Phoniater durchgeführt, die aufgrund ihres routinemäßigen Umganges mit laryngealen Untersuchungs- und Behandlungsmethoden (flexible und starre Endoskopien, Probebiopsien, indirekte phonochirurgische Abtragungen, transorale Stimmlippenaugmentationen) einen geübteren Zugang zum Untersuchungsgebiet haben.

Die „American Association of Electrodiagnostic Medicine" hat 2003 die aktuellen Einsatzgebiete für laryngeale EMG-Untersuchungen wie folgt zusammengefasst (Sataloff et al. 2003):

- Unterscheidung zwischen neurogener Stimmlippenmotilitätsstörung (Parese/Paralyse) und Ankylose des Krikoarytaenoidgelenks,
- prognostische Beurteilung der Wahrscheinlichkeit einer Funktionsrückkehr bei laryngealer Parese bzw. Paralyse,
- Diagnostik neuromuskulärer Erkrankungen (z. B. Myasthenia gravis) mit laryngealer Manifestation,
- differenzialdiagnostische Abklärung bei Verdacht auf psychogene Aphonie bzw. Dysphonie,
- Diagnostik abnormer Muskelfunktionen bei fokalen Dystonien im Bereich des Kehlkopfs (insbesondere spasmodische Dystonie),
- differenzialdiagnostische Unterscheidung generalisierter neurogener und myogener Erkrankungen mit Beteiligung des Larynx,
- diagnostische Überwachung des Therapieverlaufs bei spasmodischer Dystonie.

Seit Jahren finden elektrophysiologische Untersuchungen des Larynx regelmäßig Anwendung im Rahmen von Operationen an Schilddrüse und Nebenschilddrüse, nachdem durch intraoperatives Neuromonitoring des N. laryngeus recurrens das Risiko einer intraoperativen Nervenschädigung reduziert werden konnte. Eine elektrische Nervenstimulation setzt die intraoperative Nervenfreilegung und damit direkte Zugänglichkeit des Nerven voraus (Wolf 2000).

Randolph et al. sowie die International Intraoperative Monitoring Study Group (2011), bestehend aus Chirurgen verschiedener Fachrichtungen, Laryngologen, Anästhesisten und EMG-Spezialisten, formulierten erstmals Standards für das intraoperative Neuromonitoring. Mit Hilfe des Neuromonitoring kann der N. laryngeus recurrens in 98–100 % identifiziert werden. Nach Identifikation des Nerven im paratrachealen Gewebe soll durch weitere Elektrostimulation der Nervenverlauf bzw. der Verlauf seiner Äste im umgebenden Operationsgebiet verfolgt werden. Intraoperatives Neuromonitoring kann jedoch in keinem Fall eine prä- und postoperative laryngoskopische Untersuchung zur Beurteilung der Kehlkopffunktion ersetzen.

Zukünftige Entwicklungen der laryngealen Elektrodiagnostik konzentrieren sich auf therapeutische Einsatzgebiete bei beidseitigen Stimmlippenparesen. Seit der erfolgreichen elektrischen Stimulation eines gelähmten Muskels durch ein mit der Gegenseite gekoppeltes elektrisches Gerät durch Zaelar und Dedo im Jahre 1977 wird an einer elektrischen Stimulation des N. laryngeus recurrens gearbeitet, die im Falle einer beidseitigen Stimmlippenparese die zwangsläufig notwendige Glottiserweiterung durch laserchirurgische Teilentfernung (z. B. Processus vocalis-Resektion) oder Laterofixation bzw. die Tracheotomie ersetzen soll. Seit der Arbeit von Broniatowski (1990) arbeiten Forscher verschiedener internationaler Arbeitsgruppen an der klinischen Umsetzung des sogenannten „Laryngeal Pacing", einer Behandlungsmethode, die bereits bei Rennpferden erfolgreich zur Behandlung von Rekurrensparesen eingesetzt wird.

13.2 Apparative Voraussetzungen

Nachdem EMG-Geräte in verschiedenen medizinischen Fachgebieten zur Anwendung kommen, werden handelsübliche Geräte meist modular mit unterschiedlichen Systemkomponenten angeboten. Mit einem EMG-Gerät ist eine Vielzahl neurophysiologischer Untersuchungen möglich. Es können je nach Untersuchung verschiedene Reiz-, Ableit-, Darstellungs- und Auswertparameter verwendet werden.

Im HNO-Bereich werden in erster Linie 2-Kanal-EMG-Geräte mit Spezial-Nadel-Elektroden eingesetzt. Oberflächenelektroden sind für laryngeale Ableitung ungeeignet, sie können im Mundbodenbereich zur Schluckdiagnostik oder im Bereich der mimischen Muskulatur genützt werden.

Die Standard-EMG-Elektrode ist die konzentrische Nadelelektrode. Je nach Größe ist sie 2–6 cm lang und 0,3–0,6 mm dick. Bei bipolaren Nadelelektroden befinden sich zwei Elektroden dicht aneinander. Für das intraoperative Neuromonitoring des N. laryngeus recurrens werden immer seltener Nadelelektroden, dafür in zunehmendem Maße am Beatmungstubus aufgebrachte Oberflächenelektroden verwendet.

Für die elektromyographische Untersuchung der Kehlkopfmuskulatur haben sich einerseits transoral eingeführte bipolare Hooked-Wire-Elektroden und andererseits durch das Ligamentum conicum transkutan applizierte konzentrische Nadelelektroden ◨ Abb. 13.1 bewährt. In beiden Fällen ist eine enorale Oberflächen- bzw. prälaryngeale Lokalanästhesie zu empfehlen. Dennoch kann insbesondere bei transoraler endolaryngealer EMG-Ableitung die Auswertbarkeit durch den Würgereflex der Patienten limitiert sein. Die Kooperation des Patienten entscheidet wesentlich über die Verwendbarkeit des Untersuchungsergebnisses.

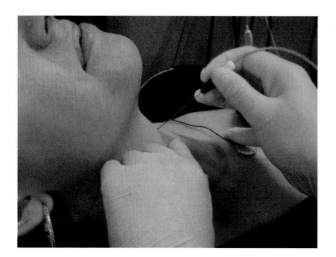

Abb. 13.1 Nadelelektrode für transkutane EMG-Ableitung

Im Rahmen der EMG-Untersuchung ist eine zusätzliche Erdung des Patienten über eine Erdungselektrode notwendig. Zur Vermeidung von Artefakten sollten anderweitig störende elektrische Geräte mit Netzwerkbrummen ausgeschaltet werden.

Das EMG-Signal kann entweder über einen Bildschirm dargestellt und/oder über einen Lautsprecher hörbar gemacht werden. Für das intraoperative Neuromonitoring oder bei translaryngealer Botulinumtoxininjektion werden oft EMG-Geräte mit akustischer Rückmeldung mit dem Nachteil verwendet, dass Informationen über Wellenformen, Amplituden Latenzzeiten etc. verloren gehen.

13.3   Laryngeale EMG-Untersuchung

Unter endoskopischer Sicht ist insbesondere der M. thyroarytaenoideus (M. vocalis) leicht und sicher zugänglich. Bei diesem endolaryngealen Zugang finden meist Hooked Wire Elektroden Anwendung. Der M. thyroarytaenoideus kann ebenso transkutan mit monopolaren oder bipolaren Nadelelektroden erreicht werden. Transkutane Ableitungen sind darüber hinaus in Spezialfällen vom M. cricothyroideus und M. cricoarytaenoideus (lateralis et posterior) möglich, wobei der Untersucher hier über besondere anatomische Kenntnisse verfügen muss, um die korrekte Lage der Ableitelektrode beurteilen zu können. Die korrekte Positionierung der Elektrode kann in Kenntnis der jeweiligen Muskelfunktion durch Funktionsprüfung (Stimmlippenöffnung beim Atmen, Stimmlippenadduktion bei Phonation und Stimmlippenspannung bei Phonation zur Frequenzmodulation) kontrolliert werden. Bei Einatmung ist eine Aktivität des M. cricoarytaenoideus posterior (M. posticus) zu erwarten. M. thyroarytaenoideus (M.vocalis) und M. cricoarytaenoideus lateralis unterstützen die Adduktionsbewegung der Stimmlippen und den Stimmlippenschluss. Der M. cricothyroideus bewirkt eine Längenzunahme der Stimmlippe und dadurch eine Erhöhung der Grundfrequenz.

13.4   Elektromyographische Untersuchungsbefunde

Ziel einer elektromyographischen Ableitung ist es, Aussagen über den Funktionszustand bzw. die Schädigung eines Muskels treffen zu können.

Nadelelektroden ermöglichen die Ableitung von Muskelaktionspotentialen aus dem aktivierten Muskel.

Die EMG-Untersuchung mit Nadelelektroden gliedert sich nach Kramme (2011) in 4 Phasen:

- Einstichaktivität,
- Muskel in Ruhe,
- Muskel mit leichter Willkürinnervation,
- Muskel mit maximaler Willkürinnervation.

Besteht der Verdacht auf pathologische Ableitungen, muss die Nadelposition unbedingt durch Positionsveränderungen verifiziert werden.

13.4.1 Spontanaktivität

EMG-Aussagen zur Aktivität der Larynxmuskulatur beziehen sich hauptsächlich auf die Beurteilung von Spontan- und Willküraktivität.

Voraussetzung für die Beurteilung der Spontanaktivität ist die Entspannung des Patienten. Mit dem Einstich der Nadel kann es zu einem kurzzeitigen Auftreten von Muskelaktivität (Einstichaktivität) kommen. Der Arzt soll dabei die Einstichaktivität akustisch verfolgen. Ist der Patient vollständig entspannt, befindet sich ein gesunder Muskel nach dem Einstich im Zustand „elektrischer Ruhe". Pathologische Spontanentladungen (verlängerte Einstichaktivität, Fibrillationen, positive scharfe Wellen) gehen in den positiven Bereich nach unten (!); meist haben sie eine strenge Rhythmik (Wolf 2000). Sie sind damit deutlich von normalen Spontanentladungen zu unterscheiden. Pathologische Spontanentladungen entstehen infolge chronischer Denervierungen des Muskels und Untergang der motorischen Endplatten. Ihre Intensität nimmt innerhalb von Monaten ab. Bei eintretender Reinnervation nehmen Fibrillationen und positive scharfe Wellen an Bedeutung ab.

13.4.2 Willküraktivität

Zur Beurteilung des Innervationsmusters bei nichtmaximaler Willküraktivität ist vom Patienten eine leichte Muskelaktivität zu verlangen, z. B. leises Aushalten eines Vokals im Falle einer EMG-Untersuchung des M. vocalis. Dann sind einzelne elektrische Entladungen hör- und sichtbar, wobei auf nadelnahe Potenziale geachtet werden sollte. Im Falle richtiger Nadelpositionierung sind ein helles Knacksen zu hören und steile Potenzialableitungen zu erkennen.

Willküraktivität kann darüber hinaus bei maximaler Muskelaktivität untersucht werden. Der Patient wird je nach Zielmuskel aufgefordert, laut und lang zu phonieren (ggf. mit Auf- und Abwärtsbewegungen der Stimmgrundfrequenz) oder zu atmen.

Eine normale Willküraktivität wird als Interferenzmuster mit hoher Amplitude registriert. Die einzelnen Muskelaktionspotenziale liegen so dicht aneinander, dass sich die EMG-Grundlinie nicht mehr erkennen lässt. Bei reduzierter Aktivität lichten sich die Potenziale mit unterschiedlicher Amplitude und die Grundlinie lässt sich angedeutet erkennen, dieser Zustand wird als Übergangsbild bezeichnet (Wolf 2000). Computerauswertungen können genaue Beschreibungen der Innervationsdichte vornehmen.

Bei völligem Verlust der Willküraktivität findet sich das so genannte Null-EMG.

Als prognostisch günstig sind intensive und dichte Willkürinnervationsmuster zu werten, während stärkere Ausprägungen von pathologischen Spontanentladungen als prognostisch ungünstig angesehen werden.

Die Signale der motorischen Einheiten (motor unit potential = MUP) können bezüglich Signalamplitude, Potenzialdauer, Polyphasie und Entladefrequenz beurteilt und mit Normwerten verglichen werden. Vom Gerät angebotene Averager können selektierte Potenziale mitteln, speichern und automatisch vermessen.

Blitzer et al. (2009) weisen darauf hin, dass der Untersucher bei der Interpretation laryngealer MUP bedenken sollte, dass laryngeale Motoneurone aufgrund der Filigranität laryngealer Muskeln in der Regel nur einige wenige Muskelfasern innervieren.

13.4.3 Reinnervationspotenziale

In manchen Fällen sind Reinnervationspotenziale bei aufmerksamer Betrachtung der EMG-Ableitungen bereits frühzeitig zu erkennen. Kurzdauernde, kleinamplitudige Potenziale, die kurz nach Beginn der Willkürinnervation wieder abklingen und erst nach einer Erholungspause mit einem neuen Innervationsversuch wieder ableitbar sind, können nach Wolf als Beginn einer Reinnervation gewertet werden (Wolf 2000); mit fortschreitender Innervation entsteht ein Muster polyphasischer Potenziale mit mehr als 4–5 Nulldurchgängen, die langfristig nachweisbar bleiben können.

13.5 Synkinetische Innervation (Synkinesis)

Die Synkinese bezeichnet eine Bewegungsstörung, wenn es zu einer unwillkürlichen Mitbewegung von an der beabsichtigten Bewegung nichtbeteiligten Muskeln bzw. Muskelgruppen kommt. Eine synkinetische laryngeale Bewegungsstörung tritt auf, wenn das Axon eines intakten Motoneurons einen anderen zuvor denervierten Muskel reinnerviert. Beispielsweise kann es im Falle einer Rekurrensschädigung zu einer Reinnervation des M. cricoarytaenoideus posterior durch Axone kommen, die zuvor den M. thyroarytaenoideus innerviert haben. Dann wären MUP im Bereich des M. cricoarytaenoideus posterior bei Schließung der Stimmlippen im Sinne einer synkinetischen Innervation ableitbar (Blitzer et al. 2009). Synkinetische Innervationen können EMG-Untersuchungen des Larynx erheblich erschweren.

13.6 Kritische Anmerkungen

Auf dem Gebiet der Elektromyographie des Larynx sollte ein Konsens zu Methodologie, Befundinterpretation, Validität der Ergebnisse und klinischer Anwendung erreicht werden (Sataloff et al. 2003; Blitzer et al. 2009). Das geringe wissenschaftliche Niveau wird immer wieder kritisiert; bisherige Forschungsberichte erreichen meist nicht die geforderten wissenschaftlichen Ansprüche. Da die Auswertung elektromyographischer Untersuchungen des Larynx einige Besonderheiten im Vergleich zu EMG-Untersuchungen anderer Körperbereiche aufweist, sind high-level evidenzbasierte Studien notwendig, um die Wertigkeit für den klinischen Einsatz zu erhöhen.

Multiparametrische Index-bildung zur Beschreibung von Stimmqualität und -quantität

14.1   Dysphonia Severity Index nach Wuyts et al. – 172

14.2   Dysphonie-Index nach Friedrich – 172

B. Schneider-Stickler, W. Bigenzahn, *Stimmdiagnostik,*
DOI 10.1007/978-3-7091-1480-3_14, © Springer-Verlag Wien 2013

Es wurde immer wieder versucht, aus der Vielzahl der Untersuchungsparameter diejenigen herauszuarbeiten, die für die Abgrenzung von euphonen und dysphonen Stimmen sowie für den Schweregrad einer Stimmstörung maßgeblich wären.

Dabei konzentrierte man sich darauf, möglichst repräsentative Parameter aus verschiedenen Untersuchungen zu einem Index zusammenzufassen.

Zwei der national und international anerkannten Indizes sollen nachfolgend vorgestellt werden.

14.1 Dysphonia Severity Index nach Wuyts et al.

Der Dysphonia Severity Index (DSI) wird seit seiner Einführung im Jahre 2000 national und international regelmäßig zur semiquantitativen Beschreibung von euphonen und dysphonen Stimmen verwendet. Der von Wuyts et al. (2004) nach multivariaten Merkmalstestungen an 387 Patienten eingeführte DSI soll die Stimmqualität eines Patienten unter Verwendung von vier Parametern wiedergeben:

- höchste im Stimmfeld erreichte Frequenz ($F0_{high}$ in Hz)
- geringster im Stimmfeld erreichter Schalldruckpegel/Intensität (I_{low} in dB)
- maximale Tonhaltedauer/Phonationszeit auf /a:/ (MPT in s)
- Jitter (in %)

Diese apparativ gemessenen Parameter gehen nicht mit gleicher Gewichtung in die Berechnung ein:

$$DSI = 0,13 \times MPT + 0,0053 \times F0_{high} - 0,26 \times I_{low} - 1,18 \times Jitter(\%) + 12,4$$

Die Merkmalskombination soll die perzeptiv-auditive Heiserkeitsbeurteilung mit möglichst hoher Genauigkeit wiederspiegeln ◘ Tab. 14.1.

Die Werte sollen zwischen +5 und −5 liegen, wobei der Wert +5 eine gesunde Stimmqualität signalisiert, der Wert −5 eine hochgradig gestörte Stimme. Eigene Erfahrungen mit diesem Index haben jedoch gezeigt, dass der Wert auch außerhalb des von den Autoren vorgegebenen Bereichs liegen kann. Bei der Verwendung dieser DSI-Werte ist die Einhaltung und Verwendung der von Wuyts et al. (2004) verwendeten Hard- und Software zu fordern. Wie kürzlich gezeigt werden konnte, führt die Verwendung anderer Soft- und Hardwarekomponenten, wie von deutschsprachigen Produktanbietern verwendet, nicht zu vergleichbaren Messergebnissen (Aichinger et al. 2012).

14.2 Dysphonie-Index nach Friedrich

Der von Friedrich (1998) erstellte Dysphonie-Index wird aus den Merkmalen „Heiserkeit" (auditive Stimmklangbeurteilung), „Stimmumfang der Singstimme" (Stimmfeldmessung),

◘ Tab. 14.1 DSI-Werte in Abhängigkeit vom Heiserkeitsgrad nach Wuyts et al.

Heiserkeitsgrad	DSI-Wert
0 = nicht vorhanden (nicht heiser)	+5
1 = geringgradig heiser	+1,02
2 = mittelgradig heiser	−1,4
3 = hochgradig heiser	−5

◘ Tab. 14.2 Dysphonie-Index nach Friedrich: Parameter und Grenzwerte

	Einheit	0 Punkte	1 Punkt	2 Punkte	3 Punkte
Heiserkeit	Index	0	1	2	3
Stimmumfang	HT	>24	24–18	17–12	<12
Stimmdynamik	dB(A)	>45	45–35	34–25	<25
Tonhaltedauer	s	>15	15–11	10–7	<7
Kommunikative Beeinträchtigung	Index	0	1	2	3
Dysphonie-Index (Σ/5)					

„Stimmdynamik" (Stimmfeldmessung), „Tonhaltedauer auf /a:/" und „Grad der kommunikativen Beeinträchtigung" errechnet ◘ Tab. 14.2.

Dabei bezieht sich die Beurteilung des Heiserkeitsgrades auf die RBH-Klassifikation
wie folgt:

▬ 0 = nicht vorhanden,
▬ 1 = gering vorhanden,
▬ 2 = mittelgradig,
▬ 3 = hochgradig.

Die Angabe des Stimmumfangs (Tonhöhenumfang) erfolgt in Halbtönen (HT). Die Stimmdynamik wird in Dezibel (dB A) als Differenz zwischen leisest und lautest möglichem
Ton angegeben. Die Tonhalterdauer wird für den ausgehaltenen Vokal /a:/ in Sekunden
(s) gemessen. Die Bewertung der kommunikativen Beeinträchtigung erfolgt analog zur
RBH-Klassifikation auf einer dreistufigen Skala:

▬ 0 = keine kommunikative Beeinträchtigung,
▬ 1 = keine Beeinträchtigung in der alltäglichen sozialen Kommunikation; geringe
    Einschränkung bei verstärkter Stimmbelastung bzw. erhöhter Stimmanforderung,
▬ 2 = geringe Beeinträchtigung in der alltäglichen sozialen Kommunikation; starke
    Einschränkung bei verstärkter Stimmbelastung bzw. erhöhter Stimmanforderung,
    Stimme nicht belastbar,
▬ 3 = starke Einschränkung auch in der alltäglichen Kommunikation, Sozialkontakte
    beeinträchtigt.

Selbsteinschätzung der stimmlichen Situation durch den Patienten

15.1   Visuelle Analogskalen – 176

15.2   Voice Handicap Index (VHI) – 176

15.3   Stimmstörungsindex (SSI) – 177

15.4   Voice-related Quality of Life (V-RQOL) – 177

B. Schneider-Stickler, W. Bigenzahn, *Stimmdiagnostik*,
DOI 10.1007/978-3-7091-1480-3_15, © Springer-Verlag Wien 2013

Für die Diagnostik von Stimmstörungen und deren Therapie ist nicht nur der Untersuchungsbefund, sondern auch das Stimmstörungsbewusstsein des Patienten entscheidend. Nicht selten gehen minimale funktionelle oder organische Auffälligkeiten mit einem hohen Leidensdruck einher. Andererseits haben Patienten trotz ausgeprägter organischer Befunde nur geringe subjektive stimmliche Einbußen. Für die Therapieplanung sollte daher die subjektive Evaluation der jeweiligen stimmlichen Situation durch den Patienten mitberücksichtigt werden. Sie ist auch Bestandteil des Basisprotokolls der European Laryngological Society ► Abschn. 6.3.

Natürlich sind in der Anamneseerhebung offene Fragen gebräuchlich, die der Patient beantworten kann. Für semiquantitative Einschätzungen, interindividuelle Vergleiche und Therapieverlaufsbeurteilungen eignen sich besser visuelle Analogskalen und standardisierte Fragebögen.

Selbsteinschätzungen erfassen auch die intrapsychische, kommunikative und soziale Komponente einer Stimmstörung.

15.1   Visuelle Analogskalen

Visuelle Analogskalen ◨ Abb. 15.1 sind in der Regel 100 mm lang und beschreiben an ihren Eckpunkten für ein Merkmal die jeweils gegenläufig möglichen Beschreibungsvarianten, z. B. „Ich bin mit meiner Stimme derzeit zufrieden."

Der Patient trägt auf dieser Skala seine Einschätzung ein. Der Wert liegt zwischen 0 und 100 mm und kann mit einem Lineal leicht abgelesen werden.

15.2   Voice Handicap Index (VHI)

Dieses Fragebogeninventar wurde von Jacobson et al. (1997) zur Erfassung der intrapsychischen, kommunikativen und sozialen Bedeutung einer Stimmstörung für die Lebensqualität im angloamerikanischen Sprachraum eingeführt. Der VHI enthält 30 Aussagen bzw. Fragestellungen (Items) zur Erfassung der stimmlichen Einschränkung, die der Patient auf einer Skala von 0–4 beantworten soll. Die 30 Items werden in 3 Bereiche (Subskalen) mit je 10 Items unterteilt: funktionelle, physische und emotionale Aspekte der Stimmstörung. Die Fragen können mit den Abstufungen (0) nie, (1) fast nie, (2) manchmal, (3) fast immer und (4) immer beantwortet werden.

Bei Beantwortung aller Fragen mit dem größten Schweregrad (4) kann eine Höchstpunktzahl von 120 Punkten erreicht werden.

Eine Punkteanzahl von 0–14 Punkten entspricht keinem stimmlichen Handicap, von 15–28 Punkten einem geringen Handicap, von 29–50 Punkten einem mittelgradigen Handicap und von 51–120 Punkten einem hochgradigen Handicap.

Der VHI liegt inzwischen in deutscher Übersetzung (VHI-D) als diagnostisches Instrumentarium vor ► Anhang 2. Eine entsprechende Validierung wurde mit statistischen Methoden von Nawka et al. (2003) vorgenommen.

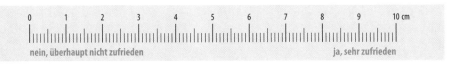

Abb. 15.1 Visuelle Analogksala

15.3 Stimmstörungsindex (SSI)

Aus dem VHI wurden von Nawka et al. (2003) die 12 wichtigsten Items zum Stimmstörungsindex (SSI) als VHI-Kurzform zusammengefasst. Der SSI zeichnet sich durch die kürzere Zeit für die Beantwortung der Fragen und damit durch eine leichtere Anwendbarkeit im klinischen Alltag aus. Wie aus dem VHI lassen sich aus dem SSI Schlussfolgerungen zum Schweregrad des stimmlichen Handicaps ableiten:

- 0–6 Punkte = kein Handicap,
- 7–13 Punkte = geringgradiges Handicap,
- 14–21 Punkte = mittelgradiges Handicap,
- 22–88 Punkte = hochgradiges Handicap.

Im Anhang ist der SSI in seiner aktuellen Verwendungsform nachzulesen. Im Internet ist er unter http://www.dgpp.de/cms/media/download_gallery/VHI-12_Konsenstext_allgemein.pdf zu finden.

15.4 Voice-related Quality of Life (V-RQOL)

Zur Selbsteinschätzung der stimmlichen Situation wurde von Hogikyan und Sethuraman (1993) der V-RQOL entwickelt.

Unter Verwendung von 10 Items wird auf einer fünfstufigen Bewertungsskala die stimmbezogene (voice-related) Lebensqualität (quality of life) errechnet. Je höher der Wert, desto besser ist die Stimme.

Stimmdiagnostik bei organischen Dysphonien

16.1   Laryngeale Entzündungen – 181
16.1.1 Akute Laryngitis – 181
16.1.2 Chronische Laryngitis – 184
16.1.3 Reinke-Ödem – 187
16.1.4 Refluxlaryngitis bei GERD – 192

16.2   Systemische Erkrankungen mit
        laryngealer Manifestation – 193

16.3   Laryngeale Präkanzerosen – 195

16.4   Larynxpapillomatose – 198

16.5   Larynxkarzinom – 202

16.6   Stimmlippenlähmungen – 206
16.6.1 Lähmungen des N. laryngeus recurrens – 207
16.6.2 Lähmungen des N. laryngeus superior – 208
16.6.3 Zentrale Lähmungen – 208

B. Schneider-Stickler, W. Bigenzahn, *Stimmdiagnostik*,
DOI 10.1007/978-3-7091-1480-3_16, © Springer-Verlag Wien 2013

16.7   Sulcus vocalis – 214

16.8   Vocal Fold Mucosal Bridge – 216

16.9   Stimmlippenzyste – 217

16.10   Vasektasien an den Stimmlippen und
        Stimmlippenhämatome – 220

16.11   Laryngeale Intubationsschäden – 223

16.12   Mutationsdysphonien – 225

16.13   Stimmveränderungen im Klimakterium – 230

16.14   Presbyphonie – 231

16.15   Voice Tremor – 234

16.16   Spasmodische Dysphonie – 235

Dieses und die folgenden Kapitel konzentrieren sich auf ausgewählte Ursachen für Stimmstörungen und deren typische stimmdiagnostischen Befunde. Es werden praxisorientierte phoniatrisch-logopädische Befunderhebungen vorgestellt.

Die Ursachen des Leitsymptoms Heiserkeit sind allerdings auch für einen erfahrenen Untersucher nicht immer eindeutig und leicht zu erkennen. Die medizinische Diagnose einer Stimmstörung wird oft visuell gestellt und basiert im Wesentlichen auf laryngoskopischen und stroboskopischen Untersuchungen. Trotz rasanter Fortschritte in der Computertechnologie ist die diagnostische Wertigkeit akustischer Stimmklanganalysen noch immer begrenzt. Auditive Stimmklangbeurteilungen und akustische Messungen ergänzen und sichern vielmehr die Diagnose bzw. helfen, ihren Schweregrad einzuschätzen.

Unvollständige Anamnese- und Befunderhebungen bzw. Fehlinterpretationen führen zu falschen Diagnosestellungen und inadäquaten Therapieentscheidungen.

Im Folgenden sollen typische Befunde anhand der in der klinischen Routine häufig verwendeten Parameter beurteilt und diskutiert werden:

- Laryngoskopie und Stroboskopie,
- auditive Stimmklangbeurteilung,
- maximale Tonhaltedauer, Phonationsquotient, s/z-Ratio,
- Stimmfeldmessung,
- akustische Stimmklanganalysen.

16.1 Laryngeale Entzündungen

Entzündungen des Kehlkopfes können allgemein in akute und chronische Entzündungen eingeteilt werden. Akute Entzündungen entwickeln sich innerhalb von Stunden und Tagen, chronische Entzündungen dagegen über Wochen und Monate.

16.1.1 Akute Laryngitis

Akute Kehlkopfentzündungen (Laryngitis) lassen sich in unspezifische, überwiegend virale (v. a. Parainfluenzaviren und Influenzaviren), gelegentlich aber auch bakterielle Laryngitiden, und spezifische Formen unterteilen. Die häufigeren viralen Auslöser der unspezifischen akuten Laryngitis erklären die Beobachtung, dass antibiotische Therapien die Ausheilung der entzündlichen Veränderungen nicht beschleunigen können (Reveiz et al. 2005; Snow et al. 2001). Die unspezifische akute Laryngitis tritt oft im Rahmen allgemeiner Erkältungskrankheiten auf. Meist gehen Rhinitis und Pharyngitis voraus, da der Kehlkopf nicht Hauptmanifestationsort von Atemwegserkrankungen ist. Sie gelten als Prodromalsymptome, da sich Krankheitserreger zunächst in Nase und Rachen absetzen. Nicht selten kommt es nach viraler Infektion zu einer bakteriellen Superinfektion (v. a. Staphylococcus aureus, Streptococcus pneumoniae und Hämophilus influenza), die dann eine antibiotische Therapie notwendig macht. Die Beschränkung der Entzündung auf den Kehlkopfeingang bzw. auf die Epiglottis wird als akute Epiglottitis bezeichnet, die als perakute lebensbedroh-

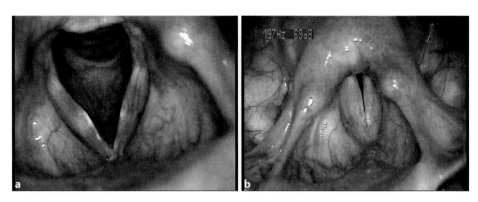

Abb. 16.1a,b Laryngoskopischer Befund bei akuter Laryngitis, **a**: Respiration, **b**: Phonation

liche Erkrankung durch Verlegung der oberen Atemwege angesehen werden muss. Eine Sonderform der Laryngitis ist die Monochorditis, bei der es zu einer einseitigen Stimmlippenentzündung mit Rötung und Schwellung kommt; hier ist differenzialdiagnostisch eine tuberkulöse Laryngitis auszuschließen.

Zu den spezifischen akuten Laryngitiden zählen Krupp und Pseudokrupp, die insbesondere im Kindesalter durch Schleimhautschwellungen im Rahmen einer akuten Laryngitis zu Dyspnoe, inspiratorischem Stridor, bellendem Husten, Fieber und Heiserkeit führen können. Der echte Krupp (membranöse Laryngotracheitis) bei Diphterie, ausgelöst durch Corynebacterium diphteriae, tritt eher selten auf; typische Befunde sind Pseudomembranen im Bereich der Subglottis.

Neben viralen oder bakteriellen Infektionen können auch inhalative Reizstoffe sowie stimmliche Überanstrengung zu einer Rötung der Stimmlippen führen, die nicht als akute Laryngitis fehldiagnostiziert werden sollte. Die Symptome einer akuten Laryngitis sind einer „Arbeitshyperämie" oft ähnlich. Rötung und verstärkte Gefäßzeichnung können ebenso nach langem Sprechen und Singen als Folge belastungsinduzierter Hyperämie auftreten. Daher sollte unbedingt eine genaue Anamneseerhebung erfolgen, um unnötige antibiotische Therapien zu vermeiden.

■   **Typische Untersuchungsbefunde**
Laryngoskopisch imponieren beide Stimmlippen meist gerötet, gefäßinjiziert und verdickt ■ Abb. 16.1, ■ Abb. 16.2; zum Teil finden sich Vasektasien, Dyskrinie oder auch im Falle bakterieller Krankheitserreger exsudative Auflagerungen.

Durch die entzündliche Schwellung nehmen sowohl Stimmlippenmasse als auch Gewebesteifigkeit zu, wodurch die Schwingungsfähigkeit der Stimmlippen eingeschränkt wird. Stroboskopisch können Aperiodizitäten und Schwingungsirregularitäten beobachtet werden, d. h. der normalerweise regulär ablaufende Schwingungsvorgang ist meist beeinträchtigt. Die Schwingungsamplituden sind verkürzt und die Randkantenverschieblichkeit vermindert, teilweise sogar aufgehoben. Es wurde eine Verlängerung der Offenzeit bei Verkürzung der Schlussphase beobachtet (Ng et al. 1997).

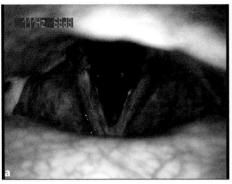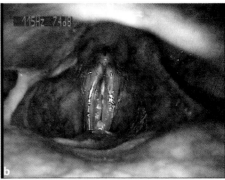

Abb. 16.2a,b Laryngoskopischer Befund bei akuter Laryngitis, **a**: Respiration, **b**: Phonation

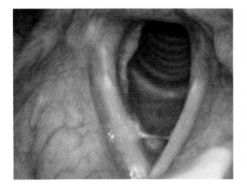

Abb. 16.3 Akute Laryngitis bei Tracheobronchitis: Stimmlippen teilweise gerötet mit aufsteigendem dyskrinen Tracheobronchialsekret

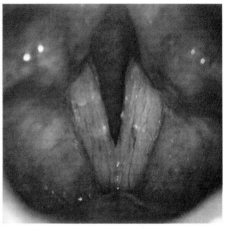

Abb. 16.4 Stimmlippenrötung und -schwellung bei akuter Laryngitis (Beispiel 1)

Der subglottische Anblasedruck kann zunehmen, um die Steifigkeit der entzündeten Stimmlippen zu überwinden und zu Schwingungen anzuregen. Ng et al. (1997) konnten bei Patienten mit akuter Laryngitis höhere durchschnittliche Luftvolumenflusswerte messen. Bei hochgradig heiseren oder aphonen Stimmen ist stroboskopisch eine Schwingungsbeurteilung nicht möglich.

Bei akuter Laryngitis ist die Stimme je nach Schweregrad unterschiedlich heiser bis aphon und verursacht Sprechanstrengung. Die Heiserkeit wird v. a. durch raue Komponenten als Folge aperiodischer Stimmklanganteile und möglicherweise durch Schleimauflagerungen verursacht **Abb. 16.3**. Stimmlippensteifigkeit und auftretende Unregelmäßigkeiten im Stimmlippenschluss können zusätzlich zu einer behauchten Stimmklangkomponente führen.

Auf eine Stimmfeldmessung sollte im Akutstadium einer Laryngitis verzichtet werden, um zusätzliche Schädigungen im Stimmlippengewebe zu vermeiden.

◨ Tab. 16.1 Ursachen der chronischen Laryngitis

Exogene Faktoren	
Chemisch	Rauchen
Physikalisch	Lärmheiserkeit
	Mechanische Überlastung durch falschen Stimmgebrauch
Infektiös	Staubinhalation
	Noxen am Arbeitsplatz und in der Umwelt
	Chronische Entzündungen etc.
Endogene Faktoren	Habituelle Mundatmung
	Sinubronchiales Syndrom
	Stoffwechselstörungen

Die perzeptiv auditive Stimmklangbeurteilung korreliert nicht immer mit den Ergebnissen der Periodizitätsmessungen. Ng et al. (1997) fanden bei Patienten mit akuter Laryngitis zwar erhöhte Jitterwerte, jedoch korrelierten sie nicht mit dem Eindruck des auditiven Heiserkeitsgrades, wie in früheren Studien beschrieben (Lieberman 1963; Yumoto et al. 1984). Möglicherweise ist die Sprechstimme stärker betroffen als die ausgehaltenen Phonationen, die für Periodizitätsmessungen herangezogen werden.

Beispiel 1: Akute Laryngitis (männlich, 48 Jahre)
- **Anamnese:**
  - Seit einigen Tagen Schnupfen, Halsschmerzen, Schluckbeschwerden und Heiserkeit
- **Auditive Stimmklangbeurteilung:**
  - R 2 B 1 H 2
- **Laryngostroboskopie ◨ Abb. 16.4:**
  - Die Stimmlippen waren beiderseits stark gerötet; Stroboskopisch wurden entzündungsbedingt verkürzte Schwingungsamplituden, eine verminderte Randkantenverschieblichkeit und eine posteriore Schlussinsuffizienz diagnostiziert

16.1.2 Chronische Laryngitis

Chronische Kehlkopfentzündungen (= chronische Laryngitis) umfassen langandauernde Krankheitsverläufe mit Heiserkeit und Stimmbelastungsproblemen, deren Ursachen meist multifaktoriell sind ◨ Tab. 16.1. Chronische Laryngitiden haben immer einen akuten Beginn, allerdings kommt es nicht zu einer Ausheilung. Zuweilen tritt zwischenzeitliche Besserung mit wechselnden Beschwerden ein.

Ätiologisch werden bei konstitutioneller Schleimhautschwäche exogene Noxen (Nikotin- und Alkoholabusus, thermische und chemische Reize), Erkrankungen der oberen

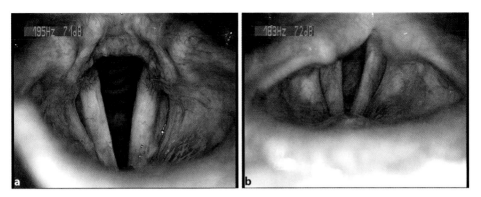

▣ Abb. 16.5a,b Chronische Laryngitis: Stimmlippen gerötet, etwas verdickt und trocken

Atemwege (chronische Sinusitis, chronische Bronchitis), allergische Erkrankungen und mangelnde Stimmhygiene (v. a. hyperfunktioneller Stimmgebrauch) diskutiert. Endogene und exogene Noxen bewirken resistenzmindernde Vorschädigungen der Kehlkopfschleimhaut, die virale und bakterielle Superinfektionen begünstigen und häufig mit akuten Exazerbationen einhergehen. Auch bei Nichtausheilung einer akuten Laryngitis kann eine Chronifizierung eintreten.

Folgen sind Epithelverdickungen (Hyperplasie und Hyperkeratose) sowie submuköse Ödeme mit entzündlichen Infiltraten und Zunahme der Schleimdrüsen (chronisch hyperplastische Laryngitis). Bei Gewebsverlust kann gelegentlich auch die atrophische Form der chronischen Laryngitis beobachtet werden.

Chronische Laryngitiden können mit Präkanzerosen einhergehen: Leukoplakien, Erythroplakien und Pachydermien ▶ Abschn. 16.3. Daher sind regelmäßige laryngoskopische Kontrollen notwendig. Bei Verdacht auf maligne Entartung sollten Probebiopsien zur histologischen Abklärung entnommen werden.

■ **Typische Untersuchungsbefunde**
Die laryngostroboskopischen Befunde unterscheiden sich zum Teil sehr stark. Laryngoskopisch können die Stimmlippen verdickt oder auch atroph sein ▣ Abb. 16.5. Die Oberfläche ist teilweise unruhig und lässt differenzialdiagnostisch auch an ein Larynxkarzinom denken. Gelegentlich finden sich auch leukoplakische Schleimhautveränderungen oder exophytische Keratosen.

Die Schwingungsamplituden sind meist verkürzt und die Randkantenverschieblichkeit vermindert. Es kann ein inkompletter Stimmlippenschluss auftreten. Spätestens bei Aufhebung der Schwingungsamplituden und/oder der Randkantenverschieblichkeit besteht Verdacht auf ein malignes Geschehen, das bioptisch abgeklärt werden muss.

Im Vordergrund der Symptome steht die Heiserkeit. Je nach Behinderung von Schwingungsfähigkeit und Stimmlippenschluss resultieren Rauigkeit, Behauchtheit und Heiserkeit in unterschiedlichen Störungsgraden. Durch die eingeschränkte Schwingungsfähigkeit der Stimmlippen und den höheren subglottischen Druck verkürzt sich die maximale stimmhafte Phonation (gehaltener Vokal und stimmhafter Konsonant).

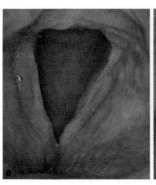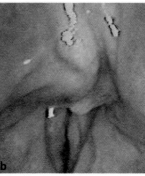

Abb. 16.6 Laryngoskopie (a) und Stroboskopie (b) bei chronischer Laryngitis (Beispiel 2)

Bei chronischer Laryngitis sind Tonhöhenumfang und Stimmdynamik der Singstimme meist eingeschränkt. Auch die Sprechstimme zeigt eine verringerte stimmdynamische Breite, die Sprechstimme wird meist tiefer. Jitter- und Shimmer-Werte, sowie die Glottal-to-Noise-Excitation-Ratio zeigen meist pathologische Werte; es ist eine pathologische Harmonics-to-Noise-Ratio zu erwarten. Im Heiserkeitsdiagramm können sich entsprechend pathologische Rausch- und Irregularitätswerte finden.

Beispiel 2: Chronische Laryngitis (weiblich, 64 Jahre)
— **Anamnese:**
  — Stimmprobleme seit mehr als 10 Jahren, bereits mehrfach Probebiopsien von den Stimmlippen entnommen; progrediente Heiserkeit und eingeschränkte Kommunikationsfähigkeit
  — Nichtraucherin
— **Allergien:**
  — Keine bekannt
— **Auditive Stimmklangbeurteilung:**
  — R 2 B 3 H 3
— **Laryngostroboskopie** Abb. 16.6:
  — Stark gerötete Stimmlippen mit unregelmäßiger Schleimhautoberfläche
  — Stroboskopisch Schwingungsamplituden und Randkantenverschieblichkeit vermindert
— **Therapieverlauf:**
  — Nach 24 h-pH-Metrie und Ösophagusmanometrie refluxassoziierte chronische Laryngitis diagnostiziert
  — Medikamentöse Therapie mit Protonenpumpeninhibitoren und schleimhautpflegende Inhalationstherapie eingeleitet

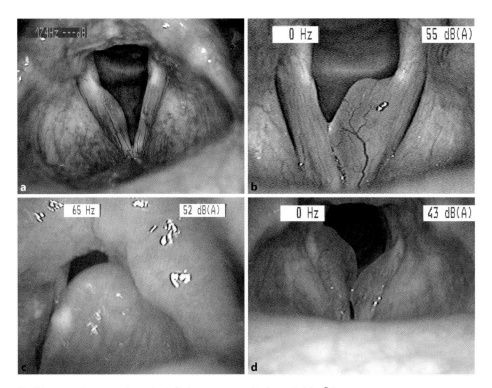

◻ **Abb. 16.7a–d** Laryngoskopische Aufnahmen von verschiedenen Reinke-Ödemen

16.1.3 Reinke-Ödem

Erstmals fand das Larynx-Ödem im Jahre 1891 durch den Wiener Laryngologen Hajek Erwähnung, bevor es durch den Anatomen Reinke (1895, 1897) seinen endgültigen Namen erhielt. Seine anatomisch-pathologischen Beschreibungen haben bis heute Gültigkeit.

Das Reinke-Ödem gilt als eine Sonderform der chronischen Laryngitis.

Durch intra- und extrazelluläre Flüssigkeitsvermehrung im sog. Reinke-Raum (= oberflächliche Schicht der Lamina propria) kommt es zur Ausbildung von glasigen, ödematös wirkenden Raumforderungen am freien Stimmlippenrand. Vermutlich entstehen die Ödeme durch eine lokale Lymphabflussstörung infolge von Nikotinabusus und Stimmüberlastung. Allergische und hormonelle Einflussfaktoren werden unterschiedlich diskutiert.

▪ **Typische Untersuchungsbefunde**

Laryngoskopisch zeigen sich Flüssigkeitsansammlungen (Ödeme) im lockeren Bindegewebe des Reinke-Raums zwischen Epithel und Ligamentum vocale. Sie können als glasige, ödematöse, durchscheinende Verdickungen der Stimmlippen imponieren ◻ Abb. 16.7, die nach kranial durch die Linea arcuata superior und nach kaudal durch die Linea arcuata inferior begrenzt werden. Die Größenausmaße können von Randödemen bis zu riesigen, die Glottis ausfüllenden, lappigen Ödemen variieren.

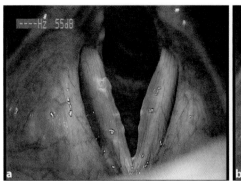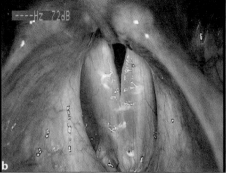

◘ Abb. 16.8a,b Laryngostroboskopischer Befund bei Reinke-Ödem (Beispiel 3)

Die respiratorische Stimmlippenbeweglichkeit ist uneingeschränkt, die phonatorische Beweglichkeit je nach Befundausdehnung dagegen mehr oder weniger stark beeinträchtigt.

Charakteristisch ist das Tieferwerden der Stimme, bei den meisten betroffenen Frauen bis in die männliche Sprechstimmlage. Die Stimmveränderung wird von manchen Frauen im Anfangsstadium noch als attraktiv empfunden. Meist wenden Sie sich erst an den HNO-Arzt/Phoniater, wenn der Stimmklang am Telefon zu unangenehmen Verwechslungen führt und die betroffenen Frauen mit „Herr" angesprochen werden.

Die Ergebnisse der Stimmfeldmessung werden wesentlich durch die Befundsituation beeinflusst. Kleine Reinke-Ödeme führen zu einem Pianoverlust und einer Einschränkung des Tonhöhenumfangs. Singen im oberen Register ist nahezu unmöglich. Dafür verschiebt sich der Tonhöhenumfang auf der x-Achse des Stimmfeldes nach links in die Tiefe.

Periodizitätsanalysen und Spektralanalysen ergeben je nach Befundausmaß pathologische Werte.

Therapeutisch wurde lange Zeit die Dekortikation der Stimmlippe („Stripping") mit Abtragen des Ödems im Ganzen nach Kleinsasser (1991) praktiziert. Konventionelle Abtragungstechniken waren hierbei der CO_2-Laserchirurgie gleichwertig (Keilmann et al. 1997). Alternativ wurde das Ödemkissen auch nach Schlitzung auf der supraglottischen Stimmlippenseite abgesaugt („Mukosuktion").

Untersuchungen von Raabe u. Pascher (1999) wiesen jedoch nach, dass stroboskopisch sichtbare Narben an den Stimmlippen nach Dekortikation häufiger als nach Mukosuktion zurückblieben.

Heute wird die Mukosuktion unter phonochirurgischen Gesichtspunkten in abgewandelter Form bevorzugt: nach oberflächlicher Schleimhautinzision lateral des freien Stimmlippenrandes wird das ödematöse subepitheliale Bindegewebe aus dem Reinke-Raum abgesaugt bzw. mit kalten Instrumenten entfernt und überschüssige Schleimhaut soweit reseziert, bis sich die beiden Schleimhautwundränder glatt adaptieren lassen (Böhme 2003).

Reinke-Ödeme neigen zu Rezidiven. Änderungen der Lebensgewohnheiten und des Stimmgebrauchs, sowie zusätzliche logopädische Stimmübungsbehandlungen sollten daher das therapeutische Vorgehen ergänzen.

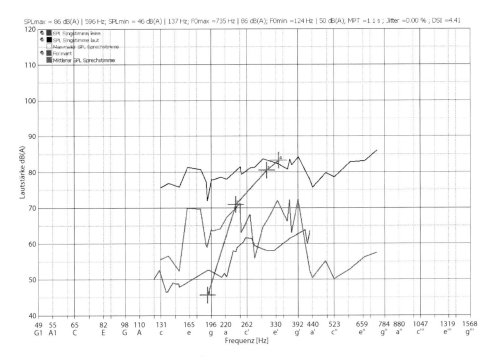

SPLmax = 86 dB(A) | 596 Hz; SPLmin = 46 dB(A) | 137 Hz; F0max =735 Hz | 86 dB(A); F0min =124 Hz | 50 dB(A); MPT =11 s ; Jitter =0.00 % ; DSI =4.41

□ **Abb. 16.9** Stimmfeldmessung bei Reinke-Ödem (Beispiel 3)

Beispiel 3: Reinke-Ödem (weiblich, 55 Jahre)

— **Anamnese:**
 — Heiserkeit, Anstrengungsgefühl beim Sprechen, hohe berufliche Sprechbelastung, störende Anrede am Telefon als „Herr…"
 — Keine bekannten Allergien
 — Nikotin: 20 Zigaretten pro Tag
— **Auditive Stimmklangbeurteilung** ▶ CD-Track 25:
 — Für ausgehaltene Vokale: R 1 B 1 H 1
— **Laryngostroboskopie** □ Abb. 16.8:
 — Laryngoskopisch beidseits am freien Stimmlippenrand beginnende Ödembildung im Reinke-Raum mit verkürzten Schwingungsamplituden und verminderter Randkantenverschieblichkeit, insuffizienter Stimmlippenschluss im posterioren Bereich
— **Stimmfeldmessung** □ Abb. 16.9:
 — Leise Phonation (Sprechen und Singen) möglich, leises Singen mit eingeschränktem Tonhöhenumfang; dynamische Stimmsteigerungsfähigkeit eingeschränkt mit reduzierten maximal erreichbaren Schalldruckpegeln bei lautem Singen und Rufen
— **Dysphonia Severity Index** (DiVAS-Software):
 — 4,41 (gering vermindert)
— **Akustische Stimmklanganalysen** □ Abb. 16.10:
 — Spektralanalytische Darstellung mittellauter und lauter ausgehaltener Vokale: harmonische Teiltonstruktur noch gut erkennbar mit geringer Verbreiterung der Frequenzbalken

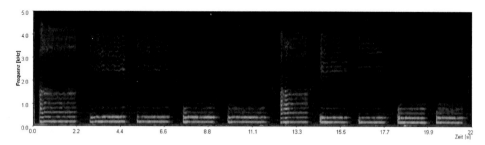

◻ **Abb. 16.10** Akustische Stimmklanganalyse bei Reinke-Ödem (Beispiel 3)

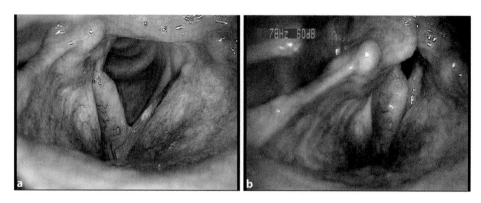

◻ **Abb. 16.11a,b** Laryngostroboskopischer Befund bei Reinke-Ödem (Beispiel 4)

▬ **Therapievorschlag:**
- ▬ Nikotinkarenz, phonochirurgische Intervention und postoperative logopädische Stimmübungstherapie

Beispiel 4: Reinke-Ödem (männlich, 66 Jahre)

▬ **Anamnese:**
- ▬ Stimmklangveränderungen mit Heiserkeit und Schmerzen im Hals beim Sprechen, hohe berufliche Sprechbelastung
- ▬ Keine bekannten Allergien
- ▬ Nikotin: Nichtraucher seit 1 Jahr, vorher 30 Zigaretten pro Tag

▬ **Auditive Stimmklangbeurteilung** ▶ CD-Track 26:
- ▬ Für ausgehaltene Vokale: R 3 B 2 H 3

▬ **Laryngostroboskopie** ◻ Abb. 16.11:
- ▬ Laryngoskopisch rechts stärker als links ausgeprägte Reinke-Ödeme, die nicht mehr glasig durchscheinend, sondern „organisiert" imponieren; stroboskopische Schwingungsfähigkeit stark eingeschränkt, posteriore Schlussinsuffizienz

▬ **Stimmfeldmessung** ◻ Abb. 16.12:
- ▬ „Kleines" Stimmfeld mit Einschränkungen des Dynamik- und des Tonhöhenumfangs sowohl der Sing- als auch der Sprechstimme

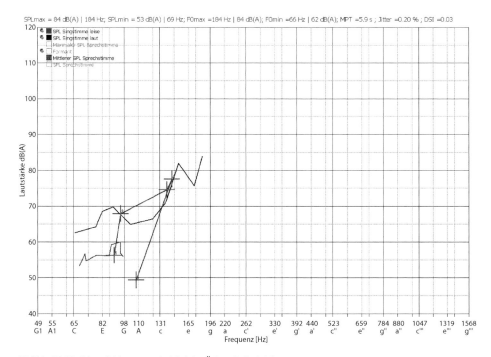

SPLmax = 84 dB(A) | 184 Hz; SPLmin = 53 dB(A) | 69 Hz; F0max =184 Hz | 84 dB(A); F0min =66 Hz | 62 dB(A); MPT =5.9 s ; Jitter =0.20 % ; DSI =0.03

Abb. 16.12 Stimmfeldmessung bei Reinke-Ödem (Beispiel 4)

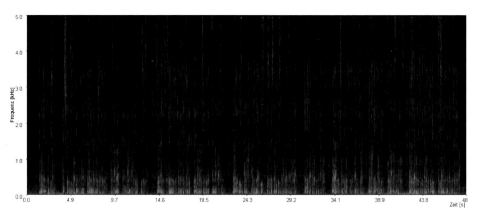

Abb. 16.13 Akustische Stimmklanganalyse bei Reinke-Ödem (Beispiel 4)

- **Dysphonia Severity Index** (DiVAS-Software):
  - 0,03 (pathologisch)
- **Akustische Stimmklanganalysen** ◘ Abb. 16.13:
  - Spektralanalytische Darstellung des Standardtexts („Nordwind und Sonne"): Zunahme von Geräuschanteilen
- **Therapievorschlag:**
  - phonochirurgische Intervention und postoperative logopädische Stimmübungstherapie

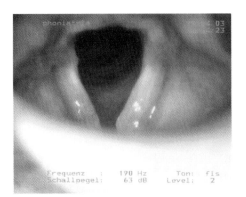

◻ Abb. 16.14 Laryngostroboskopischer Befund bei Refluxlaryngitis (Beispiel 5)

16.1.4 Refluxlaryngitis bei GERD

Der gastro-ösophago-pharyngeale Reflux (GERD) wird für eine Reihe von Reizungen und entzündlichen Veränderungen im Hals-Nasen-Ohrenbereich verantwortlich gemacht. Am Stimmapparat verursacht der überwiegend in liegender Position zu beobachtende Rückfluss (Reflux) von Magensäure die Laryngitis posterior, eine Sonderform der chronischen Laryngitis.

Leitsymptome sind auf übliche therapeutische Interventionen refraktäre Heiserkeit, Globusgefühl und (vorwiegend morgendlicher) Reizhusten. Nicht immer werden von den Patienten Sodbrennen und saures Aufstoßen angegeben. Studien konnten auch einen nichtsauren Reflux bestätigen. Im Rahmen HNO-ärztlicher Spiegeluntersuchungen finden sich Refluxzeichen gelegentlich als Zufallsbefunde. Bei fehlenden Stimmproblemen und nicht vorhandenem Krankheitswert sollten sie nicht überbewertet werden.

- **Typische Untersuchungsbefunde**

Die Larynxschleimhaut kann insbesondere im posterioren Bereich durch die Säurewirkung geschädigt sein. Laryngoskopisch lassen sich in der Interarytaenoidregion typische grauweißliche Auflockerungen („Hahnenkamm") erkennen. Andere Hinweise sind Rötungen sowohl im interkartilaginären als auch intermembranösen Stimmlippenbereich. Treten sie nicht symmetrisch auf, lässt sich oft ein Zusammenhang mit der bevorzugten Schlafseite erfragen.

Bei nur geringen entzündlichen laryngealen Veränderungen ist die stimmhafte Phonation wenig beeinträchtigt. Je nach Ausprägung der entzündlichen Schleimhautveränderungen lassen sich Einschränkungen in Sing- und Sprechstimmfeldmessung und in akustischen Stimmklanganalysen messen. Bei geringer Refluxsymptomatik können noch „normale" Sing- und Sprechstimmfelder ermittelt werden. Erst bei Zunahme der entzündlichen Symptomatik kommt es zu Einschränkungen. Wie bei unspezifischer chronischer Laryngitis treten Pianoverlust beim Singen und Sprechen sowie Verlust des oberen Stimmregisters auf, später auch ein Forteverlust mit resultierenden Einbußen der Stimmdynamik.

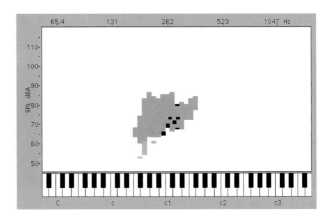

Abb. 16.15 Stimmfeldmessung bei Refluxlaryngitis (Beispiel 5)

Beispiel 5: Refluxlaryngitis (weiblich, 29 Jahre)
— **Anamnese:**
  — Therapierefraktäre Heiserkeit bei chronischer Laryngitis
  — Anamnestisch bekannte chronische Gastritis
  — Nichtraucherin
— **Laryngostroboskopie** ▪ Abb. 16.14:
  — Weißliche Schleimhautveränderungen in der Interarytaenoidregion und beidseits Rötungen im Bereich der Processus vocales; stroboskopisch hochgradig verminderte Schwingungsamplituden mit aufgehobener Randkantenverschieblichkeit
— **Stimmfeldmessung** ▪ Abb. 16.15:
  — „Kleines Stimmfeld" mit Einschränkung der stimmlichen Leistungsfähigkeit nicht nur bei leisem Singen (grün), sondern auch leisem Sprechen (rosa); dynamische Steigerungsfähigkeit limitiert mit maximal erreichbaren Schalldruckpegeln weit unter 90 dB (schwarz); Singen nur in reduziertem Tonhöhenumfang von 13 HT im Bereich des Brustregisters möglich
— **Therapieempfehlung:**
  — Veranlassung einer umfassenden interdisziplinären Refluxdiagnostik (Gastroskopie, Ösophagusmanometrie und 24 h-pH-Metrie), später Behandlung mit Protonenpumpeninhibitoren und diätetische Beratung

16.2 Systemische Erkrankungen mit laryngealer Manifestation

Systemische Erkrankungen gehen immer wieder mit laryngealen Manifestationen einher, gelegentlich ist die Heiserkeit Primärsymptom, deren Abklärung zur eigentlichen Diagnose führt.

Zu den wichtigsten systemischen Erkrankungen zählen Sarkoidose (M. Boeck), rheumatische Arthritis, Wegener-Granulomatose und Amyloidose.

Die Sarkoidose (M. Boeck) ist eine chronische granulomatöse Erkrankung, die jedes Organ befallen kann: Lymphknoten, Lunge, Speicheldrüsen, Milz, Leber und gelegent-

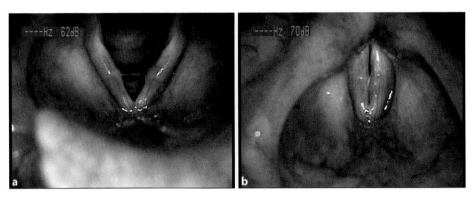

◘ Abb. 16.16a,b „Bamboo nodes" als laryngeale Erstmanifestation einer rheumatoiden Arthritis (**a**: Respiration, **b**: Phonation)

lich auch Larynx. Hauptsymptome sind pulmonale Probleme (Dyspnoe, Kurzatmigkeit, Husten, Hämoptysen) und generalisierte Symptome (Fieber, Müdigkeit, Gewichtsverlust). Laryngoskopisch finden sich Schwellungen im Bereich des Larynxeingangs und kleine weißlich-bräunliche Knötchen.

Die rheumatische Laryngitis kann mit Schwellungen im Bereich des Arygelenks als laryngeale Manifestation einer chronischen Polyarthritis auftreten. Typische Veränderungen der Stimmlippen, die häufig in Zusammenhang mit Autoimmunmechanismen und einer entzündlichen Systemerkrankung aus dem rheumatischen Formenkreis stehen, sind die „Bamboo nodes". Sie können als deren erstes Symptom auftreten (Tsunoda et al. 1996; Yitalo et al. 2003). Laryngoskopisch finden sich symmetrisch gelegene subepitheliale Verdickungen im mittleren Anteil beider Stimmlippen ◘ Abb. 16.16. Diese Verdickungen ähneln Stimmlippenzysten, jedoch liegen sie im Gegensatz zu diesen typischerweise quer zur Glottisachse.

Die Wegener-Granulomatose gehört zu den Autoimmunerkrankungen. Sie wird durch eine typische Trias charakterisiert: nekrotisierende Granulome des Respirationstrakts, nekrotisierende Vaskulitis und Glomerulonephritis. Manifestationen im HNO-Bereich sind Nasennebenhöhlen, Mittelohr und Larynx. Laryngoskopisch imponieren Rötungen und Schwellungen vor allem im subglottischen Bereich, die zu einer subglottischen Stenose führen können.

Bei der Amyloidose kommt es zu einer extrazellulären Ablagerung verschiedener Proteine, die aus den leichten Ketten der Immunglobuline aufgebaut sind. Das Amyloid wird von ortsständigen Plasmazellen und Fibroblasten gebildet. Zwei Formen werden beschrieben:
- Primäre Amyloidose: Bildung spontaner Amyloidablagerungen,
- Sekundäre Amyloidose: Entstehung von Amyloidablagerungen im Zusammenhang mit anderen systemischen Erkrankungen (z. B. chronische Polyarthritis oder Tuberkulose).

Die laryngeale Amyloidose tritt verhältnismäßig selten und dann in Form der primären Amyloidose auf. Laryngoskopisch finden sich glatt begrenzte tumorartige Formationen. Hauptsymptome sind Heiserkeit und Dyspnoe.

Selten können sich auch andere Autoimmunerkrankungen wie Dermatomyositis, Sklerodermie oder Sjögren-Syndrom laryngeal manifestieren.

16.3 Laryngeale Präkanzerosen

Als Präkanzerosen werden allgemein Gewebeveränderungen bezeichnet, aus denen sich Malignome mit größerer Wahrscheinlichkeit entwickeln als aus gesundem Gewebe. Zu ihnen zählen Leukoplakien ◘ Abb. 16.17, Erythroplakien und Pachydermien ◘ Abb. 16.18. Leukoplakien sind die am häufigsten auftretenden Präkanzerosen.

Noxen (v. a. Rauchen, Reflux, mechanische Überlastung) führen zu Epithelschädigungen mit konsekutiver Epithelreaktion zunächst im Sinne chronischer Entzündungen (v. a. Hyperplasien) und bei fortdauerndem Einfluss zu leukoplakischen Veränderungen der Stimmlippen. Histologisch finden sich in erster Linie Verhornungen an der Epitheloberfläche (Ortho- und Hyperkeratosen) sowie Wucherungen in der Stachelzellschicht (Akanthose).

Definition der Präkanzerosen

- **Leukoplakie:** umschriebene weißliche Dysplasien im Schleimhautniveau, die sich nicht abwischen bzw. abhusten lassen
- **Erythroplakie:** rötliche, nicht verhornte Epithelveränderung, der häufig ein Carcinoma in situ zugrunde liegt
- **Pachydermie:** Epithelverdickung, die mehr oder weniger von Hornschichten bedeckt wird

---

Die laryngoskopische makroskopische Bezeichnung ist rein deskriptiv und erlaubt keinen Rückschluss auf zugrundeliegende histopathologische Veränderungen. Nach Kleinsasser (1987) lassen sich mikroskopisch 3 Dysplasiegrade der epithelialen Veränderungen unterscheiden, die sich je nach Schweregrad von Plattenepithelverdickung, veränderter Schichtstruktur, Kernatypien und Differenzierungsstörung unterscheiden. Der Plattenepitheldysplasiegrad 3 wird auch als Carcinoma in situ bezeichnet, welches als obligate Präkanzerose gewertet werden muss, da es mit hoher Wahrscheinlichkeit entartet.

> ❯ Jede Präkanzerose birgt das Risiko einer Karzinomentstehung in sich. Bei der ätiologischen Abklärung von Epitheldysplasien liefert die Laryngostroboskopie wichtige differenzialdiagnostische Hinweise.

■ **Typische Untersuchungsbefunde**
Diagnostisches Kriterium ist der so genannte „weiße Fleck" (Leukoplakie) an der Stimmlippe. Die stroboskopische Schwingungsfähigkeit der Stimmlippen ist bei freier respiratorischer Beweglichkeit erhalten, allerdings sind Schwingungsamplitude und Randkantenverschieblichkeit je nach Plattenepitheldysplasiegrad vermindert, jedoch nicht aufgehoben. Spätestens bei Aufhebung der Randkantenverschieblichkeit und stroboskopischem Stimmlippenstillstand besteht dringender Verdacht auf ein invasives Geschehen, welches bioptisch abgeklärt werden muss.

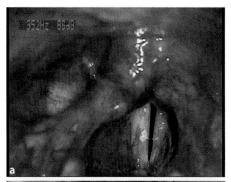

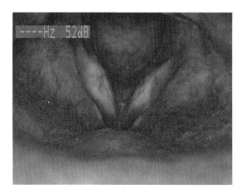

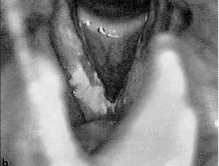

■ **Abb. 16.18** Pachydermie der Stimmlippen beidseits

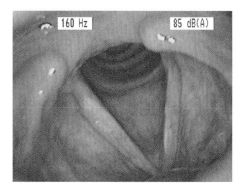

■ **Abb. 16.19** Laryngostroboskopischer Befund bei chronischer Laryngitis mit Leukoplakiebildung (Beispiel 6)

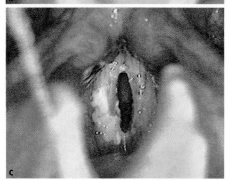

■ **Abb. 16.17a–c** Leukoplakien auf den Stimmlippen

Perzeptiv-auditives Leitsymptom ist die Heiserkeit, wenn auch in wechselnder Ausprägung. Die aerodynamischen Parameter können je nach Ausdehnung und Lage der oberflächlichen Schleimhautveränderungen normal oder eingeschränkt sein.

Umschriebene kleine Leukoplakien behindern die Phonationsvorgänge nur unwesentlich. In der Stimmfeldmessung finden sich oft durchschnittliche Werte. Gelegentlich ist durch die oberflächliche Epithelsteifigkeit eine Dynamikeinbuße beim leisen Singen zu beobachten (SPL_{min}-Werte zu höheren Pegeln verschoben).

Je nach Befundsituation und Ausdehnung des organischen Befundes finden sich in den akustischen Analysen unterschiedliche Befundkonstellationen: bei ungehinderter Phona-

Abb. 16.20 Stimmfeldmessung bei chronischer Laryngitis mit Leukoplakiebildung (Beispiel 6)

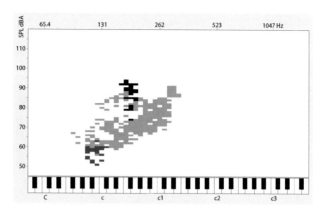

tion können unauffällige Werte, bei Einschränkungen der Stimmlippenschwingungsfähigkeit aber auch hochpathologische gemessen werden.

Beispiel 6: Chronische Laryngitis mit Leukoplakiebildung (männlich, 44 Jahre)

- **Anamnese:**
  - Zufallsdiagnose im Rahmen der Abklärung einer Nasenatmungsbehinderung
  - Nikotin: 20–30 Zigaretten täglich
  - Alkohol: täglich in kontrollierten Mengen
- **Auditive Stimmklangbeurteilung** ▶ CD-Track 2:
  - R 0 B 0 H 0
- **s/z-Ratio :**
  - 1,05 (normal)
- **Laryngostroboskopie** ▪ Abb. 16.19:
  - Oberflächliche leukoplakische Veränderungen auf den Stimmlippen; stroboskopisch Randkantenverschieblichkeit erhalten, jedoch vermindert
- **Stimmfeldmessung** ▪ Abb. 16.20:
  - Die leise Sprechstimme durchschnittlich bei H (123 Hz)/55 dB; gute Steigerungsfähigkeit bis zur Rufstimme von >90 dB (schwarz, 7 Halbtöne höher); Tonhöhenumfang der Singstimme (grün) von knapp 2 Oktaven, dynamische Möglichkeiten sowohl bei lautem und leisen Singen begrenzt; SPL_{min}-Kurve zu höheren Pegeln verschoben
- **Akustische Stimmklanganalyse** ▪ Abb. 16.21:
  - Als Hinweis für instabile Stimmqualität Streuungen der Messwerte: Irregularitätswerte (x-Achse) im Normbereich, Rausch-Komponente (y-Achse) teilweise im pathologischen Bereich mit hoher Standardabweichung

Differenzialdiagnostisch sind laryngeale Soormanifestationen, insbesondere bei inhalativer Kortisontherapie auszuschließen.

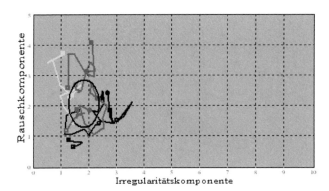

Abb. 16.21 Akustische Stimmklanganalyse bei chronischer Laryngitis mit Leukoplakiebildung (Beispiel 6)

Beispiel 7: Differenzialdiagnose Soorlaryngitis (männlich, 49 Jahre)

— **Anamnese:**
  — Plötzliche Heiserkeit ohne vorangegangene überdurchschnittliche Stimmbelastung, beim Singen rasche Stimmermüdung, Einschränkungen bei hohen Tönen
  — Bekanntes Asthma bronchiale mit Notwendigkeit einer regelmäßigen inhalativen Kortisontherapie
— **Laryngoskopie** ◘ Abb. 16.22:
  — Beidseits weißliche Auflagerungen, die zunächst wie Leukoplakien imponierten
— **Differenzialdiagnostische Überlegungen:**
  — Anamnese und Verlauf sprach gegen eine laryngeale Präkanzerose, so dass unter Verdacht auf Soorlaryngitis mit einer antimykotischen Therapie begonnen wurde. Die Verlaufskontrolle ◘ Abb. 16.23 nach einer Woche zeigte eine vollständige Rückbildung. Der Patient nahm seine berufliche Tätigkeit als Sänger wieder auf.

16.4 Larynxpapillomatose

Papillome gehören zu den benignen epithelialen Tumoren. Sie können sich an den Stimmlippen, aber auch supraglottisch, subglottisch, pharyngeal und trachealbronchial manifestieren, wobei solitäre oder multiple Wachstumsformen gefunden werden. Prinzipiell können sie auf allen Schleimhäuten des Körpers auftreten. Sie sind Folge einer HPV-Infektion (HPV = Human Papilloma Virus). Mittels DNA-Studien wurden bisher 118 HPV-Typen identifiziert. Für HPV-Infektionen des Respirationstraktes sind insbesondere die „low-risk"-Stämme HPV 6 und HPV 11 verantwortlich, die etwa 90 % aller respiratorischen Papillomatosen verursachen (Xue et al. 2010). Infektionen mit dem „high risk"-HPV-Typ 16 geht mit einem höheren Risiko einer malignen Entartung einher. Bei Kopf-Hals-Tumoren wird HPV 16 regelmäßig bei Tonsillenkarzinomen und Oropharynxkarzinomen gefunden, seltener bei oralen und laryngealen Karzinomen (Hobbs et al. 2006).

Es sind zwei Verlaufsformen bekannt: die juvenile und adulte Papillomatose.

Die juvenile Papillomatose manifestiert sich meist zwischen dem 2. und 4. Lebensjahr. Neben heiserem Stimmklang tritt sehr bald Atemnot mit inspiratorischem Stridor auf.

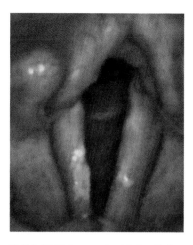

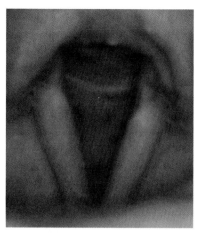

◨ **Abb. 16.22** Laryngoskopiebefund bei Soorlaryngitis (Beispiel 7)

◨ **Abb. 16.23** Verlaufskontrolle bei Verdacht auf Soorlaryngitis

Larynxpapillome im frühen Erwachsenenalter (adulte Papillomatose) treten bevorzugt zwischen dem 2. und 4. Lebensjahrzehnt auf. Der Krankheitsverlauf mit Erstmanifestation im Erwachsenenalter verläuft meist weniger aggressiv. Symptome sind weniger selten Atemnot, dafür jedoch regelmäßig Heiserkeit. Häufig treten Rezidive auf, die wegen ihres nicht unerheblichen Risikos der malignen Entartung einer chirurgischen Intervention bedürfen.

Therapeutisch wird die Mikrolaryngoskopie mit CO_2-laserchirurgischer Abtragung und adjuvanter intraläsionaler Cidofovir-Applikation (Offlabel-use) empfohlen. Die Cidofovir-Injektion sollte prophylaktisch nach 4–8 Wochen wiederholt werden.

Mikrolaryngoskopische Verlaufskontrollen in Allgemeinnarkose sind heute durch die verbesserten endoskopischen Untersuchungsmethoden abgelöst worden.

■ **Typische Untersuchungsbefunde**

Die Verdachtsdiagnose einer Larynxpapillomatose kann in der Regel laryngoskopisch gestellt werden, da die laryngealen Befunde typisch sind. Man erkennt sie als flächige blumenkohlartig exophytisch wachsende Veränderungen auf den Stimmlippen bzw. auf der betroffenen Schleimhaut ◨ Abb. 16.24. Bei Befall der Stimmlippen ist die Schwingungsfähigkeit vermindert bis aufgehoben. Bei hochgradiger Heiserkeit kann die Stroboskopie nicht mehr eingesetzt werden. Gelegentlich können auch tracheale und bronchiale Papillomherde beobachtet werden ◨ Abb. 16.25.

Patienten mit laryngealen Papillommanifestationen sind meist hochgradig heiser. Auditiv lassen sich nicht nur raue Anteile, sondern auch behauchte Stimmklanganteile durch Glottisschlussinsuffizienzen feststellen.

Durch die Phonationsanstrengung, aber auch durch den erhöhten Luftverbrauch ist bei insuffizientem Stimmlippenschluss die stimmhafte Phonation verkürzt. Dementsprechend sind Phonationsquotient und s/z-Ratio pathologisch.

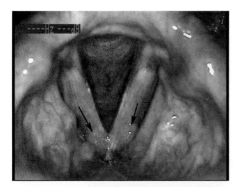

□ Abb. 16.24 Larynxpapillomatose: Papillomherde im vorderen Drittel beider Stimmlippen

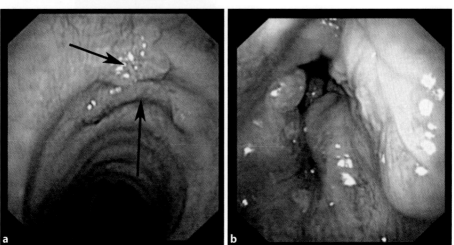

□ Abb. 16.25 Tracheale Papillomherde (**a**) bei einem Patienten mit ausgedehnter Larynxpapillomatose (**b**)

Je nach Ausdehnung der Papillomherde finden sich mehr oder weniger auffällige Einschränkungen der stimmlichen Leistungsfähigkeit, die sich im Stimmfeld meist durch ein verkleinertes Stimmfeld abzeichnen.

Im Heiserkeitsdiagramm lassen sich oft erhöhte Irregularitäts- und Rauschwerte messen.

Beispiel 8: Adulte Larynxpapillomatose (weiblich, 21 Jahre)
- **Anamnese:**
  - Seit vier Wochen bestehende Heiserkeit
- **Auditive Stimmklangbeurteilung** ▶ CD-Track 5:
  - R 2 B 2 H 2
- **Phonationsquotient:**
  - 195 ml/s (gering pathologisch)
- **Laryngostroboskopie** □ Abb. 16.26:
  - Papillomrasen entlang des gesamten intermembranösen Stimmlippenanteils beidseits mit Befall der vorderen Kommissur (linkes Bild); stroboskopisch eingeschränkte Stimmlippenschwingungsfähigkeit und insuffizienter Stimmlippenschluss (rechtes Bild)

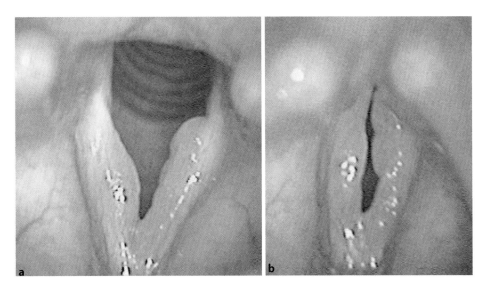

Abb. 16.26a,b Laryngostroboskopischer Befund bei adulter Larynpapillomatose (Beispiel 8 **a**: Respiration **b**: Phonation)

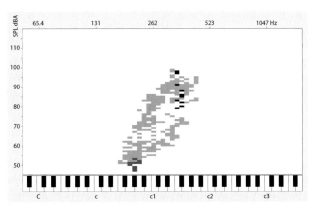

Abb. 16.27 Stimmfeld bei adulter Larynxpapillomatose (Beispiel 8)

- **Stimmfeldmessung** Abb. 16.27:
  - leise Phonation mit SPL-Werten <50 dB (leises Sprechen = blau, Singen = grün) und maximale SPL-Werte von >90 dB möglich (Rufen = schwarz); eingeschränkter Tonhöhenumfang der Singstimme (grün), Singen im Tonhöhenumfang von 15 Halbtönen, jedoch nur im Brustregister
- **Akustische Stimmklanganalyse** (Heiserkeitsdiagramm) Abb. 16.28:
  - Im Gegensatz zum auditiven Eindruck einer hochgradigen Stimmstörung bei ungespanntem Sprechen liegen die akustischen Merkmale (gemessen für ausgehaltene Vokale) nur gering außerhalb der Normbereiche. Die Rauschwerte auf der y-Achse sind in den pathologischen Bereich (bedingt durch pathologische GNE) verschoben.

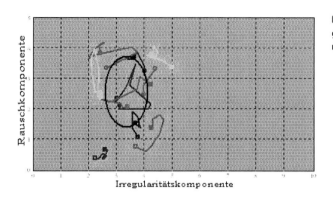

Abb. 16.28 Heiserkeitsdiagramm bei adulter Larynxpapillomatose (Beispiel 8)

16.5   Larynxkarzinom

Larynxkarzinome sind die häufigsten Malignome im Kopf-Hals-Bereich. Etwa 95 % sind Plattenepithelkarzinome. Sie manifestieren sich vorwiegend glottisch (etwa 60 %), in nur etwa 1 % subglottisch und in knapp 40 % supraglottisch. Bei Frühdiagnose und entsprechender Therapieeinleitung haben sie eine gute Prognose.

> **Allgemein gilt, dass jede mehr als drei Wochen bestehende Heiserkeit laryngoskopisch und stroboskopisch abgeklärt werden sollte.**

Für die Entstehung des Larynxkarzinoms ist der Tabakrauch mit polyzyklischen aromatischen Kohlenwasserstoffen, Nitroseverbindungen und aromatischen Aminen das bedeutsamste Karzinogen. Der zweitwichtigste Risikofaktor ist der regelmäßige Alkoholkonsum, der insbesondere für die Entstehung supraglottischer Larynxkarzinome verantwortlich gemacht wird. Ein starker Raucher unterliegt eher dem Risiko der Entstehung eines glottischen Larynxkarzinoms. Aber auch endogene Faktoren (genetische/familiäre Disposition, Ernährung etc.) kommen für die Entstehung in Betracht.

Typischerweise entwickelt sich das Larynxkarzinom nach verschiedenen Stufen chronisch entzündlicher und dysplastischer Epithelveränderungen zunächst zu einem Carcinoma in situ (Cis) mit noch erhaltener Basalmembran zwischen Epithel und Lamina propria. Bei durchbrochener Basalmembran spricht man von einem invasiven Karzinom, dem je nach Ausdehnung verschiedene Tumorstadien zugeordnet werden können. Histologisch handelt es sich meist um verhornte oder nichtverhornte Plattenepithelkarzinome. Kriterien wie Tumorlokalisation und -ausdehnung, Auftreten von Lymphknoten- und Fernmetastasen werden für die Stadieneinteilung herangezogen, die wiederum Therapiewahl und Prognose bestimmen ◻ Tab. 16.2, ◻ Tab. 16.3.

◾ **Typische Untersuchungsbefunde**
Mit der Laryngostroboskopie wird meist bereits die Verdachtsdiagnose gestellt, sowie Tumorausdehnung und -stadium eingeschätzt ◻ Abb. 16.29.

◨ Tab. 16.2 UICC-Klassifikation des Larynxkarzinoms (in Probst et al. 2004)

T-Stadium	Supraglottisches Larynxkarzinom	Glottisches Larynxkarzinom	Subglottisches Larynxkarzinom
T is	Carcinoma in situ	Carcinoma in situ	Carcinoma in situ
T 1	Tumor auf einen Unterbezirk der Supraglottis beschränkt, normale respiratorische und phonatorische Stimmlippenbeweglichkeit	T 1 a: Tumor auf eine Stimmlippe begrenzt T 1 b: Tumorbefall beider Stimmlippen	Tumor auf Subglottis begrenzt
T 2	Tumor infiltriert Schleimhaut von mehr als einem benachbarten Unterbezirk der Supraglottis oder der Glottis oder eines Anteils außerhalb der Supraglottis (z. B. Zungengrund, Vallecula, mediale Wand des Sinus piriformis), keine Larynxfixation	Tumorausbreitung auf Supraglottis und/oder Subglottis und/oder respiratorische Stimmlippenbeweglichkeit eingeschränkt	Tumor breitet sich auf eine oder beide Stimmlippen aus, diese mit normaler oder eingeschränkter respiratorischer Beweglichkeit
T 3	Tumor auf den Larynx begrenzt, Stimmlippenfixation, und/oder Infiltration des Postkrikoidbezirks oder des präepiglottischen Gewebes	Tumor auf den Larynx begrenzt mit Stimmlippenfixation und/oder Invasion der Postkrikoidregion und/oder des präepiglottischen Gewebes und/oder des paraglottischen Raumes mit geringgradiger Erosion des Schildknorpels	Tumor auf den Larynx begrenzt, Stimmlippen fixiert
T 4 a	Tumor infiltriert durch den Schildknorpel, Ausbreitung außerhalb des Kehlkopfes in Trachea, Halsweichteile, äußere Zungenmuskulatur, gerade Halsmuskulatur etc.		
T 4 b	Tumor infiltriert den Prävertebralraum, mediastinale Strukturen oder umschließt die A. carotis interna		

Bei Tumormanifestation im glottischen Bereich lässt die Stroboskopie aus Schwingungsverhalten und Randkantenverschieblichkeit Rückschlüsse auf ein infiltratives Wachstum zu. Die stroboskopische Stimmlippenbeweglichkeit gilt als wichtigstes Kriterium für die Differenzierung zwischen Präkanzerose und malignem infiltrativem Tumorwachstum. Die Beurteilung der phonatorischen und respiratorischen Stimmlippenbeweglichkeit ist für die Tumorstadieneinteilung unverzichtbar. Die Laryngostroboskopie hat nicht nur für die Früherkennung und Stadieneinteilung hohe klinische Relevanz, sie eignet sich darüber hinaus hervorragend für Tumornachsorgeuntersuchungen. Durch gerätetechnische Verbesserungen mit hoher Licht- und Bildqualität kann sie in vielen Fällen routinemäßig durchgeführte diagnostische mikrolaryngoskopische Untersuchungen in Allgemeinanästhesie ersetzen.

Bei multimorbiden Patienten mit Verdacht auf ein Larynxmalignom eignet sich die Laryngoskopie darüber hinaus zur indirekten Biopsie in Lokalanästhesie zur Diagnosesicherung ◨ Abb. 16.30.

Glottische Karzinome fallen frühzeitig durch Heiserkeit auf und können bereits in prognostisch günstigen Frühstadien diagnostiziert werden.

Stadium	T	N	M
0	T is	N 0	M 0
I	T 1	N 0	M 0
II	T 2	N 0	M 0
III	T 3	N 0	M 0
	T 1–3	N 1	M 0
IV A	T4	N 0–1	M 0
	T 1–4	N 2	M 0
IV B	T 1–4	N 3	M 0
IV C	T 1–4	N 0–3	M 1

Tab. 16.3 UICC-Stadieneinteilung des Larynxkarzinoms (in Probst et al. 2004)

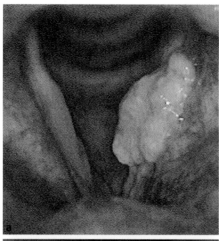

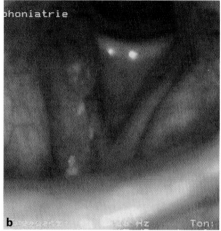

Abb. 16.29 Beispiele für glottische Larynxkarzinome **a**: linksseitig mit supraglottischer Ausdehnung, **b**: rechtsseitig

Maximale Tonhaltedauer, Phonationsquotient und s/z-Ratio zeigen meist pathologische Werte.

Stimmliche Defizite manifestieren sich bei Glottiskarzinomen bereits im Frühstadium sowie bei fortgeschrittenen supra- bzw. subglottischen Karzinomen mit glottischer Beteiligung. Die Stimmfeldmessungen ergeben Einschränkungen der Sing- und Sprechstimmfunktionen (eingeschränkter Tonhöhenumfang, Pianoverlust, Forteverlust), Frühstadien supraglottischer Larynxkarzinome wirken sich auf Stimmleistungsparameter zunächst nicht aus.

Irregularitäten der Stimmlippenschwingungen, stroboskopischer Stillstand, fehlende Randkantenverschieblichkeit und Schlussinsuffizienz der Glottis bedingen pathologische Periodizitätsmessungen und höhere spektrale Geräuschbeimengungen im Stimmklang. Bei hochgradig dysphonen und aphonen Stimmen sind Periodizitätsanalysen nicht mehr zu verwenden, da die fehlende Grundtonerkennung Werteberechnungen unmöglich macht.

Abb. 16.30 Untersuchungssituation der indirekten Laryngoskopie zur diagnostischen Biopsiegewinnung

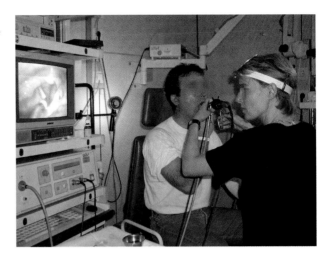

Abb. 16.31 Laryngostroboskopischer Befund bei glottischem Larynkarzinom rechts (Beispiel 9)

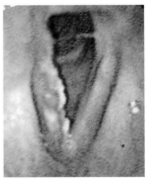

Während laryngostroboskopische Untersuchungen differenzialdiagnostische Entscheidungskriterien liefern, eignen sich Stimmfeldmessungen und akustische Stimmklanganalysen für Therapie- und Verlaufsbeurteilungen und Qualitätssicherung. Neben dem Ziel der erfolgreichen Tumorbekämpfung orientieren sich Therapiekonzepte zunehmend an der posttherapeutischen Lebensqualität der Patienten. Stimmdiagnostische Beurteilungen liefern hierfür wichtige Argumente und Informationen.

Beispiel 9: Glottisches Larynxkarzinom rechts Stadium T 2 N 0 M 0 (männlich, 71 Jahre)
- **Vorgeschichte:**
  - progrediente Stimmverschlechterung seit einigen Monaten
  - seit Jahren Nichtraucher, früher bis zu 30 Zigaretten täglich
- **Auditive Stimmklangbeurteilung** ▶ CD-Track 27:
  - R 1–2 B 1 H 1–2
- **Laryngostroboskopie** Abb. 16.31:
  - Exophytische Veränderung im Bereich der rechten Stimmlippe mit unruhiger Oberfläche und leukoplakischen Auflagerungen; respiratorische Beweglichkeit der Stimmlippe erhalten, stroboskopisch phonatorischer Stillstand rechts

◨ **Tab. 16.4** Ursachen von Stimmlippenlähmungen (modifiziert nach Böhme 2003)

Ursachen	zusätzliche Erklärungen
Bronchialkarzinom und thoraxchirurgische Eingriffe, häufigste Ursache einer Stimmlippenlähmung	Im Bereich der oberen Thoraxapertur, der supraaortalen Arterien oder in Höhe des Aortenbogens, vorwiegend links
Ösophaguskarzinom	Oberes Drittel, postoperativ
Mediastinalerkrankungen	Morbus Hodgkin, Non-Hodgkin-Tumoren, Metastasen
Ösophagusoperationen	Pulsionsdivertikel
Eingriffe an Schilddrüse und Nebenschilddrüsen, zweithäufigste Ursache einer Stimmlippenlähmung	
Neck dissection, scharfes oder stumpfes Halstrauma	Unfälle, Strangulation, Mediastinoskopie
Intubationsnarkose	Überdehnung des N. vagus durch Lagerung
Entzündliche Erkrankungen	Grippe, Neuroborreliose u. a.
Neurotoxische Ursachen	Medikamentös bedingte Vagus-Rekurrensparesen (z. B. Zytostatika wie Vincristin®)
Herz- und Gefäßerkrankungen	Aneurysmen der Aorta, Perikarditis, nach herzchirurgischen Eingriffen (Ductus Botalli, Herz-Lungen-Transplantation), rekonstruktive Karotischirurgie
Hirnnerven- und Hirnstammsyndrome	Syndrom nach Tapa, Avellis, Schmidt, Vernet, Collet und Siccard, Villanet, Garcin, Wallenberg
Im Kindesalter	Kongenital, erworben (z. B. Arnold-Chiari-Syndrom)
Idiopathisch	

16.6   Stimmlippenlähmungen

Der Nervus vagus ist von zentraler Bedeutung für die Kehlkopffunktion. Mit seinen Ästen N. laryngeus superior und N. laryngeus recurrens (mit seinem Endast N. laryngeus inferior) übernimmt er motorische und sensible Funktionen. Je nach Schädigungsort ergeben sich typische Lähmungsbilder. Die Ursachen von Stimmlippenlähmungen sind heterogen ◨ Tab. 16.4. Je nach Befund sollte zwischen einer Parese (inkomplette Lähmung) und einer Paralyse (komplette Lähmung) unterschieden werden, allerdings werden beide Begriffe in der Fachliteratur nicht immer getrennt. Insbesondere in der englischsprachigen Literatur wird der Begriff Parese für alle Lähmungsbilder bevorzugt.

Die Strumektomie ist nach neuesten Zahlen nur die zweithäufigste Ursache für eine Lähmung. Bei benignen Schilddrüsenerkrankungen treten in 3,4 % der Fälle temporäre Rekurrensparesen auf, jedoch nur 0,3 % permanente. Bei Malignomen finden sich postoperativ 7,2 % temporäre und 1,2 % permanente Paresen (Steurer et al. 2002).

Die einseitige Rekurrensparese (unilateral recurrent laryngeal nerve paralysis = URLNP) nach thoraxchirurgischen Eingriffen ist mit Häufigkeiten zwischen 7,0 %

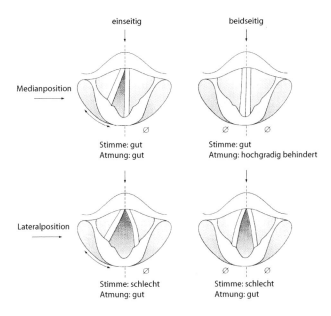

Abb. 16.32 Stimmqualität und Atmung in Abhängigkeit von der Stimmlippenstellung bei Ein- und Beidseitigkeit der Parese

und 36,2 % eine bekannte Komplikation (Hulscher et al. 1999; Pierre et al. 2000; Filaire et al. 2001; Orringer et al. 2001). Im klinischen Alltag wird ihr noch zu wenig Beachtung beigemessen, im Besonderen hinsichtlich der Lebensqualität der Patienten (Baba et al. 1999; Zumtobel et al. 2006). Es besteht daher Bedarf nach einer intensiveren interdisziplinären Diagnostik und Intervention.

Differenzialdiagnostisch kommen im Falle von Stimmlippenmotilitätsstörungen auch myogene Ursachen im Sinne von Muskelschwächen und arthrogene Ursachen, z. B. eine Ankylose im Krikoarytaenoidgelenk oder eine Aryknorpelluxation in Betracht.

16.6.1 Lähmungen des N. laryngeus recurrens

Die Symptomatik einseitiger Lähmungen ist abhängig von Stellung und Tonus der betroffenen Stimmlippe **Abb. 16.32**. Die gelähmte Stimmlippe kann entweder median, etwas seitlich von der Mittellinie (paramedian), in Zwischenposition (intermediär) oder in Respirationsstellung (lateral) stehen. Der früher gebräuchliche Begriff „Kadaverstellung" sollte im Umgang mit Patienten besser nicht verwendet werden.

In der klinischen Praxis stellt sich die Frage nach der Art und Notwendigkeit einer therapeutischen Intervention, wenn bei insuffizientem Stimmlippenschluss Dysphonie, Dysphagie mit/ohne Aspiration und Störungen der tracheobronchialen Clearance auftreten. Bei einseitigen Lähmungen in medianer oder paramedianer Stellung mit gut erhaltenem Tonus kann durch logopädische Therapie meist ein zufriedenstellendes Stimmergebnis erreicht werden. In intermediärer oder lateraler Position hingegen wird die Stimme eine therapieresistente Stimmstörung aufweisen. Logopädische Therapieversuche enden hier meist frustran. In diesen Fällen kann nach Abschätzung der Prognose

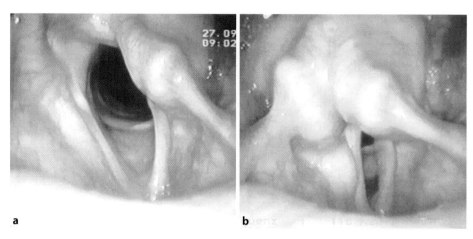

a   **b**

◨ **Abb. 16.33** Einseitige Stimmlippenparese links in Paramedianstellung (**a**) mit vorwiegend behauchter Stimmklangveränderung infolge der Glottisschlussinsuffizienz (**b**)

mit einem phonochirurgischen Eingriff (z. B. Medialisation der Stimmlippe durch endolaryngeale Augmentation oder externe Thyroplastik) eine Stimmklangverbesserung
erreicht werden.

16.6.2 Lähmungen des N. laryngeus superior

Dieser Nerv versorgt sensibel die supraglottische Schleimhaut der Stimmlippen und mo-
torisch den M. cricothyroideus.

Bei einseitiger Lähmung ist die Stimme nur geringgradig betroffen. Durch Spannungs-
verlust kommt es zu Einbußen des Tonhöhenumfangs, die in erster Linie beim Singen
bewusst wahrgenommen werden.

16.6.3 Zentrale Lähmungen

Kortikale und subkortikale Prozesse führen nicht zu typischen Lähmungserscheinungen.
Hier stehen Bewegungsstörungen der Stimmlippen im Vordergrund; es können Koordina-
tionsstörungen der Ab- und Adduktionsbewegungen, Tonusschwankungen, Hyperkinesen
und Dysphagien auftreten. Nicht selten sind diese Befunde nach schweren Schädelhirn-
traumen sowie bei zerebrovaskulären Erkrankungen zu finden.

- **Typische Untersuchungsbefunde**
Die Diagnose einer einseitigen Lähmung des N. laryngeus superior ist nicht immer offen-
sichtlich. Durch die fehlende Dreidimensionalität geht bei der Laryngoskopie der Tiefen-
eindruck verloren. Erst die gezielte Untersuchung verschiedener Phonationsfrequenzen
lässt den Höhenunterschied zwischen den Stimmlippen erkennen.

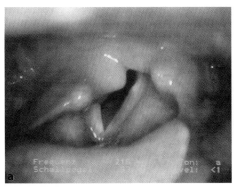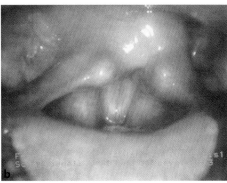

☐ Abb. 16.34 Rechtsseitige Stimmlippenlähmung: trotz paramedianer Fixierung der rechten Stimlippe bei Respiration (**a**) wird bei Phonation ein vollständiger Glottisschluss erreicht (**b**)

Bei einseitigen Paresen des N. vagus ist das führende laryngoskopische Beurteilungskriterium die Stellung der gelähmten Stimmlippe ☐ Abb. 16.33.

Zusätzliche Bewertungskriterien sind respiratorische Restbeweglichkeit und supraglottische Aktivitäten, wie das Einspringen der Taschenfalten. Nach Kruse (1991) ist kompensatorische Taschenfaltenaktivität Folge der Doppelphonationsfunktion mit erhaltener Aktivität des M. ventricularis.

Ein Vorfall des homolateralen Aryknorpels tritt meist bei Vagusschädigung oberhalb des Abgangs des N. recurrens auf. Kruse (2004) vermutet ein Vorkippen des Aryknorpels auch bei kombinierter Läsion des N. recurrens und Ramus externus des N. laryngeus superior. Bei anderen Lähmungsformen ist die Stellung des Aryknorpels eher unauffällig.

Eine Exkavation der Stimmlippe wird prognostisch als schlechtes Zeichen beurteilt. Bei gestörter oder fehlender Innervation des M. vocalis beginnt der Faserabbau, der in einer Atrophie des Muskels mit schlaffem Tonus und Exkavation mündet. Bleibt der Stimmlippentonus trotz respiratorischer Beweglichkeitseinschränkung erhalten, kann mit einer günstigen Prognose mit wahrscheinlicher Restitution der Nervenfunktion gerechnet werden ☐ Abb. 16.34.

Für die phonatorische Funktion ist die stroboskopische Beurteilung des Stimmlippenschlusses wichtig. Bei medianen und paramedianen Stimmlippenfixierungen können Patienten meist einen vollständigen Schluss erreichen. Dazu ist jedoch eine normale Atemfunktion erforderlich, um einen ausreichenden subglottischen Anblasedruck bereitstellen zu können. Je weiter lateral die Stimmlippe von der Mittellinie abweicht, desto schwieriger ist es, kompensatorisch mit der gesunden Stimmlippe einen Glottisschluss zu erreichen. Es resultiert ein breiter Phonationsspalt. In diesem Fall kann die Stroboskopie nicht angewendet werden.

Da der eigentliche Schwingungsvorgang der myoelastisch-aerodynamischen Theorie entsprechend passiv abläuft und vom subglottischen Druck gesteuert wird, können im Falle einer Parese bei möglichem Glottisschluss und Resttonus des M.vocalis ohne Stimmlippenatrophie Schwingungen der Stimmlippen beobachtet werden. Die Stroboskopie kann diese Schwingungsvorgänge visualisieren.

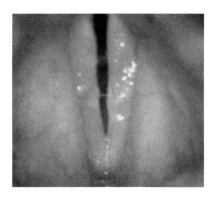

◘ Abb. 16.35 Laryngoskopischer Befund bei beidseitiger Rekurrensparese vor laserchirurgischer Glottiserweiterung

Während bei einseitigen Stimmlippenmotilitätsstörungen meist die Dysphonie im Vordergrund steht, überwiegt bei beidseitigen Störungen die Dyspnoe ◘ Abb. 16.35.

Leitsymptom einseitiger Stimmlippenlähmungen mit insuffizientem Stimmlippenschluss ist der behauchte Stimmklang. Durch den Luftverlust bei Phonation müssen die Patienten häufig bereits nach kurzen Phrasen nachatmen. Nicht selten resultiert eine Belastungsdyspnoe beim Sprechen.

Kann der Patient kompensatorisch einen vollständigen Stimmlippenschluss erreichen, so stören gelegentlich raue Anteile den Stimmklang, insbesondere wenn es durch Tonusdifferenzen bzw. atrophische Gewebeveränderungen zu Irregularitäten und Diplophonien kommt. Patienten mit einseitigen Rekurrensparesen sprechen oft mit unnatürlich hohen Stimmen, um durch zusätzliche Stimmlippenspannung einen besseren Glottisschluss zu erreichen. Bei fehlendem Glottisschluss ist die stimmhafte Phonation deutlich verkürzt (maximale Tonhaltedauer oft nur wenige Sekunden), der Phonationsquotient kann Werte über 250 ml/s erreichen und die s/z-Ratio ist hochpathologisch.

Lähmungen des N. laryngeus superior lassen sich im Stimmfeld leicht durch einen deutlich eingeschränkten Tonhöhenumfang von durchschnittlich einer Oktave und Einschränkungen der Stimmdynamik diagnostizieren.

Auch einseitige Rekurrenslähmungen lassen sich in der Stimmfeldmessung durch eher kleine Stimmfelder erkennen, der Tonhöhenumfang ist in Höhe und Tiefe eingeschränkt. Es werden keine lauten Schalldruckpegel erreicht. Die Rufstimme ist wenig steigerungsfähig, die Stimmdynamik reduziert. Die indifferente Sprechstimmlage liegt meist höher, da durch eine zunehmende Stimmlippenspannung ein besserer Stimmlippenschluss angestrebt wird.

Die Behauchtheit kann teilweise mit Hilfe der Glottal-to-Noise-Excitation-Ratio und Shimmer objektiviert werden. Im Heiserkeitsdiagramm liegen sowohl die Rausch- als auch Irregularitätswerte im pathologischen Bereich. Ist der Stimmklang hochgradig gestört, muss auf Periodizitätsanalysen aus methodischen Gründen verzichtet werden.

Während bei einseitigen Lähmungen die Heiserkeit im Vordergrund steht, ist die beidseitige Stimmlippenlähmung durch Atemnot charakterisiert. In diesen Fällen muss

□ Abb. 16.36 Postoperativer laryngoskopischer Befund nach laserchirurgischer Glottiserweiterung (Resektion des Processus vocalis und posteriore Chordektomie) bei beidseitiger Rekurrensparese (vgl. □ Abb. 16.35)

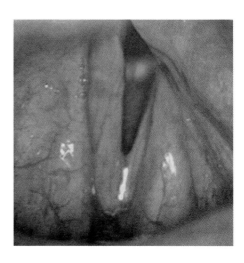

entschieden werden, ob eine glottiserweiternde Maßnahme (z. B. eine laserchirurgische Resektion des Aryknorples mit/ohne partielle posteriore Chordektomie □ Abb. 16.36, Laterofixation nach Lichtenberger) oder im ungünstigen Fall eine Tracheotomie durchgeführt werden muss.

Bei Verdacht auf neurogene Stimmlippenmotilitätsstörungen bzw. zur prognostischen Beurteilung und Therapieentscheidung sind elektromyographische Untersuchungen des Kehlkopfes hilfreich. Die Dichte des EMG und Parameter wie Spitzen(S)-Spitzen(S)-Abstand und Turns/s lassen sich zur Beurteilung einer Stimmlippenparese heranziehen (▶ Abschn. 13.4.2).

Beispiel 10: Linksseitige Rekurrensparese (männlich, 42 Jahre)
— **Vorgeschichte:**
  — zwei Jahre bestehende Stimmlippenlähmung; trotz logopädischer Stimmübungstherapie kein zufriedenstellendes stimmliches Ergebnis
  — Nichtraucher
— **Komorbidität:**
  — Kardiomyopathie
  — Restriktive Lungenerkrankung
— **Akustische Stimmklangbeurteilung** ▶ CD-Track 6:
  — R 1 B 2 H 2
— **Vitalkapazität:**
  — 2500 ml (55 % der Norm, pathologisch)
— **Phonationsquotient:**
  — 312 ml/s (pathologisch)
— **Laryngostroboskopie** □ Abb. 16.37:
  — In Respiration regelrechte Abduktion der rechten Stimmlippe und paramedian fixierte linke Stimmlippe mit Exkavation
  — Bei Phonation durchgehender Glottisspalt

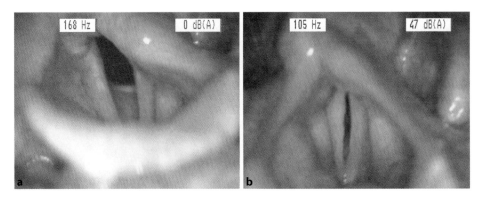

□ **Abb. 16.37** Laryngostroboskopischer Befund bei linksseitiger Stimmlippenlähmung (Beispiel 10)

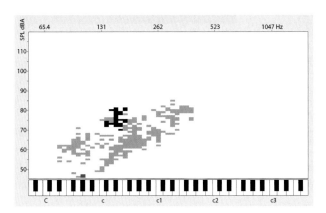

□ **Abb. 16.38** Stimmfeld bei einseitiger Rekurrensparese (Beispiel 10)

— **Stimmfeldmessung** □ Abb. 16.38:
  — leises Sprechen (blau) und Singen (grün) möglich, eingeschränkte stimmliche Steigerungsfähigkeit mit SPL_{max}-Werte beim Rufen von maximal 80 dB; Tonhöhenumfang von 24 Halbtönen jedoch erreicht
— **Akustische Stimmklanganalyse** □ Abb. 16.39:
  — alle Parameter der Heiserkeitsanalysen pathologisch; nicht nur Irregularitätswerte, sondern auch Rauschwerte erhöht

Beispiel 11: Linksseitige Rekurrensparese unklarer Genese (männlich, 65 Jahre)
— **Vorgeschichte:**
  — Vorstellung wegen anhaltender Stimmbelastungsprobleme trotz logopädischer Therapie
  — Hohe berufliche Stimmbelastung (Außendienstmitarbeiter
— **Nikotin:**
  — 15–20 Zigaretten täglich
— **Auditive Stimmklangbeurteilung** ▶ CD-Track 7 und 8:
  — Präoperativ: R 2 B 3 H 3 (▶ CD-Track 7)
  — Postoperativ: R 1 B 0 H 1 (▶ CD-Track 8)

Abb. 16.39 Akustische
Stimmklanganalyse bei einseitiger
Rekurrensparese (Beispiel 10)

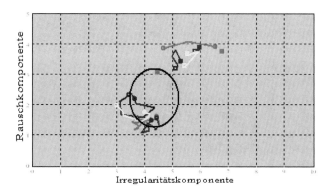

Abb. 16.40 Stimmfeldmessung
bei Rekurrensparese (Beispiel 11)

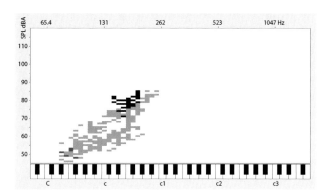

- **Laryngostroboskopie:**
    - Asymmetrische Stellung der Stimmlippen in Respiration mit paramedian fixierter linker Stimmlippe bei Phonation Glottisspalt im mittleren und posterioren Abschnitt
    - Nach externer Medialisation der linken Stimmlippen mit einem Titanimplantat (TV-FMI®) konnte ein vollständiger Glottisschluss erzielt werden.
- **Stimmfeldmessung:**
    - Präoperativ ◘ Abb. 16.40 leises Sprechen (blau) und Singen (grün) bei Schalldruckpegeln um 45 dB (untere Messgrenze des Messprogramms erreicht) möglich; eingeschränkte dynamische Steigerungsfähigkeit bis zur Rufstimme (schwarz)
    - Nach externer Stimmlippenmedialisation ◘ Abb. 16.41 dynamische Steigerungsfähigkei der Rufstimme um mehr als 10 dB verbessert; Tonhöhenumfang von 20 Halbtönen durch Operation nicht wesentlich beeinflusst
- **Akustische Stimmklanganalysen** (Heiserkeitsdiagramm mit Therapieverlauf)
    ◘ Abb. 16.42:
    - Prä- und postoperative Heiserkeitsanalysen: Mittelwerte für alle gehaltenen Vokale (mit Standardabweichung) vor Medialisation im pathologischen Bereich (brauner Kreis), nach Operation objektive Verbesserung der Werte (grüner Kreis)

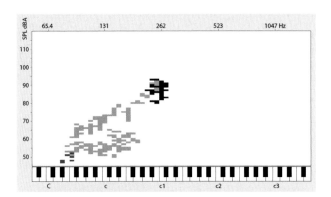

Abb. 16.41 Verlaufskontrolle der Stimmfeldmessung postoperativ (Beispiel 11)

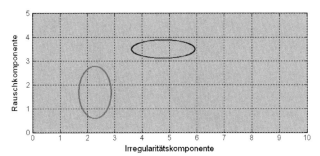

Abb. 16.42 Akustische Stimmklanganalyse bei Rekurrensparese prä- und postoperativ (Beispiel 11)
braun: präoperativ
grün: postoperativ

16.7   Sulcus vocalis

Ein Sulcus vocalis (synonym: Sulcus glottidis) beschreibt eine „Furchen- oder Rinnen-bildung" am freien Stimmlippenrand **Abb. 16.43**, die sich über die gesamte Strecke des membranösen Stimmlippenanteils ausdehnen kann. Im Französischen wird von Bouchayer (1984) diese Form einer angeborenen Dysplasie als „Sulcus vergeture" bezeichnet. Meist bestehen Heiserkeit und Stimmprobleme seit Kindheit oder Jugend.

Neuerdings diskutiert man für die Entstehung eines Sulcus vocalis postentzündliche Narbenbildungen.

Durch eine Fixierung zwischen Stimmlippenepithel und M. vocalis bzw. durch Fehlen der subepithelialen bindegewebigen Verschiebeschicht sind die Stimmlippenschwingungen zum Teil stark beeinträchtigt. Nicht selten resultiert im betroffenen Stimmlippenareal ein insuffizienter Glottisschluss.

Taschenfaltenphonation oder übermäßige Aktivierung des M. cricothyroideus mit Spre-chen in höheren Frequenzbereichen sind reaktiv angewendete Kompensationsstrategien.

Gelegentlich kommt es zur Ausbildung von Stimmlippenpolypen, die von der Basis des Sulcus vocalis entspringen **Abb. 16.44**.

■   **Typische Untersuchungsbefunde**

Ein Sulcus vocalis lässt sich laryngoskopisch in Respirationsstellung als schmale Rinnen-bildung parallel zum freien Stimmlippenrand erkennen. In der Stroboskopie sind Schwin-

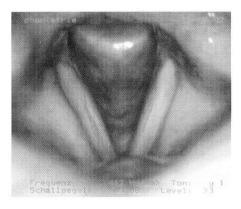

Abb. 16.43 Sulcus vocalis

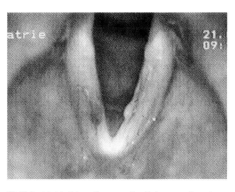

Abb. 16.44 Stimmlippenpolyp links ausgehend von der Basis des Sulcus vocalis mit hämorrhagischer Kontaktreaktion rechts

gungsamplitude und Randkantenverschieblichkeit im betroffenen Bereich vermindert oder gar aufgehoben. Oft können bei Phonation Irregularitäten, Schwingungsasymmetrien oder auch Phasendifferenzen beobachtet werden. Bei beidseitigem Sulcus vocalis imponiert meist eine Schlussinsuffizienz der Glottis bei Phonation.

Je nach Ausprägung des Sulcus vocalis kann der Stimmklang zwischen gering- und hochgradiger Heiserkeit differieren. Je ausgeprägter ein Sulcus, desto auffälliger ist der Stimmklang. Oft beurteilen Patienten ihren Stimmklang weniger auffällig als der Untersucher.

Fehlende Randkantenverschieblichkeit und Asymmetrie der Schwingungen bedingen aperiodische Klanganteile, die auditiv-perzeptiv als Rauigkeit wahrgenommen werden.

Durch hyperfunktionelle Kompensationsversuche zur Verbesserung der Stimmlippenschluss kann die indifferente Sprechstimmlage erhöht sein.

Patienten mit Sulcus vocalis haben Schwierigkeiten, leise zu phonieren. In der Stimmfeldmessung ist die Pianokurve zu lauteren Schalldruckpegeln verschoben, der Tonhöhenumfang eingeschränkt und die indifferente Sprechstimmlage erhöht.

Die Irregularitäten im Stimmklang führen zu hohen Geräuschbeimengungen im Stimmklang, die sich mit Parametern wie Harmonics-to-Noise-Ratio, Signal-to-Noise-Ratio oder Noise-to-Harmonics-Ratio messen lassen. Jitter- und Shimmermessungen sind je nach Störungsgrad nur begrenzt durchführbar. Spektralanalytische Stimmklanganalysen sind durch Geräuschbänder zwischen den Harmonischen gekennzeichnet.

Beispiel 12: Beidseitiger Sulcus vocalis (männlich, 62 Jahre)
- **Anamnese:**
    - Seit mehr als 12 Jahren bestehende Stimmproblematik, zunächst als Folge einer zusätzlich bestehenden Parkinson-Erkrankung angesehen
    - Nichtraucher
- **Auditive Stimmklangbeurteilung** ▸ CD-Track 28:
    - R 2 B 1 H 2
- **Vitalkapazität:**
    - 4000 ml

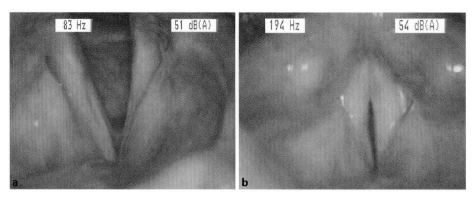

◘ Abb. 16.45 Sulcus vocalis beidseits, **a:** in Respiration, **b:** bei Phonation mit medianer Schlussinsuffizienz (Beispiel 12)

- **Phonationsquotient:**
  - 235 ml/s (pathologisch)
- **Laryngostroboskopie** ◘ Abb. 16.45:
  - Sulcus als Rinnenbildung am freien Stimmlippenrand, verkürzte Schwingungsamplituden und verminderte Randkantenverschieblichkeit im Sulcusbereich
- **Stimmfeldmessung** ◘ Abb. 16.46:
  - Leise Sprechstimme (blau) bei 48 dB: für das Singen im Modalregister (Singstimme: grün) zunächst erhöhter Anblasedruck notwendig einhergehend mit höheren Schalldruckpegeln, im Falsett auch geringere SPL_{min}-Werte erreichbar, Tonhöhenumfang 27 Halbtöne
- **Akustische Stimmklanganalyse** ◘ Abb. 16.47:
  - Instabilität der Stimmsignale durch bizarr verlaufende Kurven und große Streuungen charakterisiert, Mittelwert für alle Phonationen außerhalb des Normalbereiches

16.8 Vocal Fold Mucosal Bridge

„Schleimhautbrücken" (Mucosal Bridge) sind sehr selten auftretende laryngeale Veränderungen (◘ Abb. 16.48). Manche Autoren halten sie für angeborene Stimmlippenpathologien wie auch Sulcus vocalis, Zysten und Microwebs (Bouchayer 1985; Pontes 1994), andere betrachten sie als iatrogene Folgen nach phonochirurgischen Eingriffen (Kocak 2010). Martins et al. (2012) diskutieren die Möglichkeit der Entstehung von Mucosal Bridges als Folge hoher beruflicher Sprechbelastung.

Patienten mit solchen Befunden werden häufig als funktionelle Dysphonien klassifiziert, da laryngostroboskopische Untersuchungen diese Stimmlippenveränderungen meist nicht erkennen lassen. Häufig imponiert ein glatter freier Stimmlippenrand mit verkürzter Schwingungsamplitude und aufgehobener Randkantenverschieblichkeit. Im Falle therapieresistenter Heiserkeit sollte unbedingt eine direkte Mikrolaryngoskopie zur Exploration der Stimmlippen indiziert werden. Die Diagnose „Mucosal Bridge" gelingt fast nur int-

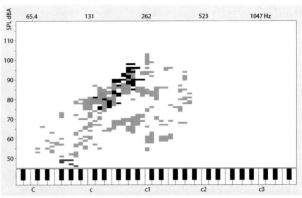

◼ Abb. 16.46 Stimmfeldmessung bei Sulcus vocalis (Beispiel 12)

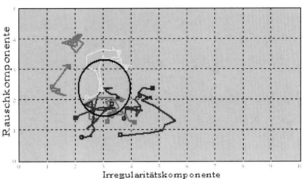

◼ Abb. 16.47 Akustische Stimmklanganalyse bei Sulcus vocalis (Beispiel 12)

raoperativ. Patienten leiden typischerweise unter Heiserkeit bei hoher Sprechbelastung, Anstrengungsgefühl und Globusgefühl.

Mit Verbesserung der endoskopischen Untersuchungstechniken ist eine Verbesserung der Diagnostik auch solch seltener Befunde zu erwarten.

16.9 Stimmlippenzyste

Zystische Veränderungen nehmen ihren Ursprung von kleinen Schleimdrüsen der laryngealen Schleimhaut. Sie sind subepithelial im intermembranösen Stimmlippenbereich lokalisiert und meist mit Platten- oder Zylinderepithel ausgekleidet. Mit modernen endoskopischen Techniken sind sie heute leicht von Stimmlippenpolypen und -knötchen abzugrenzen. Nur selten ist ein spontaner Rückgang zu beobachten, so dass phonochirurgische Interventionen zu empfehlen sind. Die visuelle Schwingungsanalyse liefert einen wesentlichen Beitrag für die Planung des operativen Vorgehens.

Je nach Lokalisation und Größe führen sie zu Stimmbeschwerden: Heiserkeit, Anstrengungs- und Globusgefühl und Räusperzwang.

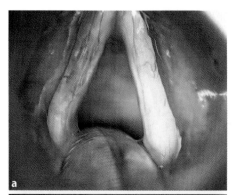

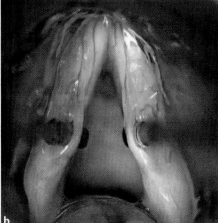

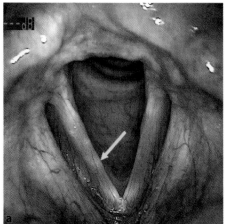

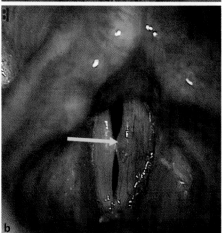

◘ **Abb. 16.48a,b** Intraoperativer Befund bei
beidseitigen Vocal Fold Mucosal Bridges, **a:** Mikro-
laryngoskopischer Ausgangsbefund, **b:** Exploration
der Stimmlippen mit stumpfen mikrochirurgischen
Instrumenten und Darstellen der Vocal Fold Mucosal
Bridges beidseits

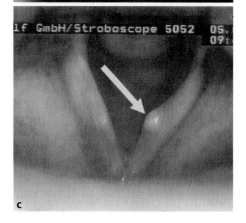

◘ **Abb. 16.49a–c** Subepithelial gelegene Stimmlippenzysten

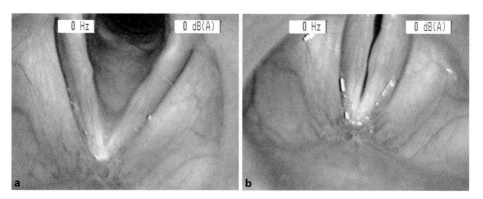

○ Abb. 16.50a,b Laryngoskopischer Befund bei Erstvorstellung (Beispiel 13): Die Stimmlippenzyste lässt sich nicht eindeutig abgrenzen, **a**: Respiration, **b**: Phonation

■ **Typische Untersuchungsbefunde**
Meist sind Stimmlippenzysten als weißliche, kugelige, durch das Epithel durchscheinende Raumforderungen zu erkennen ○ Abb. 16.49.

Die Schwingungsfähigkeit der betroffenen Stimmlippe ist hochgradig vermindert. Durch asymmetrische Massenverteilung können Irregularitäten und asynchrone Schwingungen auftreten.

Die perzeptive Heiserkeit wird sowohl durch raue als auch behauchte Stimmklangveränderungen hervorgerufen. Auch diplophone Stimmklanganteile können auftreten. Die aerodynamischen Werte sind infolge des laryngealen Organbefundes pathologisch.

Patienten mit Stimmlippenzysten verfügen über einen eingeschränkten Tonhöhenumfang und können nicht mehr leise singen: Die Kurve des leisen Singens verschiebt sich in den Fortebereich, die Steigerungsfähigkeit der Sing- und Sprechstimme ist reduziert.

Beispiel 13: Linksseitige Stimmlippenzyste (weiblich, 21 Jahre)
▬ **Anamese:**
— persistierende Stimmprobleme und anhaltender Arbeitsunfähigkeit trotz mehrfacher konservativer Therapieversuche (inklusive logopädischer Therapie)
— Nichtraucherin
▬ **Auditive Stimmklangeburteilung:**
— Präoperativ R 2 B 1 H 2
— Gepresste Stimmgebung
▬ **Phonationsquotient:**
— 270 ml/s (pathologisch) bei normaler Vitalkapazität
▬ **Laryngostroboskopie:**
— Zunächst zeigte sich dem Untersucher das Bild wie bei chronischer Laryngitis, die später diagnostizierte Stimmlippenzyste links markiert sich noch nicht deutlich ○ Abb. 16.50
— Erst im weiteren Verlauf konnte laryngostroboskopisch die subepitheliale Stimmlippenzyste gesichert werden ○ Abb. 16.51

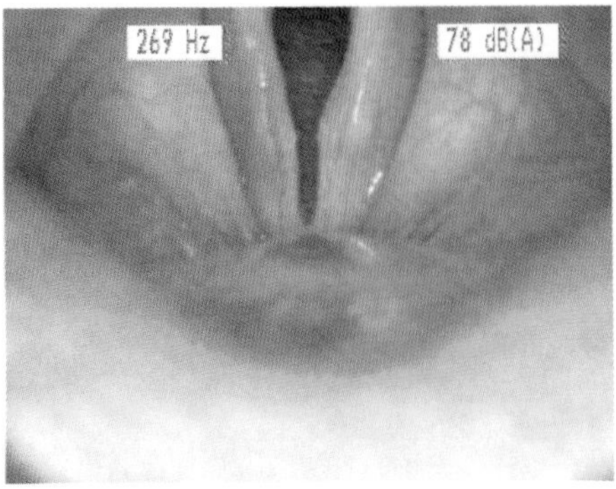

Abb. 16.51 Verlaufskontrolle nach zweimonatiger konservativer Therapie: Stimmlippenzyste links als subepitheliale rundliche Raumforderung abgrenzbar

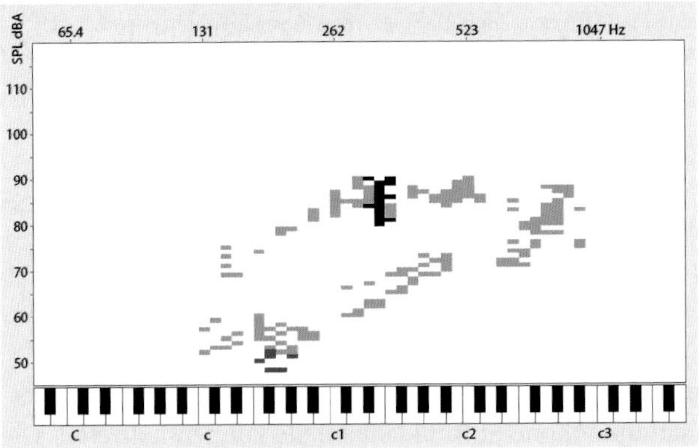

Abb. 16.52 Stimmfeldmessung bei Stimmlippenzyste (Beispiel 13)

- **Stimmfeldmessung** Abb. 16.52:
  - Normale leise Sprechstimme (blau), Rufstimme (schwarz) eingeschränkt steigerbar (maximal 90 dB, für Stimmberuf zu gering), normaler Tonhöhenumfang der Singstimme (grün) mit fast 3 Oktaven (35 Halbtöne), jedoch dynamische Einschränkungen beim Singen sowohl im Piano- als auch Fortebereich
- **Akustische Stimmklanganalyse:**
  - Stimmklang durch irreguläre Klanganteile charakterisiert, einzelne Phonationen mit großen Schwankungen

16.10 Vasektasien an den Stimmlippen und Stimmlippenhämatome

Gefäße mit deutlich größerem Querschnitt werden als Vasektasie oder Teleangiektasie (Gefäßerweiterungen) bezeichnet Abb. 16.53. Teleangiektasien können nicht nur Ausgangspunkt von Stimmlippenpolypen sein, sondern bei hoher stimmlicher Beanspruchung auch Stimmlippeneinblutungen begünstigen. Durch mechanisch wirksame Kräfte können in den Stimmlippen Gewebeverletzungen und Rupturen kleiner Gefäße zu Einblutungen (Stimmlippenhämatom) führen. Als anamnestisch wichtiges Kriterium gilt eine plötzlich einsetzende Heiserkeit nach lautem oder intensivem Stimmgebrauch.

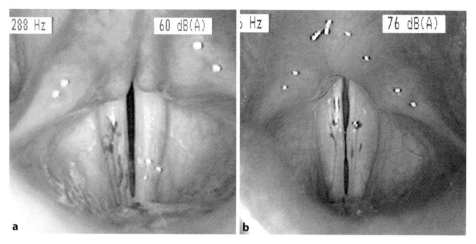

Abb. 16.53a,b Teleangiektatische Stimmlippenbefunde

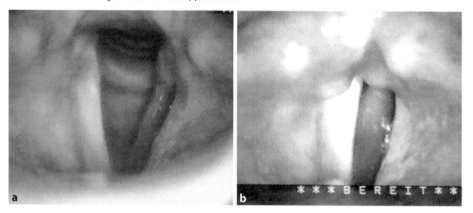

Abb. 16.54a,b Stimmlippenhämatom links, a: Respiration, b: Phonation

Stimmlippenhämatome sind differenzialdiagnostisch sowohl von einer Arbeitshyperämie (nach anstrengender Gesangspartie oder langem Sprechen) als auch von einer Monochorditis (selten auftretende einseitige Stimmlippenentzündung) abzugrenzen.

- **Typische Untersuchungsbefunde**

Auffällig ist die Farbdifferenz beider Stimmlippen ◘ Abb. 16.54. Die betroffene Stimmlippe ist meist dunkelrot, die Gegenseite grau-weiß. Die Schwingungsfähigkeit ist im Hämatombereich vermindert oder sogar aufgehoben, eine Randkantenverschieblichkeit meist nicht erkennbar.

Leitsymptom ist die plötzlich einsetzende und anhaltende mittel- bis hochgradige Heiserkeit nach stimmlicher Anstrengung, gelegentlich tritt auch eine Diplophonie auf.

Im Akutstadium sollte auf eine Stimmfeldmessung sowie akustische Analyse aus Gründen der Schonung verzichtet werden.

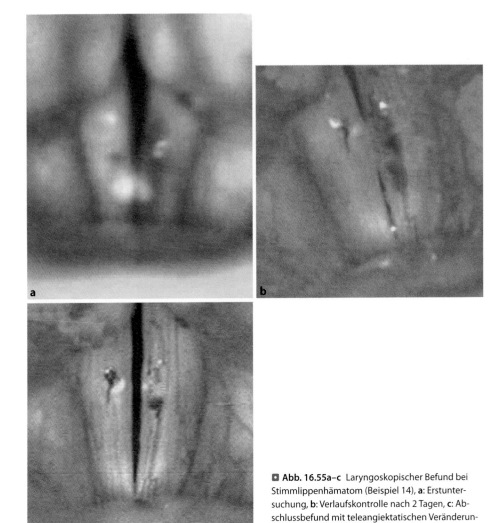

Abb. 16.55a–c Laryngoskopischer Befund bei Stimmlippenhämatom (Beispiel 14), **a**: Erstuntersuchung, **b**: Verlaufskontrolle nach 2 Tagen, **c**: Abschlussbefund mit teleangiektatischen Veränderungen als Ursache für die Hämatomentstehung

Beispiel 14: Linksseitiges Stimmlippenhämatom (weiblich, 46 Jahre)
- **Anamnese:**
    - Plötzliche Heiserkeit nach intensiver Probenarbeit
    - Sopranistin, Konzertfach
    - Nichtraucherin
- **Auditive Stimmklangbeurteilung:**
    - R 2 B 2 H 2
- **Laryngostroboskopie:**
    - Bei Erstuntersuchung Hämatom der linken Stimmlippe **Abb. 16.55a**

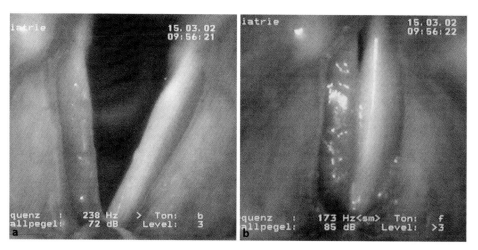

Abb. 16.56a,b Hämatom der rechten Stimmlippe nach Schilddrüsenoperation, **a**: Respiration, **b**: Phonation

- **Verlauf:**
  - Unter antiphlogistischer und abschwellender Therapie sowie Stimmruhe rasche Rückbildung des Hämatoms **▯** Abb. 16.55b
  - Nach weiteren 10 Tagen beiderseits teleangiektatische Veränderungen auf den Stimmlippen erkennbar **▯** Abb. 16.55c
- **Procedere:**
  - Um einem Rezidiv des Stimmlippenhämatoms vorzubeugen, wurde die laserchirurgische Verödung der Teleangiektasien im Rahmen einer direkten Mikrolaryngoskopie empfohlen.

16.11 Laryngeale Intubationsschäden

Unmittelbar nach Intubationen klagen Patienten meist über pharyngeale und laryngeale Beschwerden. Intubationsschäden können Schleimhautschwellungen, Hämatome **▯** Abb. 16.56, Ödeme, Stimmlippenmotilitätsstörungen und auch Granulationsgewebsbildungen umfassen (Echternach 2011).

Eckerbom et al. (1986) unterteilen Intubationsschäden in drei Grade:
- **Grad I**: Rötungen (Hyperämie oder Entfärbungen der Schleimhaut, Ödeme,
- **Grad II**: Ulzerationen und Nekrosen des Epithels und der Lamina propria,
- **Grad III**: Tiefe Ulzerationen und Nekrosen bis auf den Knorpel reichend.

Prädilektionsstelle für mechanische Tubusschädigungen ist der interkartilaginäre Glottisbereich. Bereits nach kurzzeitiger Intubation kann es zu umschriebenen mechanischen und nachfolgend entzündlichen Veränderungen kommen, die zur Ausbildung von Intubationsgranulomen führen können. Typischerweise entstehen Intubationsgranulome **▯** Abb. 16.57

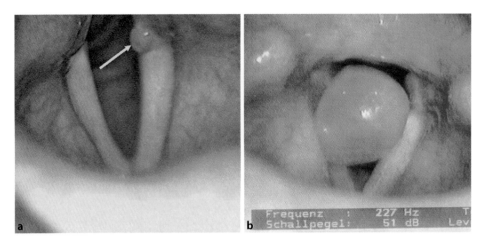

◻ **Abb. 16.57** Beispiele für Intubationsgranulome

mit zeitlichem Abstand zur Intubation. Die Patienten klagen über Heiserkeit, Druckgefühl und Räusperzwang.

- **Typische Untersuchungsbefunde**

Bei der Kehlkopfuntersuchung zeigen sich meist rundliche Raumforderungen im interkartilaginären Bereich der Stimmlippen, die den Glottisschluss behindern.

Je nach Größe und Lage des Granuloms kann die Stimme normal klingen, aber auch Störungen aufweisen.

Die indifferente Sprechstimmlage ist meist nicht verändert.

Bei großen Intubationsgranulomen mit Behinderung des Stimmlippenschlusses und der Stimmlippenschwingungsfähigkeit finden sich Leistungseinschränkungen in der Stimmfeldmessung.

Akustische Stimmklanganalysen zeigen je nach Störungsbild unterschiedliche Werte.

Beispiel 15: Intubationsgranulom (männlich, 54 Jahre)

— **Anamnese:**
  — Routinemäßige postoperative Laryngoskopie nach mehrstündiger Schilddrüsenoperation mit Sternotomie
  — Nichtraucher

— **Laryngostroboskopie:**
  — Am 3. postoperativen Tag oberflächliche Epithelverdickungen im Bereich der Aryknorpel (Pachydermien mit Kontaktulzera) ◻ Abb. 16.58
  — Nach 3 Wochen kleines Intubationsgranulom rechts ohne Behinderung des Stimmlippenschlusses ◻ Abb. 16.59

◻ **Abb. 16.58** Interkartilaginäre Pachydermie mit
Kontaktulzera nach Intubation (Beispiel 15)

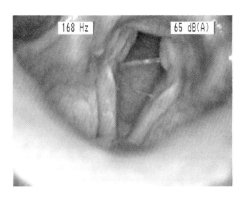

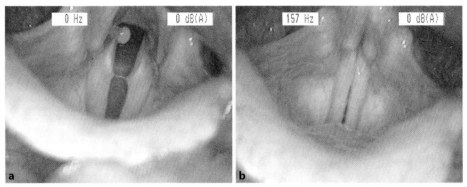

◻ **Abb. 16.59a,b** Kleines Intubationsgranulom rechts nach 3 Wochen (**a**) ohne Glottisschlussinsuffizienz (**b**)

16.12 **Mutationsdysphonien**

Mutationsstörungen sollten nicht nur stimmdiagnostisch, sondern auch interdisziplinär pädiatrisch-endokrinologisch abgeklärt werden. Eine physiologische Mutation liegt vor, wenn etwa zwischen dem 11. und 16. Lebensjahr der Stimmwechsel eintritt und nach etwa 2 Jahren abgeschlossen ist. Bei Knaben senkt sich die Sprechstimme etwa um eine Oktave ab, bei Mädchen um eine Terz bis maximal Quinte.

Es können verschiedene pathologische Verlaufsformen auftreten: die Mutation kann zu früh (Mutatio praecox), zu spät (Mutatio tarda) oder gar nicht (persistierende Kinderstimme) eintreten bzw. unvollständig (Mutatio incompleta) oder zu lang (Mutatio prolongata) verlaufen. In Einzelfällen wurde ein unnatürliches Absenken der Sprechstimme beobachtet (bei Mädchen: perverse Mutation; bei Knaben: Mutationsbass).

Die häufigste Mutationsstörung ist die Mutationsfistelstimme, die überwiegend bei jungen Männern beobachtet wird. Trotz abgeschlossener Pubertät und regelrechtem Kehlkopfwachstum halten die Betroffenen an ihrer kindlichen Stimmlage fest oder werden sogar noch höher. Es liegt eine rein funktionelle, zum Teil psychogen überlagerte Störung vor.

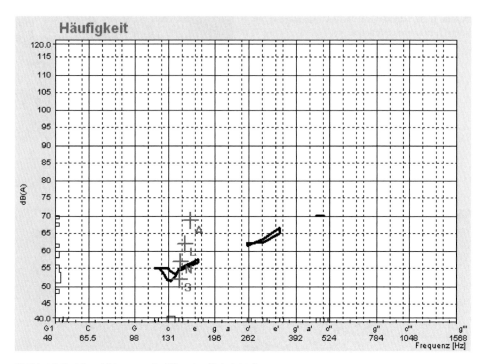

Abb. 16.60 Stimmfeldmessung bei Mutation (Beispiel 16)

■ **Typische Untersuchungsbefunde**
Bei der Mutationsfistelstimme ist die morphologische Struktur des Kehlkopfes regelrecht und zeigt normale männliche Dimensionen. Bei Phonation lässt sich eine typisch hyperfunktionelle Symptomatik erkennen:

- reduzierte Schwingungsamplituden,
- eingeschränkte Randkantenverschieblichkeit,
- lange Schlussphase,
- kurze Öffnungsphase.

Die Stimme klingt bei manchen dicht und klar, bei anderen schrill, kippend oder behaucht. Rauigkeit tritt selten auf.

Durch Verwendung der Falsett-(Fistel-)funktion ist die ungespannte (indifferente) Sprechstimme stark erhöht.

Je nach Schweregrad der hyperfunktionellen Symptomatik können pathologische Abweichungen, aber auch Werte im Normalbereich gemessen werden.

Die Stimmfeldmessung deckt das Fehlen altersphysiologischer tiefer Frequenzbereiche sowohl für die Singstimme als auch Sprechstimme auf. Die Stimme wird in kindlichen Lagen verwendet, allerdings werden selten die Obergrenzen des Tonhöhenumfanges erreicht, die bei Kindern bis in die dreigestrichene Oktave reicht. Die Sprechstimmlage ist viel zu hoch. Die Pianofunktion verschiebt sich zu höheren Schalldruckpegeln.

⬛ Abb. 16.61 Akustische Stimmklanganalyse bei Mutation (Beispiel 16)

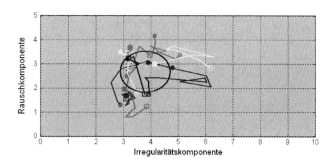

Bei unauffälligem Stimmklang ergeben die Periodizitätsanalysen normale Werte. Eventuell lassen sich behauchte Stimmklanganteile objektivieren.

Beispiel 16: Normale Mutation (männlich, 14 Jahre)

- **Anamnese:**
  - Kippende Stimme und Heiserkeit seit einigen Wochen
- **Auditive Stimmklangbeurteilung** ▶ CD-Track 29:
  - Diplophonie
  - R 2 B 1 H 2
- **Laryngostroboskopie:**
  - Regelrechter morphologischer Larynxbefund mit regelrechtem Schwingungsablauf der Stimmlippen
- **Stimmfeldmessung** ⬛ Abb. 16.60:
  - Dynamische Steigerungsfähigkeit der Sprechstimme eingeschränkt. Keine laute Phonation möglich
  - Singen nahezu unmöglich, da keine Kontrolle über Stabilität der Stimme. Einzelne Töne können von der Stimmfeldsoftware erfasst und gemessen werden, die die Diplophonie zum Ausdruck bringen (zwei getrennte Frequenzbereich erkennbar)
- **Akustische Stimmklanganalyse** ⬛ Abb. 16.61:
  - Große Streuungen der Periodizitätsparameter, in denen die hohen Standardabweichungen der Irregularitätskomponente und der Rauschkomponente zum Ausdruck kommen.
- **Procedere:**
  - Logopädische Stimmübungstherapie zur Stabilisierung der männlichen Sprechstimmlage

Beispiel 17: Testikuläre Feminisierung (weiblich, 14 Jahre)

- **Vorgeschichte:**
  - Die Eltern des Mädchens hatten sich zunächst wegen eines plötzlich einsetzenden Stimmbruchs mit Absinken der Sprechstimmlage an den Kinderarzt gewandt
- **Krankheitsbild:**
  - Die testikuläre Feminisierung ist die ausgeprägte Form des Androgenrezeptordefekts. Bei Genotyp 46, XY und normaler Serumtestosteronkonzentration ist eine Ausprägung der männlichen Geschlechtsmerkmale bei fehlendem Zielmolekül nicht mög-

lich. Der Körper reagiert unter anderem mit einer vermehrten Östrogenproduktion, die für eine weibliche geschlechtliche Entwicklung entscheidend ist. Neben fehlender Sekundärbehaarung entwickeln sich das äußere Genitale (bei fehlender Uterusanlage) und die Brust weiblich. Die Patientinnen weisen einen eindeutig weiblichen Phänotyp auf, weshalb sie gesellschaftlich als Mädchen bzw. Frauen angesehen werden

- **Auditive Stimmklangeburteilung:**
  - R 0 B 0 H 0
- **Laryngostroboskopie:**
  - Keine morphologischen endolaryngealen Auffälligkeiten mit stroboskopisch regelrechtem Schwingungsablauf
- **Stimmfeldmessung** ◘ Abb. 16.62:
  - Unter dem Eindruck einer noch nicht vollständig abgelaufenen Mutation wurde die Patientin nicht angehalten, an ihre stimmlichen Grenzen zu gehen. Dies mag die etwas geringen maximal erreichten Schalldruckpegelwerte beim Rufen und lauten Singen erklären. Viel deutlicher erscheint die Erweiterung des Tonhöhenumfanges in den tiefen Frequenzbereichen. Die leise Sprechstimme war bereits männlich, die mittlere Sprechstimmlage lag bei cis (dunkelgrauer Pfeil). Die für ihr Alter zu erwartende Sprechstimmlage wäre zumindest 8 Halbtöne höher (hellgrauer Pfeil) anzusetzen.
- **Verlauf:**
  - Die veranlasste pädiatrisch-gynäkologische Diagnostik ergab eine testikuläre Feminisierung
  - Trotz umgehender Anti-Testosterontherapie waren die bereits eingetreten Stimmveränderungen nicht mehr reversibel

Beispiel 18: Mutatio praecox (weiblich, 8 Jahre)
- **Ananmese:**
  - Vom niedergelassenen HNO-Facharzt wegen Heiserkeit zugewiesen, zunächst intensive logopädische Therapie wegen vermutlicher orofazialer Dysfunktion
- **Auditive Stimmklangbeurteilung:**
  - R 2 B 1 H 2
- **Laryngostroboskopie:**
  - Unauffälliger Befund
- **Stimmfeldmessung** ◘ Abb. 16.63:
  - Regelrechte Sprechstimmfunktion; Singstimme im tiefen Frequenzbereich sowohl leise als auch laut möglich, Einschränkungen des Tonhöhenumfangs in der Höhe (insgesamt 15 Halbtöne)
- **Akustische Stimmklanganalyse** ◘ Abb. 16.64:
  - Im Heiserkeitsdiagramm für fast alle Vokale pathologisch erhöhte Irregularitäts- und Rauschwerte mit Streuungen
- **Procedere:**
  - Aufgrund der phoniatrisch-logopädischen Untersuchungsbefunde weitere gynäkologische anamnestische Exploration: Menarche mit Beginn des 8. Lebensjahres
  - Es wurden weitere gynäkologische Untersuchungen eingeleitet und regelmäßige phoniatrische Kontrollen empfohlen

■ Abb. 16.62 Stimmfeldmessung
bei testikulärer Feminisierung
(Beispiel 17)

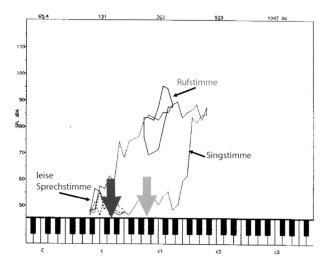

■ Abb. 16.63 Stimmfeldmessung bei V. a. Mutatio praecox
(Beispiel 18)

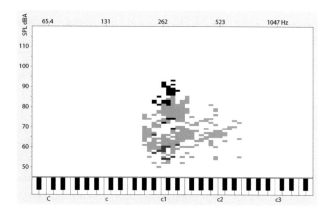

■ Abb. 16.64 Heiserkeitsdiagramm bei V. a. Mutatio praecox
(Beispiel 18)

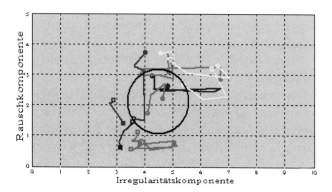

16.13 Stimmveränderungen im Klimakterium

Im Klimakterium kommt es zum fast vollständigen Versiegen der Produktion weiblicher Sexualhormone. Da männliche Hormone in geringen Mengen weiterhin von Nebennieren und Ovarien gebildet werden, tritt eine prozentuale Verschiebung des Verhältnisses zwischen Östrogenen und Androgenen ein.

Schweißausbrüche, Hitzewallungen, Schlafstörungen, Unruhe, Gewichtszunahme (bis zur Adipositas), und Schleimhauttrockenheit zählen zu den typischen biologisch-physischen und psychischen Veränderungen in dieser Lebensphase. Die klimakterischen Beschwerden sind individuell sehr verschieden.

Der Einfluss hormoneller Veränderungen auf die Stimme im Klimakterium wurde in Studien nachgewiesen (Russel 1995; Sinard 1998). Dieser führt zu „Virilisierungserscheinungen" mit Absinken der mittleren Sprechstimmlage in tiefere Lagen (Linville 1987; Boulet u. Oddens 1996), Erweiterung des Stimmumfanges zur Tiefe bei gleichzeitigem Höhenverlust sowie nachlassender Tragfähigkeit und Verlust der stimmlichen Strahlkraft.

Nicht selten geben Frauen im Klimakterium funktionelle Stimmprobleme mit Räusperzwang, Globusgefühl, Hüsteln und Stimmbelastungsproblemen an. Eine klimakterische Dysphonie bedarf sorgfältiger Diagnostik und Therapie, um dauerhafte sekundär funktionelle Folgen zu vermeiden.

In eigenen Untersuchungen wurde stimmlichen Veränderungen und den daraus resultierenden Problemen bei klimakterischen Patientinnen nachgegangen (Schneider et al. 2004): Es wurden 105 Frauen im Alter von 37–66 Jahren (Mittelwert: 53,6 Jahre) in einem Screeningverfahren nach Stimmveränderungen und -problemen befragt. Etwa die Hälfte (n = 49/47 %) gab stimmliche Auffälligkeiten an, bei 35 dieser Patientinnen (33 %) gingen die Stimmveränderungen mit einem Störungs- bzw. Krankheitsgefühl einher. Anschließend wurden einige dieser Patientinnen umfangreich stimmdiagnostisch untersucht und mit einer Gruppe ohne subjektive Stimmveränderungen verglichen. Die Virilisierung der Stimmen konnte bei allen Frauen bestätigt werden. Die indifferente Sprechstimmlage lag bei 175 Hz und damit etwa 4 Halbtöne unterhalb der Sprechstimmlage junger stimmgesunder Frauen mit einer Grundfrequenz von 217 Hz (Saxman u. Burk 1967; Stoicheff 1981; Schneider et al. 2004).

Eine Verstärkung klimakterischer Stimmveränderungen durch Rauchen konnte ausgeschlossen werden (Gilbert u. Weismer 1974), vielmehr scheint Letzteres durch den antiöstrogenen Effekt einen früheren Eintritt der Menopause infolge Anregung metabolischer Prozesse mit Bildung inaktiver Östrogenmetaboliten zu begünstigen. Auf sinkende Östrogenspiegel reagieren postmenopausale Frauen mit Gewebeatrophien, Schleimhauttrockenheit, verminderter Kollagensynthese und Abbau von Muskelmasse (Aloia et al. 1991). Manche neigen auch zu ödematösen Schleimhautschwellungen und Mukosaverdickungen (Sinard 1998). Durch die Massenbelastung der Stimmlippen tritt ein weiteres Absinken der Stimme ein.

Stimmliche Auffälligkeiten in der Menopause sind für Ärzte und Therapeuten eine Herausforderung, zumal persönlicher Ehrgeiz und beruflicher Erfolgsdruck bei den Betroffenen vielfach eine gesunde und leistungsfähige Stimme voraussetzen.

- **Typische Untersuchungsbefunde**

Markante morphologische Veränderungen sind nicht zu erwarten. Gelegentlich imponieren die Stimmlippen trocken mit dyskrinen Schleimauflagerungen. Hin und wieder treten auch Rand- oder sogar Reinke-Ödeme auf, die ätiologisch nicht nur hormonellen Faktoren zuzuordnen sind.

Der Stimmklang kann männliche Klangcharakteristika annehmen. Als Folge der Virilisierungserscheinungen sinkt die ungespannte Sprechstimmlage ab.

Der Tonhöhenumfang der Singstimme zeigt Einschränkungen in der Höhe, erweitert sich jedoch deutlich in die Tiefe. Ein Tonhöhenumfang von mehr als 24 Halbtönen ist keine Seltenheit. Bildlich gesprochen findet eine Linksverschiebung im Stimmfeld statt. Der Übergangsbereich zwischen Kopf- und Brustregister verschiebt sich ebenfalls zu tieferen Frequenzbereichen.

16.14 Presbyphonie

Nach Angaben der WHO wird die Lebensphase nach dem 65. Lebensjahr als „Alter" bezeichnet, auch wenn das chronologische Alter nicht immer dem biologischen entspricht. Mitunter eilen morphologische Veränderungen den funktionellen voraus.

Die stimmlichen Altersveränderungen sind Ausdruck eines komplexen psychophysischen Geschehens. Hierbei muss beachtet werden, dass die Stimmveränderungen nicht nur vom Kehlkopf selbst, sondern auch von Atemapparat, Vokaltrakt und zentralnervösen Regulationen ausgehen. Somit wird die Diagnostik und Therapie der Altersstimme zu einer wichtigen interdisziplinären Aufgabe.

Stimmschädigende Noxen kumulieren im Laufe des Lebens und können Alterungsprozesse beschleunigen, ebenso Überanstrengung der Sprech- und Stimmwerkzeuge. Eine pathologisch veränderte Altersstimme (Presbyphonie) ist von einer Stimme im Alter ohne Krankheitswert abzugrenzen.

Altersstimmveränderungen betreffen viel stärker Männer, da Frauen bereits im Klimakterium stimmliche Veränderungen erfahren. Sie manifestieren sich früher, häufiger und stärker in der Singstimme, weniger in der Sprechstimme.

Hirano (1989) beschrieb die Zunahme kollagener Fasern in der tiefen Schicht der Lamina propria. Diese verlaufen bei Jugendlichen und Erwachsenen parallel zum Stimmlippenrand, im Alter dagegen ungeordnet. Er beschrieb eine Verkürzung der Stimmlippen und Veränderungen der Schleimhautbeschaffenheit. Weiterhin wurden Atrophien elastischer Fasern in der Intermediärschicht der Lamina propria gefunden, die für die Verminderung der elastischen Rückstellkräfte bei Phonation zuständig sind.

Im Alter treten oft Artikulationsprobleme infolge von Zahnverlust bzw. Zahnersatz, Xerostomie als Folge von Speicheldrüsenatrophien (etwa 30 %) und morphologische Veränderungen im Ansatzrohr auf. Diese Faktoren können die Stimmleistung maßgeblich beeinflussen. Bei der Diagnostik presbyphoner Stimmveränderungen darf man altersbedingte Schwerhörigkeiten (Presbyakusis) nicht außer Acht lassen, diese können die audiophonatorische Kontrolle zum Teil erheblich beeinträchtigen ◨ Abb. 16.65.

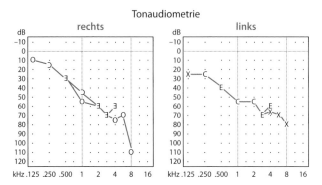

□ **Abb. 16.65** Presbyakusis als Kofaktor der Presbyphonie bei einem 70jährigen Patienten

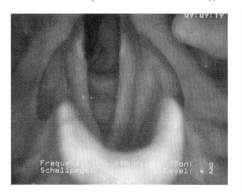

□ **Abb. 16.66** Presbyphonie: Exkavation der Stimmlippen aufgrund der Atrophie des M. vocalis

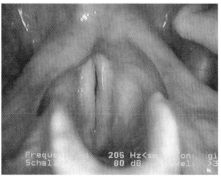

□ **Abb. 16.67** Presbyphonie: Insuffizienter medianer Stimmlippenschluss

Die phoniatrisch-logopädische Therapie der Altersstimme gewinnt in Anbetracht des immer größer werdenden Anteils älterer Menschen in der Gesellschaft eine neue soziale Dimension. Eine leistungsfähige Stimme trägt bis ins hohe Alter zweifellos zur besseren Lebensqualität bei. Eigene Untersuchungsergebnisse bestätigen die positive Beeinflussung von Presbyphonien durch intensive ganzheitlich orientierte logopädische Stimmübungstherapien (Rothschedl 2002).

Bei ausgeprägten laryngealen Muskelatrophien mit medianer Glottisschlussinsuffizienz können phonochirurgische Methoden erfolgreich eingesetzt werden. Mit endolaryngealer Stimmlippenaugmentation oder externer Stimmlippenmedialisation lässt sich ein effizienter Stimmlippenschluss wieder herstellen.

■ **Typische Untersuchungsbefunde**

Charakteristisches morphologisches Zeichen atroph veränderter Stimmlippen ist die Exkavation □ Abb. 16.66 mit unvollständigem Glottisschluss □ Abb. 16.67. Bei Phonation ist die Öffnungsphase verlängert, die Schließungsphase verkürzt. Gelegentlich können Phasendifferenzen und asymmetrische Schwingungsabläufe beobachtet werden.

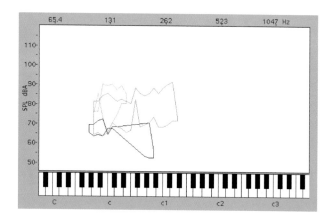

■ **Abb. 16.68** Stimmfeld bei Presbyphonie: Die umhüllende Kurve für die leise Sprechstimme (schwarz) ist nicht nur in den Fortebereich verschoben, sondern charakterisiert eine diplophone Stimme. Die dynamische Steigerungsfähigkeit ist eingeschränkt, laute Phonation limitiert, der Tonhöhenumfang auf 1,5 Oktaven reduziert

Altersstimmen sind auditiv leicht erkennbar, es lassen sich gering- bis mittelgradige Rauigkeiten und Behauchtheiten feststellen. Zusätzlich imponiert der Stimmklang weniger tragfähig und eher klangarm, das Timbre kann matt und brüchig sein.

Durch Abnahme der konstanten Kontraktionsfähigkeit der Stimmlippenmuskelfasern ist ausgehaltene Phonation erschwert, die Stimme kann zittrig klingen. Bei „alten" Sängern ist oft ein Tremolo statt eines Vibratos zu hören. Allerdings kann bei adäquater Stimmhygiene und -pflege die Entwicklung eines besonders satten und wohlklingenden Vibratos erreicht werden.

Die altersphysiologischen Gewebsveränderungen beeinflussen die mittlere Sprechstimmlage. Bei Männern wird sie gelegentlich höher. Die hohe männliche Alterssprechstimmlage wird auch als „Greisendiskant" bezeichnet. Bei Frauen ist die mittlere Sprechstimmlage infolge klimakterischer Veränderungen bereits abgesunken.

Es kommt zu einer Abnahme der respiratorischen Funktion aufgrund zunehmenden Residualvolumens und abnehmender Vitalkapazität: im Vergleich zu einem 30-Jährigen verfügt ein gesunder 75-Jähriger nur noch über eine 75 %ige Vitalkapazität und etwa 55 %ige Einsekundenkapazität.

Dadurch sind Einschränkungen bei Bildung sowohl des stimmlosen als auch des stimmhaften /s:/-Lauts zu erwarten, die sich auf die s/z-Ratio nicht auswirken. Dementsprechend liegt auch der Phonationsquotient bei beschwerdefreier Altersstimme im Normalbereich.

Erst bei zusätzlichen funktionellen Störungen sind pathologische aerodynamische Werte zu erwarten.

Altersphysiologische organische Veränderungen führen zu Abnahme von Tonhöhenumfang und Stimmdynamik ■ Abb. 16.68, denen jedoch durch regelmäßiges Stimmtraining und logopädische Therapie entgegengewirkt werden kann ■ Abb. 16.69.

Die veränderten Schwingungseigenschaften der Stimmlippen und resonatorische Veränderungen führen zu Veränderungen im Klangspektrum.

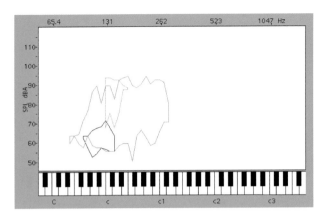

◘ Abb. 16.69 Stimmfeld (gleicher Patient wie Abb. 16.68) nach logopädischer Stimmübungstherapie mit Ausweitung des Tonhöhenumfangs und der Stimmdynamik

16.15 Voice Tremor

Der essenzielle Voice Tremor (Stimmtremor) tritt bevorzugt im Alter ab dem 60. Lebensjahr auf; oft im Zusammenhang mit dem essenziellen Tremor, der etwa 4 % der älteren Bevölkerung, gelegentlich auch schon Personen ab dem 40. Lebensjahr betrifft. Von diesen Patienten leiden etwa 15 % unter einem zusätzlichen essenziellen Stimmtremor.

Akustische Stimmklanganalysen zeigen unregelmäßige und aperiodische stimmliche Modulationen, die im Gegensatz zum regulären und periodischen Vibrato stehen. Im Falle eines Stimmtremors kann die Stimmproduktion nicht willentlich kontrolliert und gesteuert werden. Die tremorartige Stimmproduktion unterliegt nicht kontrollierbaren Schwankungen der Muskelspannung und verläuft ungewollt.

Nachdem Produktion und Resonanz der Stimme vielfältigen muskulären Aktivitäten unterliegt, können die Ursachen auf verschiedenen Ebenen lokalisiert sein:

— Atmung und Atemstrom,
— Stimmlippenadduktion und -abduktion,
— Pharynx,
— Zunge, Kiefer und Gaumen.

Die Ursachen für tremorartige muskuläre Bewegungsstörungen sind nicht genau bekannt. Zentrale und periphere Einflussfaktoren werden diskutiert. Möglicherweise wird Tremor durch abnorme zerebelläre Aktivität und funktionelle Veränderungen im olivozerebellären Steuerungskreis bzw. in der rhythmischen neuronalen Aktivierung des Thalamus bedingt. Beim essenziellen Stimmtremor können pathologische tremorartige Muskelaktivitäten nicht nur bei intrinsischen Muskeln, sondern auch extrinsischen Muskelgruppen auftreten (Koda u. Ludlow 1992):

— M. thyrohyoideus: 100 %,
— M. thyroarytaenoideus: 80 %,
— M. sternothyroideus: 66 %,
— M. cricothyroideus 63 %.

◘ Tab. 16.5 Vocal Tremor Scoring System (nach Bové et al. 2006)

Anatomische Region	Zu prüfende Funktion	Schweregrad des Tremors			
		0 = kein Tremor	1 = geringgradig	2 = mittelgradig	3 = hochgradig
Weicher Gaumen	Ausgehaltenes /i:/				
Zunge	Herausgestreckte Zunge				
Pharynxseitenwand	Ausgehaltenes /i:/				
Kehlkopf gesamt	Ausgehaltenes /i:/				
Supraglottische Region	Ausgehaltenes /i:/				
Stimmlippen	Ausgehaltenes /i:/				

Zur Beschreibung des Stimmtremors wurde vor wenigen Jahren von Bové et al. (2006) ein Scoringsystem vorgeschlagen ◘ Tab. 16.5.

▪ **Typische Untersuchungsbefunde**
Die endoskopische Untersuchung sollte möglichst mit flexiblen Optiken transnasal erfolgen, um extralaryngeale Tremormanifestationen besser erfassen zu können. Zusätzliche Funktionsprüfungen sollten dem Vocal Tremor Scoring System ◘ Tab. 16.5 entsprechend bei herausgestreckter Zunge erfolgen.

Typischerweise finden sich tremorartige Muskelbewegungen im Bereich des Gaumens, der Pharynxseitenwände und/oder des gesamten Kehlkopfes. Patienten mit einem Voice Tremor sind nicht in der Lage, die Grundfrequenz zu halten und willentlich unter Kontrolle zu bringen ◘ Abb. 16.70, ◘ Abb. 16.71.

16.16 Spasmodische Dysphonie

Die spasmodische Dysphonie gehört zu den fokalen Dystonien ◘ Tab. 16.6. Diese sind durch Fehlregulationen der Muskelspannung charakterisiert, die sich durch nicht willentlich beeinflussbare, lang anhaltende Muskelkontraktionen auszeichnen. Die Dystonien zählen heute zu den neurologischen Bewegungsstörungen. Der Begriff wurde bereits 1911 vom Berliner Neurologen Hermann Oppenheim geprägt. Inzwischen konnten Untersuchungen mit moderner Bildgebung und Funktionsanalysen von Gehirnaktivitäten Überaktivitäten in motorischen Hirnarealen detektieren, die für die Entstehung von Dystonien verantwortlich gemacht werden können.

Die spasmodische Dysphonie, auch laryngeale Dystonie oder Stimmlippenkrampf genannt, lässt sich in 2 Formen unterscheiden:
▬ **Adduktortyp** mit unwillkürlichen Muskelkontraktionen in den Adduktoren bei Phonation und mit gepresstem Stimmklang und Stimmabbrüchen (Voice Breaks)

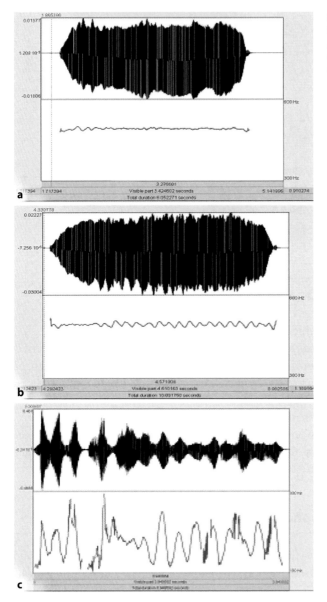

■ **Abb. 16.70a–c** Grundfrequenzanalyse eines gesungenen Vokals /a:/ **a**: ohne Vibrato, **b**: mit Vibrato eines klassisch gesungenen Vokals, **c**: mit Voice Tremor

— **Abduktortyp** (eher selten) mit unwillkürlichen Muskelkontraktionen der Abduktoren bei Phonation und resultierenden Stimmklangveränderungen wie beim Flüstern.

Die Symptome der spasmodischen Dysphonie beginnen allmählich und verschlechtern sich im weiteren Verlauf (Tanner et al. 2012).

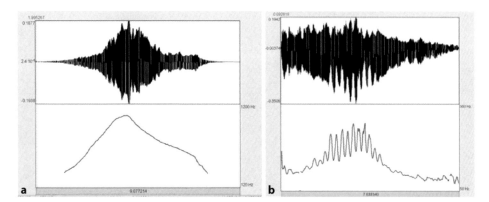

🔲 **Abb. 16.71a–c** Glissando mit Auf- und Abwärtsbewegung der Grundfrequenz, gesungen von einer Gesangs-studentin (**a**) im Gegensatz zu einer Patientin mit Voice Tremor (**b**)

🔲 Tab. 16.6 Einteilung der Dystonien	
Generalisierte Dystonie	**Fokale Dystonie**
Betrifft den gesamten Körper bzw. Teile von ihm	Spasmodische Dysphonie (Stimmlippenkrampf)
Meist schwere Erkrankungen mit Beginn im Kindes- oder Jugendalter und zu schweren Behinderungen führend	Zervikale Dystonie, Torticollis spasmodicus (Schiefhals)
	Blepharospasmus (Lidkrampf)
	Oromandibuläre Dystonie (Mund-, Zungen-, Schlundkrampf)
	Gliederdystonie (Schreibkrampf, Fußdystonie, Musikerkrampf)

- **Typische Untersuchungsbefunde**

Die klinische Symptomatik wird durch den jeweiligen Typ (Adduktor- bzw. Abduktortyp) bestimmt. Abhängig davon findet sich ein entweder krampfartiger oder insuffizienter Glottisschluss. Der Stimmklang klingt entweder gepresst oder behaucht.

Die Diagnostik sollte durch EMG-Untersuchungen des M. vocalis ergänzt werden, um die Diagnose der spasmodischen Dysphonie zu untermauern. Mit EMG-Hilfe kann akustisch oder akustisch/visuell kontrolliert Botulinumtoxin in z. B. den M. vocalis (Adduktortyp) injiziert werden. Die Botulinumtoxininjektion gilt derzeit als Goldstandard zur Behandlung fokaler Dystonie.

Stimmdiagnostik bei funktionellen Dysphonien

17.1   Funktionelle Dysphonien mit
        hypofunktioneller Symptomatik – 240

17.2   Funktionelle Dysphonien mit
        hyperfunktioneller Symptomatik – 241

17.3   Stimmliche konstitutionelle/
        konditionelle Hypofunktion – 242

17.4   Lärmheiserkeit – 243

17.5   Dysodie – 244

B. Schneider-Stickler, W. Bigenzahn, *Stimmdiagnostik,*
DOI 10.1007/978-3-7091-1480-3_17, © Springer-Verlag Wien 2013

Funktionelle Dysphonien sind Stimmstörungen bei „normalem" morphologischen Kehlkopfbefund bzw. bei minimalen Stimmlippenveränderungen, die eher als Folge funktioneller Komponenten zu werten bzw. nicht ursächlich für die Stimmstörung sind. Man geht davon aus, dass den stimmlichen Auffälligkeiten pathologisch veränderte Schwingungsabläufe der Stimmlippen zugrunde liegen.

Im klinischen Alltag diagnostiziert man noch immer viel zu häufig hypo- und hyperfunktionelle Dysphonien, die meist gestützt auf stroboskopische Parameter klassifiziert werden. Eigene Studien an 45 Patienten mit funktionellen Dysphonien unter Heranziehung gebräuchlicher stimmdiagnostischer Untersuchungen (Anamnese, auditive Stimmklangbeurteilung, Stimmfeldmessung und Stroboskopie) ergaben die ernüchternde Erkenntnis, dass die Stroboskopie allein für die Subklassifizierung funktioneller Dysphonien wenig hilfreich ist (Schneider et al. 2002). Bisher angenommene stroboskopische Befunde für hypo- und hyperfunktionelle Merkmalskombinationen, wie erweiterte bzw. verkürzte Amplituden, verkürzte bzw. verlängerte Schlussphasen und entsprechend verlängerte bzw. verkürzte Öffnungsphasen konnten nicht bestätigt werden. Hyper- und hypofunktionelle Symptome sind veränderlich, in seltenen Fällen treten sie auch kombiniert auf (z. B. bei konstitutioneller Hypofunktion mit hyperfunktionellen Kompensationsmechanismen). Im Falle falscher diagnostischer Zuordnung führt logopädische Stimmübungstherapie nicht zum gewünschten Ziel.

Es ist daher sinnvoll, in Zukunft keine strenge Klassifikation in hyper- und hypofunktionelle Dysphonien vorzunehmen, sondern allgemein von einer nicht organisch bedingten, „funktionellen" Dysphonie auszugehen, die sowohl mit hypo- als auch hyperfunktionellen Symptomen einhergehen kann.

17.1   Funktionelle Dysphonien mit hypofunktioneller Symptomatik

Charakteristisch für Patienten mit hypofunktioneller Stimmstörung ist nicht nur eine eher matte klangarme Stimme mit fehlender Durchdringungsfähigkeit, stimmlicher Insuffizienz und rascher Stimmermüdung, sondern auch eine eher schlaffe Körperhaltung und hypotone Muskulatur, die Haltungskorrekturen anstrengend werden lassen.

■ **Typische Untersuchungsbefunde**
Definitionsgemäß lassen sich bei einer „klassischen" hypofunktionellen Dysphonie keine morphologischen Veränderungen erkennen. Abweichungen treten lediglich im Schwingungsverhalten der Stimmlippen auf. Stroboskopisch können gelegentlich weite Schwingungsamplituden beobachtet werden. Die Offenzeit ist verhältnismäßig lang, die Schlussphase verkürzt.

Gelegentlich klingt die Stimme etwas behaucht. Rauigkeit tritt bei hypofunktionellen Dysphonien selten auf.

Die mittlere Sprechstimmlage bei ungespanntem Sprechen ist zumeist perzeptiv-auditiv nicht auffällig. Wenn eine Heiserkeit wahrzunehmen ist, wird diese eher durch behauchte Stimmklanganteile verursacht.

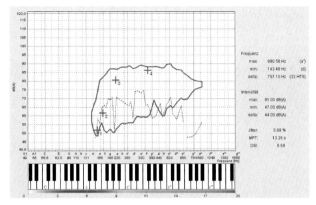

❑ **Abb. 17.1** Stimmliche Hypofunktion in der Stimmfeldmessung

Hypofunktionelle Dysphonien sind ebenso wie hyperfunktionelle Dysphonien durch ein „verkleinertes" Stimmfeld gekennzeichnet ❑ Abb. 17.1. Es können zum Teil sehr leise Phonationen gemessen werden; allerdings ist die laute Phonation gestört. Die Fortekurve liegt bei Schalldruckpegeln unter 90 dB (Forteverlust).

Es finden sich gelegentlich akustische Auffälligkeiten. Die eingeschränkte Stimmdynamik führt nicht selten zu einem Energieverlust im Klangspektrum. Hypofunktionelle Dysphonien sind weniger tragfähig und weniger klangvoll, was sich in spektralanalytischen Messungen widerspiegeln kann.

17.2 Funktionelle Dysphonien mit hyperfunktioneller Symptomatik

Im Mittelpunkt „klassischer" hyperfunktioneller Dysphonien stehen anamnestisch Anstrengung, Stimmermüdung, Wundgefühl im Hals, Trockenheit und/oder Räusperzwang. Oft resultieren sie aus stimmtechnischen Defiziten, muskulären Verspannungen, Haltungsproblemen, extrovertiertem Sprechmuster mit Neigung zur stimmlichen Überforderung, myofunktionellen Störungen oder einfach nur aus reiner stimmlicher Überlastung.

Ein erhöhter Muskeltonus bedingt einen erhöhten Glottiswiderstand und bei Phonation notwendigerweise einen höheren subglottischen Druck, der wiederum als Risiko für die Entstehung von Phonationsverdickungen anzusehen ist.

■ **Typische Untersuchungsbefunde**

Die Morphologie des Larynx ist regelrecht. Bei Phonation lassen sich laryngoskopisch häufig supraglottische Kontraktionen sowohl in anterio-posteriorer Richtung (Aryknorpel nach anterior und Petiolus nach posterior verlagert) als auch in latero-medialer Richtung mit Einspringen der Taschenfalten erkennen. Stroboskopisch sind eher verkürzte Schwingungsamplituden mit verminderter Randkantenverschieblichkeit und vollständigem Glottisschluss diagnostische Hinweise. Öffnungs- und Offenphasen sind meist verkürzt, die Schlussphase ist hingegen verlängert. Irregularitäten können auftreten.

Bei ausgeprägter hyperfunktioneller Phonation kann die Stimme gepresst und angestrengt klingen. Hoher subglottischer Druck bedingt bei erhöhtem Stimmlippenwiderstand

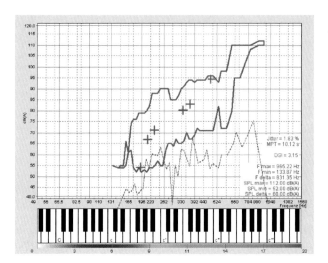

Abb. 17.2 Stimmliche Hyperfunktion in der Stimmfeldmessung

harte Stimmeinsätze. Dadurch entsteht nicht selten der Eindruck einer gering- bis mittelgradigen Rauigkeit und Heiserkeit.

Die Indifferenzlage ist durch muskuläre Überaktivität und hohen Anblasedruck häufig zu hoch.

Funktionelle Dysphonien fallen allgemein durch ein „verkleinertes Stimmfeld" auf. Hyperfunktionelle Dysphonien zeigen typischerweise eher hohe Schalldruckpegelwerte bei lautem Singen und Rufen, jedoch bei leiser Phonation auch einen Pianoverlust mit daraus resultierender reduzierter Stimmdynamik **◘** Abb. 17.2.

Die akustischen Analysen ergeben bei hyperfunktioneller Symptomatik bei unauffälligem Stimmklang eher Periodizitätsparameter im Normbereich. Spektrografisch sind höherenergetische Klanganteile zu erwarten.

17.3 **Stimmliche konstitutionelle/konditionelle Hypofunktion**

Leistungsschwache Stimmen neigen bei intensiver stimmlicher Beanspruchung zur Entwicklung funktioneller Stimmbeschwerden. Betroffene haben, solange sie stimmlich nicht gefordert oder überfordert werden, kein Stimmstörungs- und kein Krankheitsgefühl. Meist wird eine konstitutionelle Hypofunktion zufällig, z. B. im Rahmen einer Stimmtauglichkeitsuntersuchung diagnostiziert. Personen mit konstitutioneller Hypofunktion weisen rasche Stimmermüdung unter Belastung auf, im Stimmbelastungstest kommt es nicht selten zu einem vorzeitigen Abbruch (Schneider u. Bigenzahn 2005). Im Gegensatz zu einer funktionellen Dysphonie mit hypofunktioneller Symptomatik haben Betroffene noch keinen Leidensdruck bzw. kein Krankheitsgefühl, solange sie stimmlich nicht gefordert werden.

Unterscheidung zwischen konstitutioneller und konditioneller Hypofunktion ist insofern von Bedeutung, als stimmliche Konditionsprobleme durch gezieltes Stimmtraining überwunden werden können, eine konstitutionelle Hypofunktion jedoch als Risikofaktor für einen Stimmberuf angesehen werden muss.

■ **Typische Untersuchungsbefunde**

Bei konstitutioneller/konditioneller Hypofunktion der Stimme ist der Kehlkopfbefund morphologisch unauffällig. Die Schwingungsamplituden sind in der Regel normal. Es kann ein posteriorer Phonationsspalt auftreten, der auch bei Intensitätssteigerung persistiert. Die Indifferenzlage ist nicht pathologisch.

Charakteristisch für eine hypofunktionelle Konstitution/Kondition der Stimme sind dynamische Leistungseinbußen bei lauter Phonation. Sowohl für lautes Singen als auch Rufen werden maximale Schalldruckpegelwerte <90 dB erreicht. Betroffene sind nicht in der Lage, 90 dB oder lauter zu phonieren. Die Werte sind eher in den Pianobereich verschoben.

17.4 Lärmheiserkeit

Eine besondere Form berufsbedingter Dysphonien (Berufsdysphonie) ist die „Lärmheiserkeit". Sie umfasst Störungen der Stimme (teilweise mit chronisch entzündlicher Komponente) durch permanente Überlastung unter Lärmexposition.

Die gesetzliche Situation geht davon aus, dass Sprechen gegen Störschallpegel von mehr als 85 dB A bei ca. 50 % der Betroffenen bzw. gegen Störschallpegel von mehr als 90 dB A bei 90 % der Betroffenen nach mehr als drei Jahren zur „Lärmheiserkeit" führt.

Die Untersuchung des Kehlkopfes ergibt sehr häufig Zeichen chronisch-entzündlicher Stimmlippenveränderungen mit unregelmäßiger, aber glatter Schleimhautoberfläche, Farbveränderungen und Schwingungseinschränkungen.

Sprechen gegen hohe Umgebungslautstärken führt zwangsläufig aufgrund lauter Phonation zu einer hyperfunktionellen Sprechweise. Man kann bei diesen Patienten vermehrt supraglottische Kontraktionen, sowohl in anterio-posteriorer Richtung mit Annäherung des Petiolus an die Aryknorpel als auch in latero-medialer Richtung mit Einspringen der Taschenfalten sehen. Gelegentlich phonieren Betroffene nur auf Taschenfaltenebene (Taschenfaltenphonation).

Stroboskopisch imponiert dann meist eine lange Schlussphase mit verkürzten Schwingungsamplituden.

Nach beruflicher Lärmexposition dominiert eher die hyperfunktionelle Symptomatik mit gepresstem Stimmklang, Anstrengungsgefühl, Behauchtheit u. a..

Die Patienten sprechen bedingt durch den sehr lauten Stimmgebrauch oft zu hoch.

Durch Forcierung der Phonationsbemühungen treten höhere subglottische Druckverhältnisse auf. Ungenügende Atemstütze führt zu einem erhöhten Luftverbrauch beim Sprechen.

Im Sing- und Sprechstimmfeld läßt sich oft eine stimmliche Erschöpfung bedingt durch hohen Kraftaufbau im Alltag erkennen. Bei dysphonen Stimmen resultiert meist ein kleines Stimmfeld mit erhöhten Piano-Werten und verringerten Forte-Werten.

Die Geräuschbeimengungen im Stimmklang sind zum Teil durch akustische Analysen objektivierbar. Es sind erhöhte Jitter- und Shimmer-Werte zu erwarten. Bei hochgradig heiseren Stimmen sollten eher spektralanalytische Methoden zur Objektivierung herangezogen werden.

17.5　Dysodie

Als Sonderform funktioneller Störungen bei Sängern ist bei der Dysodie nur die Singstimme betroffen, die Sprechstimme bleibt ungestört. Die Ursachen sind vielfältig, z. B. stimmliche Überanstrengungen durch neue Rollen, Probenarbeit, zu schwere Partien oder starke psychische Belastungen. Betroffene klagen über fehlenden Stimmsitz, Probleme beim Singen in der Höhe, Intonationsprobleme, resonatorische Missempfindungen etc.

Die Frage nach Stimmfach bzw. Stimmlagenzugehörigkeit ist für einen jungen Sänger, insbesondere bei Auftreten stimmlicher Probleme von entscheidender Bedeutung. Es ist jedoch oft schwierig, bereits zu Beginn einer stimmlichen Ausbildung eine klare Zuordnung zu treffen. Die praktische Erfahrung zeigt, dass man mit Kategorisierungen sehr behutsam umgehen sollte. Im Falle erster Anzeichen einer stimmfunktionellen Fehlentwicklung ist der Phoniater hinzuzuziehen, um mögliche Fehlbelastungen der Stimme aufzudecken.

Eine „Verschleimung im Hals" ist nicht immer Ursache stimmlicher Probleme, sondern meist Folge stimmtechnischer Defizite. Bei Sängern sollte nicht nur die Sprechstimme, sondern auch die Singstimme beurteilt und gesangstechnische Fähigkeiten geprüft werden.

Der Kehlkopf zeigt meist keine morphologischen Veränderungen. Gelegentlich lassen sich leicht aufgelockerte Stimmlippen mit dyskrinen Schleimauflagerungen über die gesamte Stimmlippe erkennen. In seltenen Fällen können auch funktionelle Phonationsverdickungen ▶ Abschn. 18.1 auftreten, diese laryngealen Veränderungen sind allerdings nicht ursächlich für die stimmliche Missempfindung.

Als Zeichen muskulärer Tonussteigerung können die Schwingungsabläufe durch verkürzte (straffe) Amplituden gekennzeichnet sein.

Spricht die Stimme nur schwer an, und ist ein Stimmeinsatz ohne harten Glottisschlag nur schwer möglich, muss von stimmtechnischen Defiziten ausgegangen werden. Die Patienten berichten darüber hinaus über Schwierigkeiten beim Pianosingen, die Höhe klingt meist ungewohnt körperlos und schrill. Töne brechen ab, ein Crescendo (Schwellton) fällt schwer. Beim Vortrag eines Gesangsstückes kommt es zu Intonationsproblemen (Dis- und Detonieren).

Die Sprechstimme ist perzeptiv-auditiv nicht beeinträchtigt.

Die Dysodie kann sich in der Stimmfeldmessung unterschiedlich darstellen, z. B.:

- unregelmäßiger Kurvenverlauf,
- Registerübergangsprobleme,
- Registerbrüche,
- Verschiebungen des Tonhöhenumfanges zwischen Forte- und Pianokurve,
- dynamische Einschränkungen.

Die Sprechstimmparameter liegen dagegen im Normalbereich.

Klangformungsprobleme bei Sängern sollten spektralanalytisch untersucht werden.

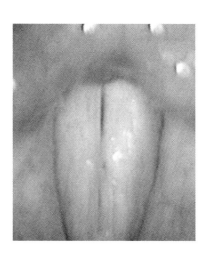

◨ Abb. 17.3 Laryngostroboskopischer Befund bei Dysodie
(Beispiel 19)

Beispiel 19: Dysodie (weiblich, 57 Jahre)

▬ **Anamnese:**
  — Semiprofessionelle klassische Sängerin, Probleme beim Singen mit rascher Stimmer-
    müdung und nicht zufriedenstellender Klangqualität
  — Z. n. Radiochemotherapie wegen eines Mammakarzinoms
  — Nichtraucherin

▬ **Auditive Stimmklangbeurteilung** ▶ CD-Track 9:
  — R 0 B 0 H 0

▬ **s/z-Ratio:**
  — 0,85

▬ **Phonationsquotient:**
  — 85 ml/s

▬ **Laryngostrosboskopie ◨** Abb. 17.3:
  — Stimmlippen weiß-grau und respiratorisch frei beweglich
  — Diskretes Randödem und kleine Teleangiektasie am linken freien Stimmlippenrand,
    welche sich im weiteren Verlauf rückbildeten

▬ **Stimmfeldmessung ◨** Abb. 17.4:
  — Diskrepanz zwischen Sing- und Sprechstimmfeld: beide Phonationen stehen nicht in
    Bezug zueinander. Das Singstimmfeld wirkt nach rechts verschoben. Frequenzberei-
    che, in denen gesprochen werden kann, stehen für das Singen nicht zur Verfügung

▬ **Akustische Stimmklanganalyse ◨** Abb. 17.5:
  — Die Ergebnisse der Periodizitätsanalysen lagen im Normbereich

▬ **Verlauf ◨** Abb. 17.6:
  — Nach intensiven stimmphysiologischen und gesangspädagogischen Übungseinheiten
    konnte nach einem halben Jahr eine völlig veränderte Singstimmfunktion gemessen
    werden
  — Der Tonhöhenumfang hatte sich nahezu um eine Oktave zur Tiefe erweitert, die Pia-
    nofunktion wurde eindeutig besser beherrscht

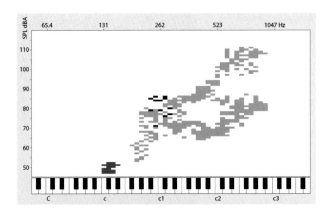

Abb. 17.4 Stimmfeldmessung bei Erstuntersuchung (Beispiel 19)

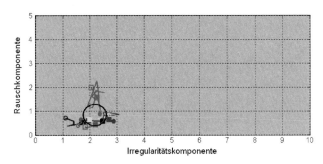

Abb. 17.5 Heiserkeitsdiagramm bei Dysodie (Beispiel 19)

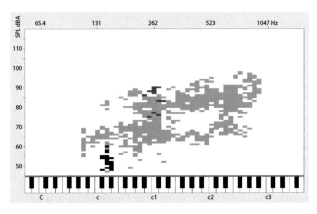

Abb. 17.6 Stimmfeldmessung nach stimmphysiologischer und gesangspädagogischer Betreuung (Beispiel 19)

Beispiel 20: Dysodie (weiblich, 24 Jahre)

— **Anamnese:**
  — Klassische Sängerin (ausgebildete Sopranistin)
  — Verschleimung im Kehlkopfbereich und Stimmprobleme beim Singen nach akuter Tonsillitis
— **Beruf:**
  — Gesangsstudentin (Ausbildung im hohen Sopranfach)
— **Auditive Stimmklangbeurteilung** ▸ CD-Track 30:
  — R 0 B 0 H 0

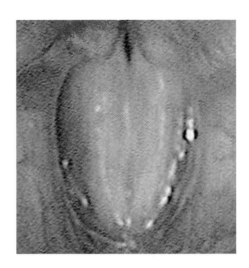

■ **Abb. 17.7** Laryngostroboskopischer Befund bei Dysodie (Beispiel 20)

■ **Abb. 17.8** Stimmfeldmessung bei Dysodie (Beispiel 20)

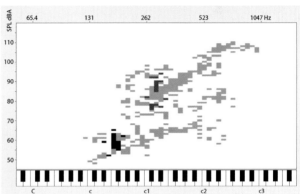

■ **Phonationsquotient:**
— 114 ml/s

■ **Laryngostroboskopie** ■ Abb. 17.7:
— Keine morphologischen Auffälligkeiten, symmetrische Stimmlippenschwingungen, minimale posteriore Schlussinsuffizient bei mittlerer Lautstärke

■ **Stimmfeldmessung** ■ Abb. 17.8:
— Die indifferente Sprechstimmlage (schwarz) und auch die erreichten Stimmgrenzen entsprechen nicht der Stimmlage Sopran. Die Rufstimme (blau, bei d¹) am Übergang von Brust- zu Kopfregister lässt ebenfalls Rückschlüsse auf eine eher tiefere Stimmlage zu. Der tiefe „Registerwechsel" wird durch den SPL-Abfall in den mittleren Frequenzbereichen sichtbar

■ **Procedere:**
— Aufgrund der vorliegenden Befunde wurde der Patientin und dem betreuenden Gesangslehrer von der Ausbildung als hoher Sopran abgeraten und ein Wechsel in eine tiefere Stimmlage empfohlen

Stimmdiagnostik bei phonationsassoziierten Stimmlippen- veränderungen

18.1   Funktionelle Phonationsverdickungen – 250

18.2   Randödeme der Stimmlippen – 253

18.3   Stimmlippenknötchen – 255

18.4   Stimmlippenpolypen – 260

18.5   Kontaktulkus und Kontaktgranulom – 262

B. Schneider-Stickler, W. Bigenzahn, *Stimmdiagnostik*,
DOI 10.1007/978-3-7091-1480-3_18, © Springer-Verlag Wien 2013

Sekundär organische Stimmlippenveränderungen werden jüngst auch als phonationsassoziierte Stimmlippenveränderungen bzw. Phonationsverdickungen bezeichnet. Lange Zeit galten sie ausschließlich als Folge (hyper-)funktioneller Stimmstörungen; neuerdings werden auch mechanische Verletzungsfolgen und Wundheilungsstörungen verantwortlich gemacht ► Abschn. 2.2.3. Aktuelle Studien diskutieren den Einfluss von Nitritoxid und Peroxynitrit auf die Entstehung phonationsassoziierter Stimmlippenveränderungen, wie Stimmlippenknötchen und -polypen (Kang et al. 2005).

Zu begünstigenden Faktoren zählen:

- stimmliche Überanstrengung,
- Ungleichgewicht zwischen konstitutionellen Möglichkeiten und Stimmbeanspruchung bzw. -belastung,
- stimmtechnische Defizite,
- akute und chronische Entzündungen,
- exogene Noxen (z. B. Rauchen),
- Umgebungslärm.

18.1 Funktionelle Phonationsverdickungen

Funktionelle Phonationsverdickungen gelten als früheste Manifestation sichtbarer Veränderungen am freien Stimmlippenrand infolge falscher oder übermäßiger Stimmbelastung (Seidner u. Wendler 1997).

Die Diagnose „funktionelle Phonationsverdickung" wird oft zufällig im Rahmen von Stimmtauglichkeitsuntersuchungen gestellt. Zu diesem Zeitpunkt bemerken Betroffene noch selten Stimmprobleme.

Die Diagnostik funktioneller Phonationsverdickungen ist ausschließlich stroboskopisch möglich. Bei endoskopischer Beobachtung der Stimmlippenmorphologie in Respirationsstellung besteht der Eindruck eines normalen Befundes. Erst unter Zuhilfenahme der Stroboskopie lassen sich funktionelle Phonationsverdickungen bei leiser Phonation erkennen. Bei lauter Phonation werden sie infolge des kräftigen Stimmlippenschlusses „weggedrückt". Idealerweise werden laryngostroboskopische Untersuchungen für verschiedene Frequenzen und Intensitäten durchgeführt.

Minimale Schleimhautveränderungen am freien Stimmlippenrand bewirken noch keine auditiv wahrnehmbaren Stimmklangveränderungen (Schneider u. Bigenzahn 2002).

Die Messungen der stimmlichen Leistung lassen normale Werte erwarten.

Im Stimmfeld finden sich gelegentlich Befunde, wie sie für hyper- oder hypofunktionelle Dysphonien charakteristisch sind.

Mögliche minimale morphologische Stimmlippenveränderungen lassen sich mit den derzeitig verfügbaren akustischen Analyseverfahren nicht erfassen.

18

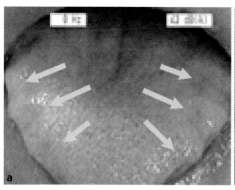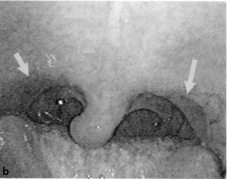

■ **Abb. 18.1a,b** Untersuchungsbefunde Beispiel 21

Beispiel 21: Funktionelle Dysphonie bei hyperfunktioneller Stimmgebung mit funktionellen Phonationsverdickungen (weiblich, 18 Jahre)
▬ **Anamnese:**
  ▬ Seit zwei Jahren Gesangs- und Tanzunterricht mit dem Ziel, Sängerin zu werden; seit einigen Wochen belegter Stimmklang
▬ **Auditive Stimmklangbeurteilung** ▶ CD-Track 31:
  ▬ R 1 B 0 H 1 mit gepresster Stimmgebung
▬ **Phonationsquotient:**
  ▬ 160 ml/s
▬ **Phonationsatmung:**
  ▬ Schnappatmung
▬ **HNO-ärztlich/phoniatrische Inspektion:**
  ▬ Es imponieren randständige Zahnimpressionen an der Zunge bei Zungenpressen ■ Abb. 18.1a und Rötungen an den vorderen Gaumenbögen als Folge muskulärer Tonussteigerung mit reaktiver Hyperämie der Schleimhäute ■ Abb. 18.1b
▬ **Laryngostroboskopie** ■ Abb. 18.2:
  ▬ In Respiration beidseits glatte Stimmlippen mit diskreten Schleimauflagen am Übergang vom vorderen zum mittleren Drittel
  ▬ Stroboskopisch zeigten sich bei leiser Stimmgebung diskrete Randverdickungen, die als funktionelle Phonationsverdickungen interpretiert wurden
▬ **Stimmfeldmessung** ■ Abb. 18.3:
  ▬ Großer Tonhöhenumfang von 39 Halbtönen mit oberer Tonhöhengrenze im Bereich der „Königin der Nacht", allerdings sind die SPL_{min}-Werte bei leisem Singen zu lauteren Schalldruckpegeln verschoben. Die Sprechstimme zeigt eine regelrechte Platzierung innerhalb des Singstimmfeldes mit 5 Halbtönen Abstand zwischen leiser Sprechstimme und unterer Stimmgrenze. Die Rufstimme erreicht maximale SPL-Werte von 100 dB.

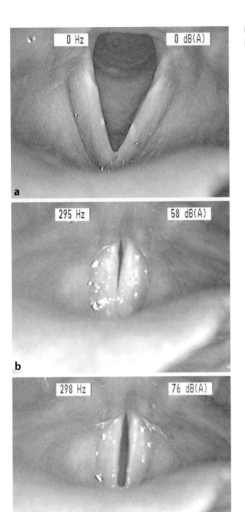

■ **Abb. 18.2a–c** Laryngostroboskopischer Befund Beispiel 21

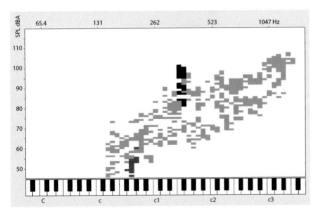

■ **Abb. 18.3** Stimmfeldmessung bei funktionellen Phonationsverdickungen und hyperfunktioneller Symptomatik (Beispiel 21)

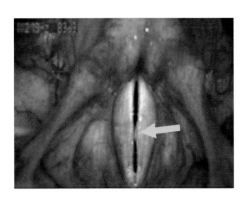

◘ Abb. 18.4 Randödem der linken Stimmlippe

18.2 Randödeme der Stimmlippen

Randödeme treten oft einseitig oder asymmetrisch auf. Mechanische Beanspruchungen (v. a. Phonotraumen) und chemische Reizungen (v. a. Rauchen) werden für endotheliale Schädigungen der Kapillaren verantwortlich gemacht (Dikkers u. Nikkels 1995). Aus biomechanischer Sicht scheinen ätiologisch zum einen Krafteinwirkungen in der Schlussphase und zum anderen erhöhte Strömungsgeschwindigkeiten bei insuffizientem Stimmlippenschluss mit stärkerem Bernoulli-Effekt verantwortlich zu sein. Die mechanischen Gewebebelastungen führen zu diskreten intra- und extrazellulären Flüssigkeitsansammlungen im subepithelialen Gewebe mit Verdickung der Basalmembran und extravaskulären Erythrozytenansammlungen.

▪ **Typische Untersuchungsbefunde**
Meist lässt sich laryngoskopisch nur ein äußerst schmaler grauer Schatten parallel zum freien Stimmlippenrand erkennen, der sich bei stroboskopischer Schwingungsanalyse stärker abzeichnet ◘ Abb. 18.4. Im betroffenen Schleimhautabschnitt sind die Amplituden verkürzt.

Bei Randödemen können unterschiedliche Heiserkeitsgrade mit vorwiegend rauen Teilkomponenten auftreten.

Die morphologischen Stimmlippenveränderungen wirken sich unwesentlich aus. Im Falle hyperfunktioneller Sprechweise besteht eventuell die Tendenz, zu hoch zu sprechen.

Geringe Randödeme führen nur selten zu Verkürzungen der stimmhaften Phonation.

In der Stimmfeldmessung findet sich typischerweise ein „Pianoverlust". Die Leistungsfähigkeit der Stimme in höheren Frequenzbereichen ist regelmäßig eingeschränkt.

Die „Massenzunahme" am freien Stimmlippenrand bewirkt durch Schwingungsunregelmäßigkeiten Veränderungen im Leistungsspektrum. Turbulenzen am freien Stimmlippenrand führen nicht nur auditiv zu geringen Stimmklangauffälligkeiten, sondern gehen meist mit veränderlichen Frequenz- und Amplitudenperiodizitäten einher. Jitter- und Shimmerwerte sind gering erhöht.

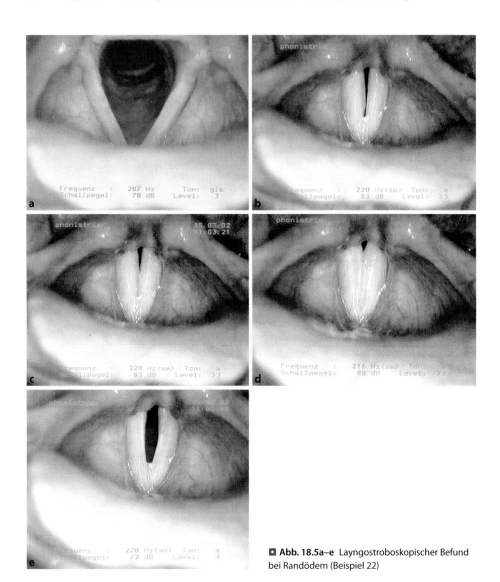

◻ **Abb. 18.5a–e** Layngostroboskopischer Befund bei Randödem (Beispiel 22)

Beispiel 22: Randödem bei Singen in falscher Stimmlage (weiblich, 25 Jahre)

- **Anamnese:**
  - Seit etwa 1½ Jahren zunehmende Stimmprobleme und Heiserkeit
  - Sopran in einem Gesangstrio (mit Mutter/Alt und Schwester/Mezzo)
  - Derzeit Musikstudentin (Cello)
- **Auditive Stimmklangbeurteilung:**
  - R 1 B 1 H 1
- **Phonationsquotient:**
  - 226 ml/s (pathologisch)
- **Phonationsatmung:**
  - Hochatmung

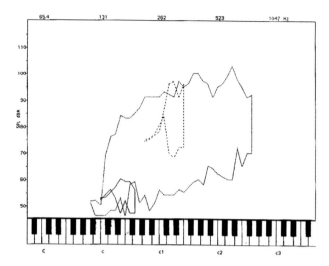

■ **Abb. 18.6** Stimmfeldmessung bei Randödem (Beispiel 22)

— **Laryngostroboskopie** ■ Abb. 18.5:
  — In Respiration keine morphologischen Veränderungen
  — Bei stroboskopischer Untersuchung der leisen Phonation (■ Abb. 18.5c) ist eine diskrete ödematöse Randverdickung an der rechten Stimmlippe zu erkennen, die bei lauter Phonation(■ Abb. 18.5d) „weggesungen" wird.
  — Lediglich kleine posteriore Schlussinsuffizienz im interkartilaginären Bereich erkennbar (■ Abb. 18.5d).
— **Stimmfeldmessung** ■ Abb. 18.6:
  — Der Tonhöhenumfang der Singstimme im Frequenzbereich von B bis g^2 (33 Halbtöne) entspricht nicht einem Sopran, sondern einem Alt. Bestätigt wird das Vorliegen einer tiefen Stimmlage durch die Indifferenzlage und tiefliegende Rufstimme. Die Stimmkonstitution mit SPL-Werten über 90 dB ist normal
— **Therapieempfehlung:**
  — Nach stimmphysiologischer Beratung wurde empfohlen, im Trio eine tiefere Stimmlage (Alt oder Mezzosopran) zu übernehmen. Darüber hinaus wurde der Patientin eine logopädische Stimmtherapie angeboten. Nach 3 Monaten Normalisierung der Stimmfunktion.

18.3 Stimmlippenknötchen

Stimmlippenknötchen sind klassischerweise beidseits am Übergang vom vorderen zum mittleren Stimmlippendrittel lokalisiert ■ Abb. 18.7. Einseitige Manifestationen werden nur sporadisch beobachtet. Stimmlippenknötchen treten häufiger bei Frauen in Sprech- und Stimmberufen auf. Im Kindesalter werden sie als „Schreiknötchen" bezeichnet.

Die Entstehung von Stimmlippenknötchen wird vor allem auf hyperfunktionelle Stimmgebung und mechanische Gewebeverletzungen bei hoher Beanspruchung zurückgeführt (Hillmann et al. 1990; Titze 1994).

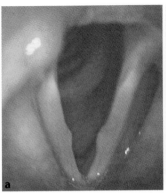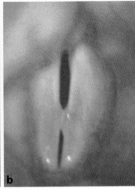

◻ Abb. 18.7a,b Stimmlippenknötchen, **a**: in Respirationsstellung, **b**: bei Phonation mit Sanduhrglottis

Histologische Untersuchungen ergaben Verdickungen der Basalmembran (Dikkers u. Nikkels 1995 und 1999), die vermutlich Folge hoher Bernoulli-Kräfte bei inkomplettem Glottisschluss sind.

■ **Typische Untersuchungsbefunde**

Stimmlippenknötchen sind festsitzend und scheinen in der Laryngoskopie nicht zu flottieren. Unter stroboskopischer Beobachtung lassen sich jedoch sehr wohl Schwingungsbewegungen der Knötchen erkennen. Je nach Schwingungseigenschaft werden weiche und harte Knötchen unterschieden. Die weichen Stimmlippenknötchen folgen aufgrund ihrer eher ödematösen Struktur den Schwingungsbewegungen, bei lauter Phonation kann ein Glottisschluss erreicht werden. Die hart imponierenden Stimmlippenknötchen mit fibröser Struktur schließen nur im Knötchenbereich, so dass die Glottis wie eine Sanduhr („Sanduhrglottis") erscheint ◻ Abb. 18.7b.

Die Amplituden sind im Knötchenbereich verkürzt bis aufgehoben, die Randkantenverschieblichkeit ebenfalls.

Typischerweise verursachen Stimmlippenknötchen Rauigkeit und Heiserkeit, bei weichen Knötchen ist der Stimmklang weniger stark gestört als bei harten. Je nach Glottisschlussinsuffizienz tritt bedingt durch Turbulenzen zusätzlich Behauchtheit auf.

Die Angaben sind unterschiedlich. Regelmäßige, diagnostisch verwertbare Abweichungen der Sprechstimmlage zu höheren oder tieferen Frequenzen wurden nicht beschrieben.

Durch Massenzunahme der Stimmlippen sind die zur Phonation notwendigen aerodynamischen Kräfte stärker ausgeprägt. Der transglottische Atemstrom ist bei Knötchenbildung erhöht (Holmberg et al. 2003). Der zusätzliche Luftverbrauch führt zur Verkürzung der stimmhaften Phonation. Bei harten Stimmlippenknötchen sind die Parameter im pathologischen Bereich zu erwarten.

Aus klinischer Erfahrung wird unter dem Eindruck weicher bzw. früher Formen der Knötchen zunächst eine logopädische Stimmübungstherapie indiziert. Dabei ist anamnestisch und stimmdiagnostisch zu klären, ob eine mechanische Überbeanspruchung mit Gewebeverletzung oder eine funktionelle Dysphonie mit hyperfunktioneller Symptomatik ursächlich sind. Dementsprechend konzentriert sich die Therapie entweder auf einen allmählichen Stimmaufbau nach Stimmruhe oder auf einen Abbau

Abb. 18.8 Schreiknötchen beim Kind (Beispiel 23)

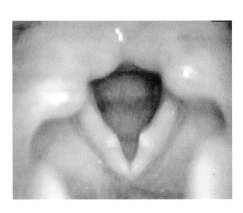

hyperfunktioneller Phonationsmechanismen. Harte Phonationsverdickungen müssen dagegen meist phonochirurgisch abgetragen und logopädisch-stimmtherapeutisch nachbehandelt werden.

In der Stimmfeldmessung bedingen die Stimmlippenknötchen je nach Struktur und Ausprägung stimmliche Einbußen. Nach eigenen Erfahrungen bestehen oft Piano- und Fortelimitationen, der Tonhöhenumfang ist vor allem zur Höhe hin begrenzt.

Holmberg et al. (2003) fanden bei Patienten mit Stimmlippenknötchen im Vergleich zu Stimmgesunden höhere Schalldruckpegelwerte sowohl für die indifferente Sprechstimmlage als auch für die Rufstimme, wobei nicht geklärt werden konnte, ob die höheren Schalldruckpegel Ursache oder Folge der Stimmlippenknötchen waren.

Periodizitätsanalysen ergeben typischerweise erhöhte Jitter-, Shimmer- und Noise-Werte. Spektralanalytisch verschiebt sich die Harmonics-to-Noise-Ratio in Richtung höherer Geräuschanteile auf Kosten der harmonischen Anteile. Jotz et al. (2002) konnten bei Knaben mit Knötchenbildung zwischen der Noise-to-Harmonics-Ratio und dem Dysphoniegrad einen signifikanten Zusammenhang feststellen.

Beispiel 23: Schreiknötchen = kindliche Stimmlippenknötchen (männlich, 8 Jahre)
- **Anamnese:**
  - Heiserkeit seit einigen Jahren, lebhaftes Temperament mit häufigem und lautem Stimmgebrauch
- **Auditive Stimmklanbeurteilung:**
  - R 3 B 2 H 3
- **Laryngostroboskopie** Abb. 18.8:
  - Beidseits am freien Stimmlippenrand typische Stimmlippenknötchen etwa am Übergang vom vorderen zum mittleren Drittel, die in der Schlussphase zu einer Sanduhrglottis führen
- **Stimmfeldmessung** Abb. 18.9:
  - Pianoverlust mit Verschiebung der leisen Phonationswerte zu höheren Schalldruckpegeln, Tonhöhenumfang der Singstimme zur Höhe hin eingeschränkt
  - Sing- und Sprechstimme unzureichend steigerungsfähig

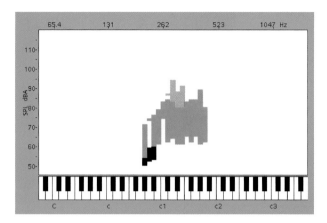

Abb. 18.9 Stimmfeldmessung bei Schreiknötchen (Beispiel 23): *schwarz*: melodischer und dynamischer Akzent (Sprechfeld) der ungespannten/indifferenten Sprechstimmlage, *rosa*: melodischer und dynamischer Akzent der Rufstimme, *grün*: leise (unterer Rand) und laute (oberer Rand) Singstimme

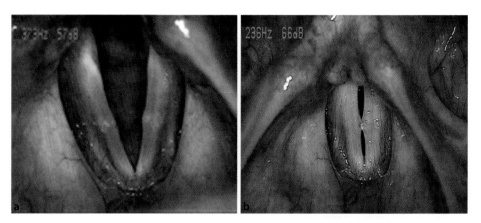

Abb. 18.10a,b Laryngostroboskopischer Befund bei Stimmlippenknötchen (Beispiel 24)

— **Therapieempfehlung:**
   — Eine operative Stimmlippenknötchenabtragung bei Kindern ist nur in Ausnahmefällen indiziert. Wichtig sind stimmhygienisch ausgerichtete Eltern- und Patientenberatungen, um eine allgemeine Verhaltensänderung zu erreichen und das Stimmbewusstsein zu schulen. Aus heutiger Sicht erscheint auch beim Kind eine logopädische Therapie sinnvoll.

Beispiel 24: Stimmlippenknötchen (weiblich, 38 Jahre)
— **Vorgeschichte:**
   — seit vielen Jahren Stimmprobleme mit Heiserkeit und eingeschränkter stimmlicher Leistungsfähigkeit
   — Musikerzieherin
   — Nichtraucherin

◘ Abb. 18.11a,b Stimmfeldmessung bei Stimmlippenknötchen (Beispiel 24) **a**: Erstbefund, **b**: nach 10 logopädischen Therapieeinheiten

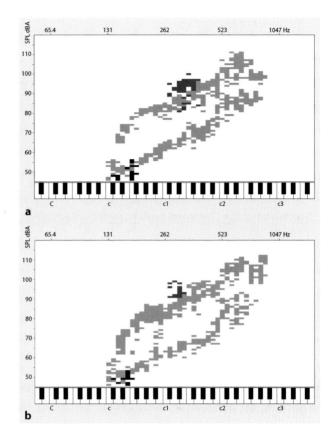

- **Auditive Stimmklangbeurteilung:**
  - Vor logopädischer Therapie (► CD-Track 10) R 1 B 1 H 1
  - Nach logopädischer Therapie (► CD-Track 11) R 0 B 0 H 0
- **Phonationsquotient:**
  - 223 ml/s (pathologisch)
- **Laryngostroboskopie ◘ Abb. 18.10:**
  - Beidseits am Übergang vom vorderen zum mittleren Stimmlippendrittel knötchenartige Verdickungen mit Sanduhrglottis bei Stimmlippenschluss
- **Stimmfeldmessung:**
  - Bei Erstuntersuchung ◘ Abb. 18.11a Tonhöhenumfang von 32 Halbtönen mit eingeschränkter Stimmdynamik zwischen leisem und lauten Singen; leise Sprechstimme (schwarz) liegt zwischen d und f (Alt-Bereich), die Rufstimme (blau) etwa eine Oktave höher mit SPL_{max}-Werten über 90 dB. Zwischen SPL-Werten der Rufstimme und lautem Singen Abweichungen, die stimmtechnischer Korrektur bedürfen.
  - Nach 10 Therapieeinheiten mit einer gesangspädagogisch erfahrenen Logopädin kam es sowohl zur Verbesserung des subjektiven Befindens, einer Rückbildung der Stimmlippenknötchen und zu einer Zunahme der Stimmleistungsparameter in der Stimmfeldmessung ◘ Abb. 18.11b

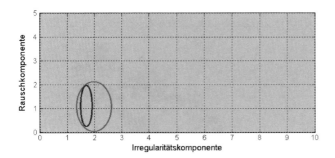

■ **Abb. 18.12** Heiserkeitsdiagramm Beispiel 24, *grün*: vor Therapie, *braun*: nach Therapie

— **Akustische Stimmklanganalyse** ■ Abb. 18.12:
  — Während des Therapieverlaufs keine wesentlichen Auffälligkeiten bzw. Veränderungen

18.4 Stimmlippenpolypen

Im klassischen Sinn ist der Polyp einseitig im intermembranösen Stimmlippenbereich entweder breitbasig aufsitzend oder gestielt lokalisiert. Es werden ödematöse, myxomatöse und telengiektatische Formen unterschieden ■ Abb. 18.13.

Ursache sind in der Regel Phonationstraumata, in deren Folge Läsionen kleiner Gefäßen mit Einblutung, Fibrinabsonderung und Gefäßproliferation auftreten können. Durch Kapillarverletzungen scheint es zu Plättchenaggregationen und kleinen Thrombosen mit Verdickung der Basalmembran der Endothelien zu kommen, es resultieren zunächst teleangiektatische Veränderungen, aus denen sich Stimmlippenpolypen entwickeln können (Dikkers u. Nikkels 1995 und 1999).

■ **Typische Untersuchungsbefunde**
Ein supraglottisch aufsitzender Stimmlippenpolyp behindert den Phonationsvorgang nicht wesentlich. Er kann im günstigen Fall hin und her flottieren, ohne den Schwingungsvorgang und insbesondere den Stimmlippenschluss zu behindern. Sitzt er am freien Stimmlippenrand, werden Schwingungsablauf und Glottisschluss maßgeblich beeinträchtigt. Nicht selten treten durch die ungleichen Massenverhältnisse der Stimmlippen Irregularitäten auf.

Patienten mit Stimmlippenpolypen klagen regelmäßig über Heiserkeit. Diese wird überwiegend durch raue und in geringerem Maße behauchte Anteile verursacht.

Bei großen Polypen wird mitunter eine Diplophonie festgestellt. Typische stimmdiagnostisch relevante Abweichungen wurden bisher nicht beobachtet.

Je nach Größe und Lokalisation des Stimmlippenpolypen sind die Parameter aufgrund verkürzter stimmhafter Phonation pathologisch.

In Analogie zu Stimmlippenknötchen zeigen Piano- und Fortefunktionen der Singstimme Defizite, der Tonhöhenumfang ist reduziert. Ebenso sind leises Sprechen, aber auch die Steigerungsfähigkeit der Sprechstimme eingeschränkt.

Periodizitätsanalysen ergeben bei Lokalisation am freien Stimmlippenrand nahezu immer pathologische Werte.

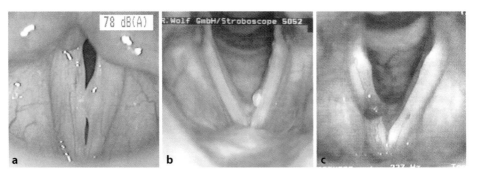

□ Abb. 18.13a–c Stimmlippenpolypen, **a**: ödematös, **b**: myxomatös, **c**: teleangiektatisch

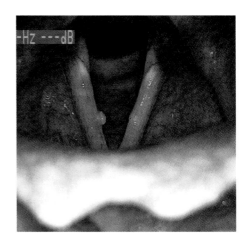

□ Abb. 18.14 Stimmlippenpolyp rechts (Beispiel 25)

Beispiel 25: Stimmlippenpolyp (weiblich, 25 Jahre)

▬ **Anamnese:**
  — Persistierende Heiserkeit und Sprechanstrengung nach 10wöchiger logopädischer Therapie
▬ **Akustische Stimmklangbeurteilung** ▶ CD-Track 12:
  — R 2 B 1 H 2
▬ **Phonationsquotient:**
  — 300 ml/s (pathologisch)
▬ **Phonationsatmung:**
  — Schnappatmung ohne reflektorische Atemergänzung
  — Haltungsauffälligkeit mit gegenläufigem Becken- und Schulterschiefstand
▬ **Laryngostroboskopie □ Abb. 18.14:**
  — Stimmlippenpolyp im mittleren Drittel der rechten Stimmlippe mit Behinderung der Schwingungsamplituden und des Stimmlippenschlusses
▬ **Stimmfeldmessung □ Abb. 18.15:**
  — Pianoverlust der leisen Singstimme mit zunehmender Höhe, Fehlen des Kopfregisters, SPL_{max}-Werte > 90 dB A bei lautem Singen und Rufen erreicht

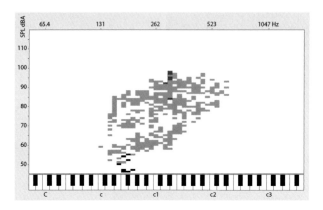

Abb. 18.15 Stimmfeldmessung bei Stimmlippenpolyp (Beispiel 25)

— **Therapieempfehlung:**
— Der Patient wurde eine phonochirurgische Abtragung mit anschließender logopädischer Therapie empfohlen

18.5 Kontaktulkus und Kontaktgranulom

Kontaktgranulome (synonym: Kontaktpachydermie) treten häufig mit kontralateralem Kontaktulkus im Bereich des knorpelig unterlegten Stimmlippenanteils auf. Betroffen sind in erster Linie Männer, bei denen es bei Phonation zunächst zu einem Schluss im posterioren Stimmlippenbereich kommt. Im Gegensatz dazu bleibt dieser Anteil bei Frauen bei leiser und mittellauter Phonation offen. Bei hyperfunktioneller Symptomatik resultieren „Hammerschläge" im Bereich der Processus vocales mit oberflächlichen Schleimhautverletzungen, von denen granulomatöse Gewebsneubildungen ausgehen können ◘ Abb. 18.16. Ein zusätzlicher gastro-ösophago-pharyngealer Reflux begünstigt die Entstehung von Kontaktveränderungen im interkartilaginären Abschnitt der Glottis und ist daher abzuklären.

Es hat sich ein „polypragmatischer" therapeutischer Ansatz unter Kombination von medikamentöser (antiphlogistisch, antazid), logopädischer und psychotherapeutischer Therapie bewährt. Von operativen Abtragungen ist eher abzuraten, solange keine klinisch relevante Atem- und Stimmstörung besteht; Kontaktgranulome haben eine hohe Rezidivneigung.

▪ **Typische Untersuchungsbefunde**
Laryngoskopisch erkennt man meist einseitig zunächst oberflächliche Schleimhautulzera, im weiteren Verlauf granulomatöse Veränderungen im Bereich des Processus vocalis. Gelegentlich entstehen Kontaktgranulom und -ulkus spiegelbildlich im Sinne eines „Hammer-Amboss-Effekts". Bei kleiner Ausprägung sind Schwingungsabläufe zunächst ungestört, bis der Stimmlippenschluss bei Größenzunahme des Granuloms behindert wird.

Solange die Stimmlippenschwingungen ungehindert ablaufen können, bleibt der Stimmklang ungestört. Erst bei Schwingungsunregelmäßigkeiten und insuffizientem Glottisschluss treten Rauigkeit und Behauchtheit auf.

18

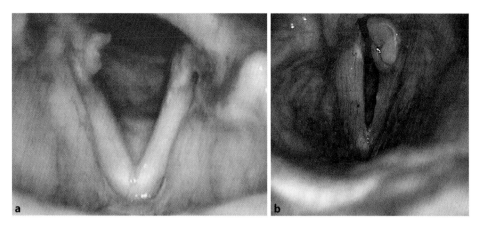

▣ **Abb. 18.16a,b** Verschiedene Kontaktgranulome im kartilaginären Stimmlippenbereich

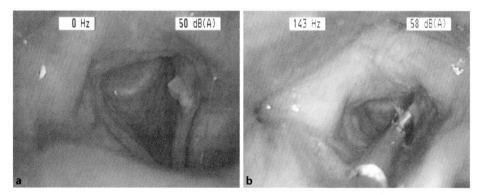

▣ **Abb. 18.17a,b** Kontaktulkus links (a) mit indirekt durchgeführter (b) Probebiopsie (Beispiel 26)

Die Sprechstimmlage bleibt nahezu unbeeinflusst.

Bei kleinen Manifestationen ohne Behinderung der Stimmlippenschwingungen sind die aerodynamischen Merkmale im Normalbereich.

In der Stimmfeldmessung findet man fallweise in Abhängigkeitsgrad von der Behinderung von Stimmlippenschluss und stroboskopischer Schwingungsfähigkeit unterschiedliche Pathologien.

Solange keine auditiven Stimmklangveränderungen auftreten, sind keine Veränderungen der akustischen Parameter zu erwarten.

Beispiel 26: Kontaktgranulom (männlich, 56 Jahre)

— **Anamnese:**

— Seit Wochen bestehendes Globusgefühl

— Zufällige Diagnosestellung im Rahmen einer HNO-ärztlichen Konsultation wegen Ohrenschmerzen

— **Laryngoskopie** und indirekte Probeentnahme in Lokalanästhesie ◪ Abb. 18.17:
  — Endoskopisch im Bereich des linken Aryknorpels exophytische Schleimhautveränderung, die klinisch einem Kontaktgranulom ähnlich war
  — Probebiopsie zum Ausschluss eines maligen Geschehens
  — Die histologische Begutachtung ergab hyperkeratotische Veränderungen des Plattenepithels

Stimmdiagnostik bei Stimmtauglichkeits- untersuchungen

19.1   Stimmtauglichkeitsuntersuchungen bei
zukünftigen Sprechberufen – 266

19.2   Stimmtauglichkeitsuntersuchungen
bei Stimmkünstlern – 269

19.3   Screening zur Stimmtauglichkeit mittels
Punktescore-Ranking – 271

B. Schneider-Stickler, W. Bigenzahn, *Stimmdiagnostik,*
DOI 10.1007/978-3-7091-1480-3_19, © Springer-Verlag Wien 2013

19.1 Stimmtauglichkeitsuntersuchungen bei zukünftigen Sprechberufen

Stimmtauglichkeitsuntersuchungen werden bereits von einzelnen logopädischen und pädagogischen Ausbildungsstätten gefordert und praktiziert. Sie basieren noch nicht auf gesetzlicher Grundlage und werden daher nach individuell unterschiedlichen Kriterien durchgeführt.

Wesentliche Ziele sind die systematische Erfassung von Hörschäden, Sprachfehlern, konstitutionellen Stimmschwächen und möglicherweise bestehenden Stimmerkrankungen ▶ Abschn. 2.7.

In interdisziplinärer Vortrags- und Studientätigkeit konnte auf die Notwendigkeit und Dringlichkeit systematischer Screeninguntersuchungen zur Stimmtauglichkeit aufmerksam gemacht werden.

Beispiel 27: Stimmtauglichkeitsuntersuchung (weiblich, 21 Jahre)
- ▬ **Anamnese:**
  - — Die Patientin fiel beim Eignungstest für die Pädagogikausbildung durch heiseren Stimmklang auf und wurde zur phoniatrischen Abklärung geschickt
  - — Nichtraucherin
- ▬ **Auditive Stimmklanbeurteilung:**
  - — Präoperativ ▶ CD-Track 13: R 1 B 2 H 2
  - — Postoperativ ▶ CD-Track 14: R 0 B 0 H 0
- ▬ **Phonationsquotient:**
  - — 237 ml/s
- ▬ **Körperhaltung:**
  - — Hypoton
- ▬ **Phonationsatmung:**
  - — Hoch- und Schappatmung
- ▬ **Laryngostroboskopie** ◘ Abb. 19.1:
  - — Laryngoskopische Diagnose eines linksseitigen Stimmlippenpolypen mit eingeschränkten Amplituden und Schlussinsuffizienz
- ▬ **Stimmfeldmessung** ◘ Abb. 19.2:
  - — Präoperativ sowohl beim Singen als auch beim Sprechen leise Phonation möglich, eingeschränkter Tonhöhenumfang der Singstimme (20 Halbtöne), SPL_{max}-Werte von 98 dB erreicht
- ▬ **Akustische Stimmklanganalyse** ◘ Abb. 19.3:
  - — Dokumentation des Therapieverlaufs mit Hilfe des Heiserkeitsdiagramms, welches die Verbesserung der Stimmfunktion über die verschiedenen Therapiestufen bestätigte (grün = vor Therapie, braun = nach phonochirurgischer Abtragung, blau = nach logopädischer Therapie)
- ▬ **Therapieverlauf:**
  - — Der Stimmlippenpolyp wurde in Lokalanästhesie indirekt phonochirurgisch abgetragen

19

◨ **Abb. 19.1** Ödematöser Stimmlippenpolyp links
(Beispiel 27)

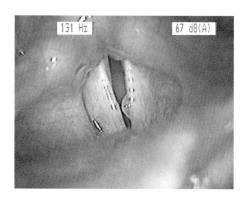

◨ **Abb. 19.2** Stimmfeldmessung
bei ödematösem Stimmlippenpolyp (Beispiel 27)

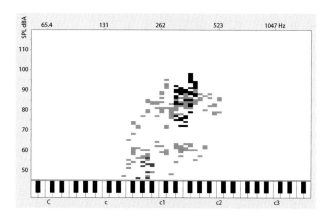

◨ **Abb. 19.3** Heiserkeitsdia-
gramme zur Dokumentation des
Therapieverlaufs (Beispiel 27)

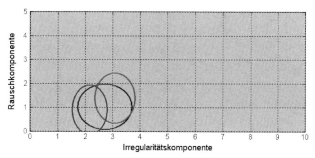

— Nach zweitägiger Stimmruhe konnte die Patientin beginnen, leise und ungespannt
  stimmhaft zu sprechen
— Nach 10 Tagen waren beidseits die Stimmlippen glatt mit beginnender Randkanten-
  verschieblichkeit
— Nach 3 Wochen Beginn der logopädischen Therapie
— Nach 8 Wochen konnte die Stimmtauglichkeit für den geplanten Stimmberuf durch
  Verbesserung der funktionellen Abweichungen bescheinigt werden.

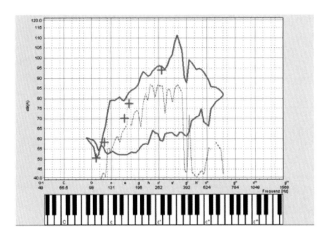

■ **Abb. 19.4** Stimmfeldmessung
Beispiel 28

Stimmfunktionsuntersuchungen			ja	nein
auditive Stimmklangbeurteilung (R B H)				
bei Spontansprache	normal (R0 B0 H0)		☐ (1)	
	wenn pathologisch: R ☐ B ☐ H ☐ (ergänzen)			☐ (0)
Text lesen leise	normal (R0 B0 H0)		☐ (1)	
	wenn pathologisch: R ☐ B ☐ H ☐ (ergänzen)			☐ (0)
Text lesen laut	normal (R0 B0 H0)		☐ (1)	
	wenn pathologisch: R ☐ B ☐ H ☐ (ergänzen)			☐ (0)
Stimmeinsätze	normal		☐ (1)	
	pathologisch	☐ hart		☐ (0)
		☐ weich/behaucht		
Sprechatmung	normal (gemischt)		☐ (1)	
	pathologisch	☐ thorakal/claviculär		☐ (0)
		☐ abdominell		
Schwellton (Ton wird gehalten)			☐ (1)	☐ (0)
Tonhaltedauer	/ s: / = [ ] / [ ]		☐ (1)	☐ (0)
	/ z: / = [ ] / [ ]			
	s/z-Ratio = [ ] (normal < 1,4: pathol. > 1,4)			
Tonus / Haltung	normal?		☐ (1)	☐ (0)
Punkteanzahl aus diesem Teilbereich: max. 8 Punkte				

■ **Abb. 19.5** Punktescore: Stimmfunktionsparameter

19

Singstimmfeld	ja	nein
90 dB-Linie mit Forte-Kurve überschritten (in mind. 1 Frequenz)	☐ (1)	☐ (0)
Stimmdynamik zwischen Piano und Forte mind. 30 dB	☐ (1)	☐ (0)
Tonhöhenumfang mind. 24 Halbtöne	☐ (1)	☐ (0)
keine Registerbrüche	☐ (1)	☐ (0)
Sprechstimmfeld		
Stimmdynamik mind. 35 dB zwischen Indifferenzlage und Rufstimme	☐ (1)	☐ (0)
Abstand Indifferenzlage zur unteren Stimmgrenze (Singstimmprofil) 4–7 Halbtöne	☐ (1)	☐ (0)
Abstand Indifferenzlage - Rufstimme ca. 1 Oktave und max. 1,5 Oktaven bei adäquater Stimmdynamik	☐ (1)	☐ (0)
90 dB-Linie mit Rufstimme überschritten	☐ (1)	☐ (0)
Musikalität	☐ (1)	☐ (0)
Aufnahmekritetrien erfüllt ☐ ja ☐ nein (z.B. konstitutionelle Hypofunktion)		
Punkteanzahl aus diesem Teilbereich: max. 9 Punkte		

◪ **Abb. 19.6** Punktescore: Sing- und Sprechstimmfeldmessung

19.2 Stimmtauglichkeitsuntersuchungen bei Stimmkünstlern

Bei der Beurteilung zukünftiger Hochleistungsstimmen sollten die üblichen Stimmtauglichkeitsuntersuchungen nicht nur auf die Diagnostik einer normalen Stimmkonstitution ohne Artikulationsfehler ausgerichtet sein, sondern auch die stimmliche Belastbarkeit mit einbeziehen. Dafür eignet sich ergänzend ein Stimmbelastungstest.

Beispiel 28: Stimmtauglichkeitsuntersuchung (männlich, 19 Jahre)
- **Anamnese:**
  - Seit drei Jahren klassische Gesangsausbildung mit dem Wunsch, Gesang zu studieren
- **Auditive Stimmklangbeurteilung:**
  - R 0 B 0 H 0
- **Vitalkapazität:**
  - 4500 ml
- **Phonationsquotient:**
  - 180 ml/s
- **Laryngostroboskopie:**
  - Unauffällige Larynxmorphologie, regelrechte symmetrische Schwingungen mit vollständigem Stimmlippenschluss bei mittleren Intensitäten

Amplituden	normal auch bei Intensitäts- und Frequenzänderung		☐ (1)
		☐ erweitert	
		☐ verkürzt	☐ (0)
		☐ stroboskopischer Stillstand	
laryngeale Veränderungen	normal (stimmtauglich)		☐ (2)
	(Kontrolle erforderlich)	☐ fuktionelle Phonationsverdickungen	
		☐ Randödeme	☐ (1)
		☐ Hyperamien	
		☐ Teleangiektasien	
	(dzt. nicht stimmtauglich, Therapie erforderlich)	☐ Stimmlippenknötchen	
		☐ Stimmlippenpolyp	☐ (0)
		☐ Stimmlippenzyste	
		☐ andere	
Glottisschluss	☐ bereits bei tiefer leiser Phonation vollständig		☐ (1)
	☐ bei Intensitätssteigerung vollständig		
	☐ posteriore Schlussinsuffizienz		
	☐ Sanduhrglottis		☐ (0)
	☐ andere		
reguläres Schwingungsverhalten	☐ ja		☐ (1)
	☐ nein		☐ (0)
Phasendifferenzen	☐ nicht vorhanden		☐ (1)
	wenn vorhanden	☐ in der Tiefe	
		☐ in der Höhe	☐ (0)
		☐ in Höhe und Tiefe	
Randkanten-erschielichkeit	☐ gut sichtbar		☐ (1)
		☐ vermindert	☐ (0)
		☐ aufgehoben	
Punkteanzahl aus diesem Teilbereich: max. 7 Punkte			

◨ Abb. 19.7 Punktescore: Laryngostroboskopie

- **Stimmfeldmessung** ◘ Abb. 19.4:
  - Tonhöhenumfang der Singstimme von 3 Oktaven (36 Halbtöne), leise Sprechstimme (Kreuz 1) wenige Halbtöne oberhalb der unteren Stimmgrenze, idealerweise sind bei leiser und lauter Phonation die SPL-Werte beim Singen und Sprechen nahezu gleich. Die gestrichelte Kurve kennzeichnet den spektralen Energiegehalt zwischen 2500 und 4500 Hz (Sängerformant) und liegt hier im Modalregister bis f^2 als Zeichen einer bereits gut ausgebildeten klassischen Stimme parallel und dicht an der Kurve des lauten Singens. Im Bereich des Falsetts noch stimmtechnische Defizite mit Abfall des Sängerformanten.
- **Tonaudiometrie:**
  - Normakusis beidseits
- **Ergebnis:**
  - Dem Patienten wurde nach dieser Untersuchung die phoniatrische Stimmtauglichkeit für den Sängerberuf bescheinigt

19.3 Screening zur Stimmtauglichkeit mittels Punktescore-Ranking

Eignungstests und Stimmtauglichkeitsuntersuchungen an berufsausbildenden Institutionen unterliegen meist internen Vorgaben. Die Einbindung von Phoniatern und Logopäden in das Auswahlverfahren dient in erster Linie dem Ziel, wichtige stimmliche Risikofaktoren bei den Bewerbern zu erfassen, um der Entstehung einer späteren Berufsdysphonie entgegenwirken zu können.

Alle eingesetzten Stimmtauglichkeitsuntersuchungen sollten ihrem Screening-Anspruch gerecht werden, adäquat, wissenschaftlich gesichert und für den Bewerber akzeptabel sein.

Eigene Erfahrungen in Auswahlverfahren an logopädischen Ausbildungseinrichtungen haben gezeigt, dass die meisten Bewerber für ihre geplante Berufsausbildung zwar prinzipiell tauglich sind, jedoch große individuelle Unterschiede aufweisen. Die Entscheidungskriterien für eine Stimmberufstauglichkeit werden in ▶ Abschn. 2.7 vorgestellt.

Die stimmdiagnostischen Ergebnisse können mit Punkten bewertet werden, um die Bewerber entsprechend ihrer erreichten Punktezahl in ein Ranking geben zu können ◘ Abb. 19.5, ◘ Abb. 19.6, ◘ Abb. 19.7. Der Punktescore soll selbstverständlich das Bewerbungsgespräch und die Eignungstestung für den angestrebten Beruf nur ergänzen, nicht aber ersetzen. Ein wesentlicher Vorteil des Punktescores liegt jedoch in der Objektivität der Beurteilung.

Vor mehr als zehn Jahren wurde von uns der Versuch unternommen, Stimmfunktionsparameter, Stimmfeldergebnisse und stroboskopische Kriterien mit Punkten zu quantifizieren und den resultierenden Punktescore in Auswahlverfahren für zukünftige Stimmberufe zu integrieren. Der Punktescore sollte Tonaudiometrie, Funktionsprüfungen des orofazialen Systems (Myofunktion und Artikulation), auditive Stimmklangbeurteilung, Stimmfeldmessung sowie Stroboskopie beinhalten.

Übungen

20.1   Übungen zur auditiven Stimmklangbeurteilung
         nach dem RBH-Schema – 274
20.1.1   Aufgabe 1 – 274
20.1.2   Aufgabe 2 – 274

20.2   Übungsbeispiel 1 – 275

20.3   Übungsbeispiel 2 – 278

20.4   Übungsbeispiel 3 – 281

20.5   Übungsbeispiel 4 – 282

20.6   Übungsbeispiel 5 – 285

20.7   Übungsbeispiel 6 – 288

20.8   Übungsbeispiel 7 – 291

20.9   Übungsbeispiel 8 – 294

20.10   Übungsbeispiel 9 – 296

20.11   Übungsbeispiel 10 – 298

B. Schneider-Stickler, W. Bigenzahn, *Stimmdiagnostik*,
DOI 10.1007/978-3-7091-1480-3_20, © Springer-Verlag Wien 2013

20

Im nachfolgenden Kapitel sind Übungsbeispiele zusammengestellt, die zum einen Lerninhalte festigen und zum anderen selbständiges Auswerten und Interpretieren stimmdiagnostischer Untersuchungsbefunde trainieren sollen.

Die Lösungen finden Sie im folgenden Kapitel.

20.1   Übungen zur auditiven Stimmklangbeurteilung nach dem RBH-Schema

20.1.1 Aufgabe 1

Wie klassifizieren Sie den Stimmklang eines Patienten mit geringgradig rauer und hochgradig behauchter Stimme nach dem RBH-Schema?

R __ B __ H __

Diagnose des Patienten zu Ihrer Information: einseitige Rekurrensparese in Paramedianstellung mit Glottisschlussinsuffizienz

20.1.2 Aufgabe 2

Wie dokumentieren Sie den hochgradig heiseren Stimmklang einer Patientin mit Aphonie?

R __ B __ H __

20.2 Übungsbeispiel 1 ◼ Abb. 20.1

Stimmdiagnostik – Ein Leitfaden für die Praxis

Praktische Übungen	Übungsbeispiel 1	Seite 1

Patient:

Männlich, 56 Jahre, Nichtraucher

Anamnese:

Hochgradige Heiserkeit, bekanntes Nierenzell-Karzinom mit pulmonaler und mediastinaler Metastasierung

Auditive Stimmklangbeurteilung:

Hören Sie sich auf der beiliegenden CD den Track 15 an. Beurteilen Sie den Stimmklang nach dem RBH-Schema:

R ____ B ____ H ____

s / z-Ratio:

Berechnen Sie die s / z-Ratio, wie ist das Ergebnis zu bewerten?

stimmloses /s:/	15 s	
stimmhaftes /z:/	5 s	
s / z-Ratio	____	☐ normal ☐ pathologisch

Phonationsquotient:

Berechnen und bewerten Sie den Phonationsquotienten

Vitalkapazität	1.900 ml	
Tonhaltedauer auf /a:/	2 s	
PQ =	____ ml / s	☐ normal ☐ pathologisch

Laryngostroboskopie

Die untenstehenden Abbildungen zeigen links den laryngoskopischen Befund des Patienten bei Respiration, rechts die Schlussphase bei Phonation

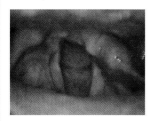   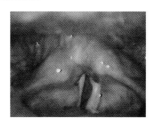

Laryngoskopie-Befund Respiration   Laryngoskopie-Befund Phonation

◼ **Abb. 20.1** Übungsbeispiel 1

20

Stimmdiagnostik – Ein Leitfaden für die Praxis

Praktische Übungen	Übungsbeispiel 1	Seite 2

Wie bewerten Sie den Stimmlippenbefund des Patienten unter Verwendung der vorgegebenen Kategorien?

Stimmlippenstellung		☐ normal / symmetrisch ☐ pathologisch / asymmetrisch
Stimmlippenkonfiguration	rechts	☐ normal ☐ exkaviert / pathologisch
	links	☐ normal ☐ exkaviert / pathologisch
Stimmlippenschluss		☐ vollständig ☐ posteriorer Spalt ☐ Glottisschlussinsuffizienz ☐ anteriorer Spalt

Stimmfeldmessung

In der Stimmfeldmessung war nur die Messung der Sprechstimme möglich. In der obigen Abbildung ist die leise Sprechstimme (schwarz) und die Rufstimme (blau) gekennzeichnet. Die Registrierung der Singstimme war nicht möglich, da der Patient nicht in der Lage war, Töne lang genug auszuhalten.

Wie kann man die stimmlichen Leistungen unter Verwendung der angegebenen Merkmale beschreiben?

leise Sprechstimme (schwarz)	melodischer Akzent: _____ HT dynamischer Akzent: _____ dB
Rufstimme (blau)	melodischer Akzent: _____ HT dynamischer Akzent: _____ dB

Ist die Stimmleistung des Patienten:

☐ normal

☐ pathologisch

◩ **Abb. 20.1** (*Fortsetzung*) Übungsbeispiel 1

Stimmdiagnostik – Ein Leitfaden für die Praxis

| Praktische Übungen | Übungsbeispiel 1 | Seite 3 |

Akustische Stimmklanganalyse mithilfe des Heiserkeitsdiagramms:

Beurteilen Sie, wie viele ausgehaltene Vokale analysiert wurden:

_____ Vokale

Wie sind die Mittelwerte der Rausch- bzw. Irregularitätskomponenten zu bewerten:

☐ beide pathologisch

☐ Rauschkomponente normal, Irregularitätskomponente pathologisch

☐ Rauschkomponente pathologisch, Irregularitätskomponente normal

☐ beide normal

Diagnose?
Welche Diagnose vermuten Sie?

_____

_____

_____

◩ **Abb. 20.1** (*Fortsetzung*) Übungsbeispiel 1

20

20.3 Übungsbeispiel 2 ◻ Abb. 20.2

Stimmdiagnostik – Ein Leitfaden für die Praxis

Praktische Übungen	Übungsbeispiel 2	Seite 1

Patient:

Weiblich, 19 Jahre

Anamnese:

Seit etwa 5 Monaten Stimmklangveränderung (v. a. Heiserkeit) ohne außergewöhnliche Stimmbelastungen

Studentin, 20 Zigaretten pro Woche

Auditive Stimmklangbeurteilung:

Hören Sie sich auf der beiliegenden CD den Track 16 an. Wie beurteilen Sie den Stimmklang nach dem R B H-Schema:

R____ B____ H____

Laryngostroboskopie:

Wie beschreiben Sie den laryngoskopischen Befund in der untenstehenden Abbildung?

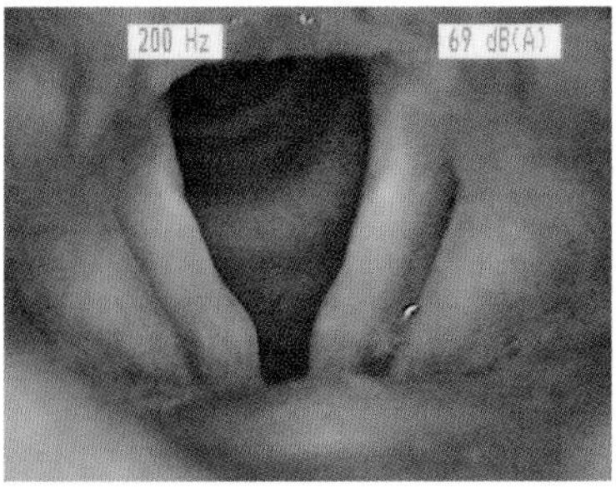

____

____

____

Wie beschreibt man den Glottisschluss in der folgenden Abbildung?

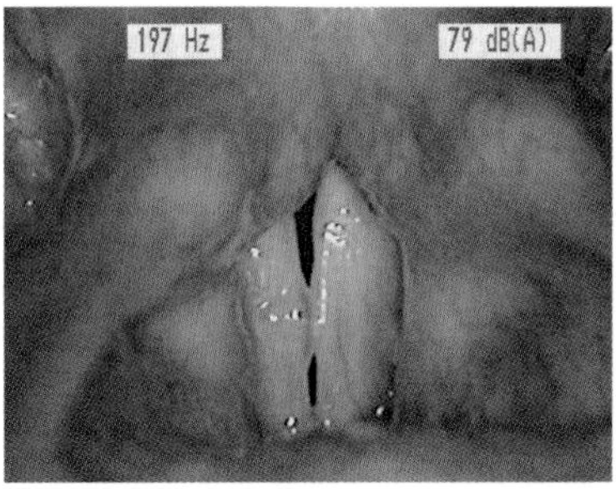

- ☐ vollständig
- ☐ posteriorer Spalt
- ☐ medianer Spalt
- ☐ Sanduhrglottis
- ☐ anteriorer Spalt
- ☐ komplette Glottisschlussinsuffizienz

◻ **Abb. 20.2** Übungsbeispiel 2

Stimmdiagnostik – Ein Leitfaden für die Praxis

| Praktische Übungen | Übungsbeispiel 2 | Seite 2 |

Stimmprofilmessung:

Wie groß ist der Tonhöhenumfang der Singstimme (grün in der obigen Abbildung), Angabe in Halbtönen und wenn möglich vom tiefsten bis zum höchsten Ton in Notennamen (siehe Anhang 4)?

tiefster Ton	__(___Hz)
höchster Ton	__(___Hz)
Tonhöhenumfang	__HT

Ist dieser Wert:
☐ physiologisch
☐ pathologisch

Erreicht die Patientin mit der Singstimme Schalldruckpegel von mindestens 90 dB?
☐ ja
☐ nein

| leise Sprechstimme (schwarz) | melodischer Akzent: __HT
dynamischer Akzent: __dB |
| Rufstimme (blau) | melodischer Akzent:__ HT
dynamischer Akzent: __dB |

Erreicht die Patientin mit der Rufstimme Schalldruckpegel von mindestens 90 dB?
☐ ja
☐ nein

◻ **Abb. 20.2** *(Fortsetzung)* Übungsbeispiel 2

Stimmdiagnostik – Ein Leitfaden für die Praxis

| Praktische Übungen | Übungsbeispiel 2 | Seite 3 |

Akustische Stimmklanganalysen:

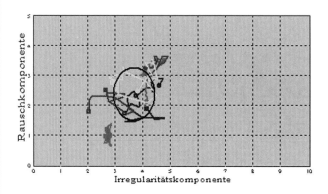

Heiserkeitsdiagramm über die Vokale /a:/, /e:/, /i:/, /o:/, /u:/ jeweils normallaut und laut

Mittelwerte (s. obige Abbildung)
Periodenkorrelation: 0,993
Jitter %: 0,28 %
Shimmer %: 3,32 %
GNE: 0,478
F 0: 259,7 Hz
Irregularität: 3,69 ± 0,75
Rauschen: 2,39 ± 0,29

☐ beide pathologisch
☐ Rauschkomponente normal, Irregularitätskomponente pathologisch
☐ Rauschkomponente pathologisch, Irregularitätskomponente normal
☐ beide normal

Diagnose?
Welche Verdachtsdiagnose stellen Sie?

_____
_____
_____

◨ **Abb. 20.2** *(Fortsetzung)* Übungsbeispiel 2

20.4 Übungsbeispiel 3 ◼ Abb. 20.3

Stimmdiagnostik – Ein Leitfaden für die Praxis		
Praktische Übungen	**Übungsbeispiel 3**	**Seite 1**

Patient:
Männlich, 42 Jahre

Anamnese:
Zunehmende Heiserkeit seit einigen Jahren, regelmäßiges Sodbrennen
30 Zigaretten täglich, regelmäßiger Alkoholkonsum in kontrollierten Mengen

Phonationsquotient:
Berechnen Sie den Phonationsquotienten:

Vitalkapazität	3.500 ml	
Tonhaltedauer auf /a:/	8 s	
PQ =	_____ ml / s	☐ normal ☐ pathologisch

Laryngostroboskopie

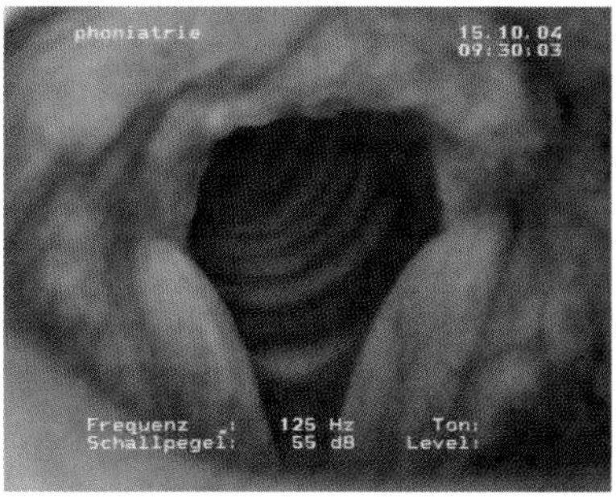

```
phoniatrie                    15.10.04
                              09:30:03




Frequenz    :  126 Hz    Ton:
Schallpegel:    55 dB    Level:
```

Beurteilen Sie den laryngealen Befund in obiger Abbildung:
_____
_____
_____

Welche Verdachtsdiagnose haben Sie?
_____
_____
_____

Welche weitere Diagnostik empfehlen Sie?
_____
_____

◼ **Abb. 20.3** Übungsbeispiel 3

20.5 Übungsbeispiel 4 ◘ Abb. 20.4

Stimmdiagnostik – Ein Leitfaden für die Praxis

Praktische Übungen	Übungsbeispiel 4	Seite 1

Patient:
Weiblich, 20 Jahre

Anamnese:
Gesangsstudentin
Nichtraucherin
Heiserkeit und Globusgefühl nach kurzer stimmlicher Belastung beim Singen und Sprechen
In den Ferien beschwerdefrei
Keine Vorerkrankungen, keine Komorbiditäten

Auditive Stimmklanganalyse:
Beurteilen Sie den Stimmklang dieser Patientin (CD-Track 17) nach dem R B H-Schema!
R ____ B ____ H ____

Laryngostroboskopie:
Laryngoskopisch konnten organische Veränderungen an den Stimmlippen ausgeschlossen werden.
Die stroboskopische Untersuchung zeigte regelrechte Schwingungen beidseits mit etwas verlängerter Schlussphase (nicht dargestellt).

Wie nennt man das stroboskopische Merkmal, das in diesem Einzelbild während einer stroboskopischen Schwingungsuntersuchung dargestellt ist?

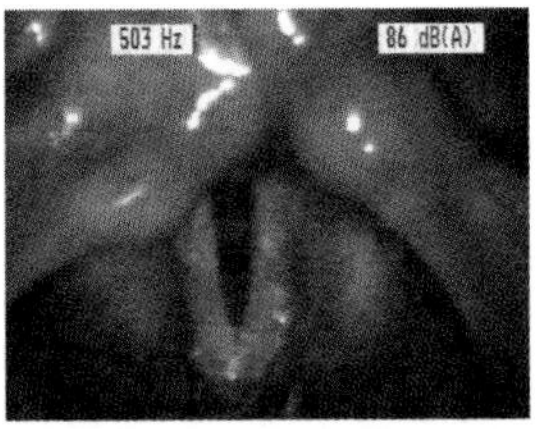

☐ Geschwindigkeitsquotient
☐ maximale Amplitude
☐ Glottisschluss
☐ Irregularität

Wie nennt man das stroboskopische Merkmal, das in diesem Einzelbild während einer stroboskopischen Schwingungsuntersuchung dargestellt ist?

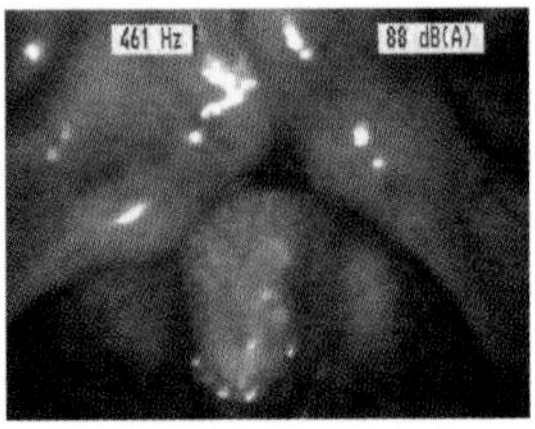

☐ Geschwindigkeitsquotient
☐ maximale Amplitude
☐ Glottisschluss
☐ Irregularität

◘ **Abb. 20.4** Übungsbeispiel 4

Stimmdiagnostik – Ein Leitfaden für die Praxis

| Praktische Übungen | Übungsbeispiel 4 | Seite 2 |

Stimmfeldmessung:

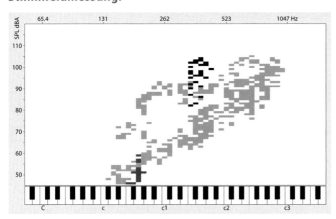

Wie groß ist der Tonhöhenumfang der Singstimme (grün in der obigen Abbildung), bitte Angabe in Halbtönen und wenn möglich vom tiefsten bis zum höchsten Ton in Notennamen und Hertzangabe (siehe Anhang 4):

tiefster Ton	__(___Hz)
höchster Ton	__(___Hz)
Tonhöhenumfang	__HT

Ist der Tonhöhenumfang in diesem Beispiel:
☐ physiologisch
☐ pathologisch

Erreicht die Patientin mit der Singstimme Schalldruckpegel von mindestens 90 dB?
☐ ja
☐ nein

◻ **Abb. 20.4** (*Fortsetzung*) Übungsbeispiel 4

Stimmdiagnostik – Ein Leitfaden für die Praxis		
Praktische Übungen	**Übungsbeispiel 4**	**Seite 3**

Besteht bei der Patientin:

☐ ein Pianoverlust in höheren Frequenzbereich

☐ ein Forteverlust in höheren Frequenzbereich

leise Sprechstimme (blau)	melodischer Akzent: ___HT dynamischer Akzent: __dB
Rufstimme (schwarz)	melodischer Akzent: ___HT dynamischer Akzent: __dB

Erreicht die Patienten mit der Rufstimme Schalldruckpegel von mindestens 90 dB?

☐ ja

☐ nein

Diagnose?

Welche Verdachtsdiagnose stellen Sie?I

_____

_____

_____

◧ **Abb. 20.4** *(Fortsetzung)* Übungsbeispiel 4

20.6   Übungsbeispiel 5 ◙ Abb. 20.5

Stimmdiagnostik – Ein Leitfaden für die Praxis		
Praktische Übungen	**Übungsbeispiel 5**	**Seite 1**

Patient:
Männlich, 22 Jahre

Anamnese:
Mit dem Wunsch, Sänger zu werden, hatte der Patient Biografien berühmter Sänger gelesen und geschilderte Selbsterfahrungen als Anregungen für seine Stimmübungen kritiklos und ohne gesangspädagogische Führung übernommen.
Auftretende Stimmprobleme beim Singen hatte er zunächst mit Entzündungen der Tonsillen in Zusammenhang gebracht.
Keine Probleme bei längerem Sprechen bemerkt
Student
Nichtraucher

Phoniatrische Überprüfung der Gesangstechnik:
Stimm- und atemtechnische Defizite, hörbare Luftbeimengungen im Stimmklang durch fehlende Atemstütze, behauchter Stimmklang beim Singen

Auditive Stimmklangbeurteilung:
Beurteilen Sie den Stimmklang nach dem R B H-Schema (CD-Track 18)

R ____ B ____ H ____

s/z-Ratio:
Die s/z-Ratio ergab den Wert von 0,8. Ist dieser Wert:
☐ physiologisch
☐ pathologisch

Laryngostroboskopie (zu Ihrer Information):
Keine morphologischen Veränderungen, regelrechter Schwingungsvorgang mit komplettem Stimmlippenschluss

◙ **Abb. 20.5** Übungsbeispiel 5

20

Stimmdiagnostik – Ein Leitfaden für die Praxis

Praktische Übungen	Übungsbeispiel 5	Seite 2

Stimmfeldmessung:

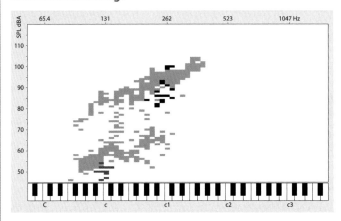

Bewerten Sie die Leistungen der Sprechstimme (s. obige Abbildung)

leise Sprechstimme (blau)	melodischer Akzent: ___HT dynamischer Akzent: __dB
Rufstimme (schwarz)	melodischer Akzent: ___HT dynamischer Akzent: __dB

Beachten Sie die Leistungen der Singstimme (grün in obiger Abbildung)
Man erkennt, dass der Patient Probleme beim leisen hohen Singen hat.
Bestimmen Sie daher:

Tonhöhenumfang in Halbtönen bei lautem Singen	___HT
Tonhöhenumfang in Halbtönen bei leisem Singen	___HT
Abstand zwischen mittlerer Sprechstimmlage bei leisem Sprechen (H/123,5 Hz) von der unteren Stimmgrenze in Halbtonschritten	___HT

◨ **Abb. 20.5** *(Fortsetzung)* Übungsbeispiel 5

Stimmdiagnostik – Ein Leitfaden für die Praxis

Praktische Übungen	Übungsbeispiel 5	Seite 3

Könnte eine konstitutionelle/konditionelle Hypofunktion der Stimme vorliegen?

☐ ja

☐ nein

Vermuten Sie bei dem Patienten eine:

☐ organische Dysphonie oder

☐ eine funktionelle Störung?

Diagnose?

Welche Verdachtsdiagnose haben Sie?

_____

_____

_____

◘ **Abb. 20.5** *(Fortsetzung)* Übungsbeispiel 5

20.7 Übungsbeispiel 6 ◘ Abb. 20.6

Stimmdiagnostik – Ein Leitfaden für die Praxis		
Praktische Übungen	**Übungsbeispiel 6**	**Seite 1**

Patient:
Weiblich, 28 Jahre

Anamnese:
Seit etwa 1 Jahr progrediente Heiserkeit, keine Schmerzen
Tonsillektomie im 6. Lebensjahr, keine regelmäßige Medikamenteneinnahme, keine Allergien, keine Komorbiditäten, Nichtraucherin

Auditive Stimmklangbeurteilung:
Beurteilen Sie den Stimmklang (CD Track 19):
R ____ B ____ H ____

s/z-Ratio:
Berechnen Sie die s/z-Ratio, wie ist der von Ihnen errechnete Wert zu bewerten?

stimmloses /s:/	17 s	
stimmhaftes /z:/	8 s	
s/z-Ratio	____	☐ normal ☐ pathologisch

Phonationsquotient:
Berechnen Sie den Phonationsquotienten, wie ist dieser Wert zu bewerten?

Vitalkapazität	3.900 ml	
Tonhaltedauer auf /a:/	10 s	
PQ =	____ ml/s	☐ normal ☐ pathologisch

Laryngostroboskopie:
In der folgenden Abbildung ist der laryngoskopische Befund dargestellt.

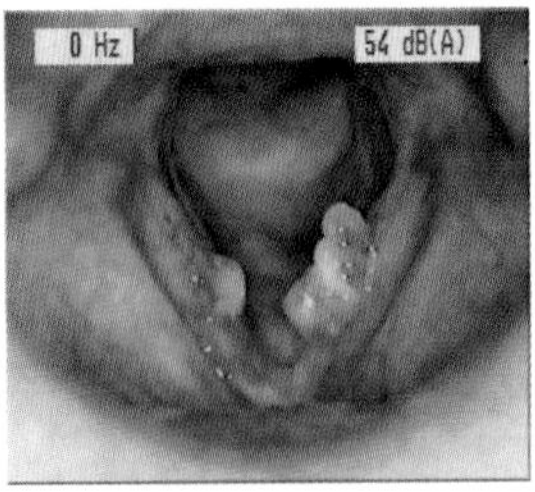

Beschreibt die Abbildung die
☐ Respirationsphase
☐ Phonationsphase?

◘ **Abb. 20.6** Übungsbeispiel 6

Stimmdiagnostik – Ein Leitfaden für die Praxis		
Praktische Übungen	Übungsbeispiel 6	Seite 2

Stimmfeldmessung:

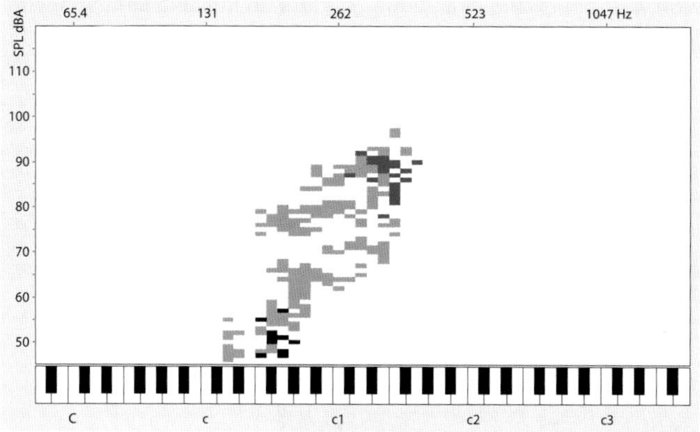

Wie groß ist der Tonhöhenumfang der Singstimme (grün in der obigen Abbildung), Angabe in Halbtönen und wenn möglich vom tiefsten bis zum höchsten Ton in Notennamen und Hertzangabe (siehe Anhang 4)?

tiefster Ton	__(___Hz)
höchster Ton	__(___Hz)
Tonhöhenumfang	__HT

Ist dieser Wert:
☐ physiologisch
☐ pathologisch

Erreicht die Patientin mit der Singstimme Schalldruckpegel von mindestens 90 dB?
☐ ja
☐ nein

Beurteilen Sie die Leistungen der Sprechstimme!

leise Sprechstimme (blau)	melodischer Akzent: ___HT dynamischer Akzent: __dB
Rufstimme (schwarz)	melodischer Akzent: ___HT dynamischer Akzent: __dB

Erreicht die Patientin mit der Rufstimme Schalldruckpegel von mindestens 90 dB?
☐ ja
☐ nein

◻ **Abb. 20.6** (*Fortsetzung*) Übungsbeispiel 6

Stimmdiagnostik – Ein Leitfaden für die Praxis

Praktische Übungen	Übungsbeispiel 6	Seite 3

Akustische Stimmklanganalysen:

Zur Objektivierung der auditiven Stimmklangveränderung und zur Beurteilung des therapeutischen Erfolges wurden akustische Analysen (Heiserkeitsdiagramm in untenstehender Abbildung) durchgeführt.

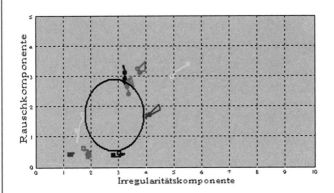

Bei welcher Stimmintensität (Lautstärke) ist der Stimmklang objektiv besser?

☐ bei leiser Phonation

☐ bei lauter Phonation

Diagnose?

Welche der folgenden Diagnosen würden Sie in Zusammenschau der vorliegenden Befunde in Erwägung ziehen?

☐ Normalbefund

☐ Stimmlippenzyste links

☐ Larynxpapillomatose

☐ Stimmlippenknötchen

☐ **Abb. 20.6** *(Fortsetzung)* Übungsbeispiel 6

20.8 Übungsbeispiel 7 ◘ Abb. 20.7

Stimmdiagnostik – Ein Leitfaden für die Praxis

Praktische Übungen | **Übungsbeispiel 7** | **Seite 1**

Patient:

Weiblich, 39 Jahre

Anamnese:

keine stimmlichen Beschwerden, präventive laryngoskopische Untersuchung bei hoher beruflicher Stimmbelastung mit häufigen Wechseln zwischen Singen und Sprechen
Musikerzieherin, Nichtraucherin, keine Voroperationen, keine Komorbiditäten, keine bekannten Allergien

Auditive Stimmklangbeurteilung:

R 0 B 0 H 0

Laryngostroboskopie:

Die untenstehende Abbildung zeigt die laryngeale Situation der Patientin: beiderseits sind die freien Stimmlippenränder glatt. Dennoch lassen sich beidseits Veränderungen an den Stimmlippen erkennen. Wie würden Sie diese beschreiben?

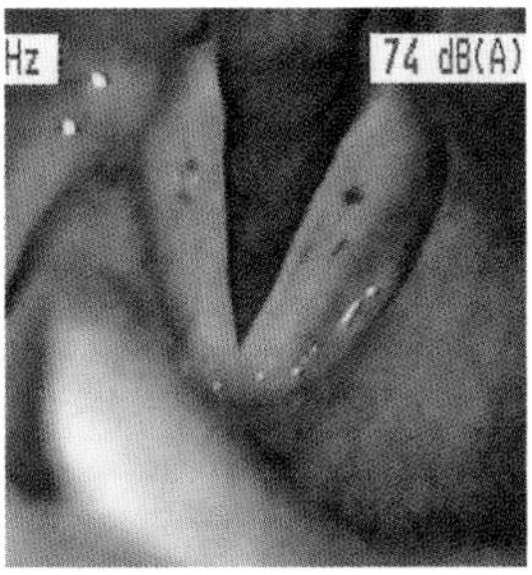

Mit Hilfe der Stroboskopie wurde darüber hinaus das Schwingungsverhalten der Stimmlippen beurteilt. In der folgenden Abbildung ist ein Ausschnitt aus der Schließungsphase vor Erreichen des Schlusses erfasst: beidseits zeichnen sich mittig Randverdickungen ab. Wie nennt man diese morphologischen Veränderungen, die sich nur bei Phonation erkennen lassen?

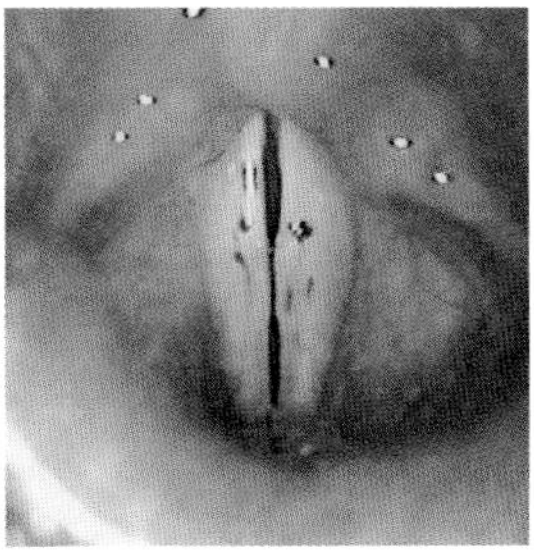

◘ **Abb. 20.7** Übungsbeispiel 7

Stimmdiagnostik – Ein Leitfaden für die Praxis

Praktische Übungen	Übungsbeispiel 7	Seite 2

Stimmfeldmessung:

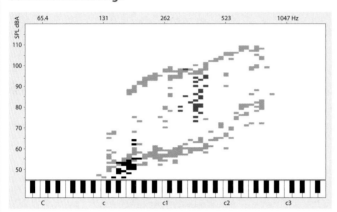

Wie groß ist der Tonhöhenumfang der Singstimme (grün in der obigen Abbildung), bitte Angabe in Halbtönen und wenn möglich vom tiefsten bis zum höchsten Ton in Notennamen und Hertzangabe (siehe Anhang 4)?

tiefster Ton	__(__Hz)
höchster Ton	__(__Hz)
Tonhöhenumfang	__HT

Ist dieser Wert:
☐ physiologisch
☐ pathologisch

Erreicht die Patientin mit der Singstimme Schalldruckpegel von mindestens 90 dB?
☐ ja
☐ nein

Besteht bei der Patientin:
☐ ein Pianoverlust
☐ ein Forteverlust
☐ keines von beiden

◘ **Abb. 20.7** *(Fortsetzung)* Übungsbeispiel 7

Stimmdiagnostik – Ein Leitfaden für die Praxis

| **Praktische Übungen** | **Übungsbeispiel 7** | **Seite 3** |

Beurteilen Sie die Leistungen der Sprechstimme in der obigen Abbildung:

leise Sprechstimme (blau)	melodischer Akzent: ___HT dynamischer Akzent: __dB
Rufstimme (schwarz)	melodischer Akzent: ___HT dynamischer Akzent: __dB

Erreicht die Patientin mit der Rufstimme Schalldruckpegel von mindestens 90 dB?

☐ ja

☐ nein

Diagnose?

Welche Diagnosevermuten Sie?

_____

_____

_____

◼ **Abb. 20.7** (*Fortsetzung*) Übungsbeispiel 7

20.9 Übungsbeispiel 8 ◘ Abb. 20.8

Stimmdiagnostik – Ein Leitfaden für die Praxis		
Praktische Übungen	**Übungsbeispiel 8**	**Seite 1**

Patient:
Männlich, 49 Jahre

Anamnese:
rezidivierende Heiserkeit, Stimmklangverschlechterung und Leistungsminderung bei hoher beruflicher Sprechbelastung
Nichtraucher
Alkoholgenuss: täglich 3-4 Bier und Wein
Medikamente: 1 x 1 Pantoloc 20 mg

Auditive Stimmklangbeurteilung:
Beurteilen Sie den Stimmklang (CD Track 20)
R ____ B ____ H ____

Phonationsquotient:
Berechnen Sie den Phonationsquotienten, wie ist dieser Wert zu bewerten?

Vitalkapazität	4.500 ml	
Tonhaltedauer auf /a:/	34 s	
PQ =	____ ml / s	☐ normal ☐ pathologisch

Laryngostroboskopie

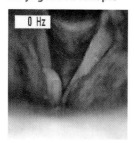

In der obigen Abbildung ist der laryngoskopische Befund während der Respiration dargestellt. Beiderseits finden sich nahe der vorderen Kommissur oberhalb der Stimmlippen und unterhalb der Taschenfalten rundliche Raumforderungen, die bei leiser Phonation den Stimmlippenschluss behindern, indem sich Anteile der rechten Raumforderung zwischen die Stimmlippen legen. Erst bei lauter Phonation können die Stimmlippen vollständig geschlossen werden. Die spätere histopathologische Untersuchung ergab die seltene Lokalisation eines Lipoms

◘ **Abb. 20.8** Übungsbeispiel 8

Stimmdiagnostik – Ein Leitfaden für die Praxis

| Praktische Übungen | Übungsbeispiel 8 | Seite 2 |

Stimmfeldmessung:

Die Leistungen von Sing- und Sprechstimme wurden im Stimmfeld dokumentiert (folgende Abbildung)

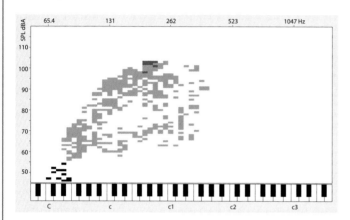

Besteht bei dem Patienten beim Singen:

☐ ein Pianoverlust

☐ ein Forteverlust

☐ keines von beiden

Wurde die Rufstimme (blau) bzw. die laute Singstimme Ihrer Meinung nach regelrecht gesteigert?

☐ nein, da die Schalldruckpegel keine 90 dB erreichen

☐ nein, da sie völlig unterschiedliche maximale Schalldruckpegelerreichen

☐ ja, beide erreichen etwa gleiche maximale Schalldruckpegel von über 90 dB

Was schlussfolgern Sie beim Vergleich zwischen unterer Tonhöhenumfangsgrenze beim Singen und leiser Sprechstimme (schwarz)?

☐ die leise Sprechstimme liegt physiologisch im unteren Drittel des Tonhöhenumfanges

☐ die leise Sprechstimme liegt außerhalb des Singstimmfeldes, dieser Befund ist pathologisch

◼ **Abb. 20.8** *(Fortsetzung)* Übungsbeispiel 8

20.10 Übungsbeispiel 9 ◘ Abb. 20.9

Stimmdiagnostik – Ein Leitfaden für die Praxis		
Praktische Übungen	Übungsbeispiel 9	Seite 1

Patient:
Weiblich, 52 Jahre

Anamnese:
progrediente Stimmbelastungsprobleme und Tieferwerden der Stimme seit ca. 1 Jahr
Nichtraucherin seit einem Jahr
Alkohol: gelegentlich
Beruf: Verkäuferin
keine Allergien, keine Komorbiditäten
Menstruationszyklus: noch regelmäßig

Auditive Stimmklangbeurteilung:
Beurteilen Sie den Stimmklang der Patientin (CD Track 21), mit dem sich die Patientin erstmalig vorstellte. Beurteilen Sie den Stimmklang nach phonochirurgischer Intervention (CD-Track 22).

CD-Track 21 (vor Therapie):   R ____ B ____ H ____

CD-Track 22 (nach Therapie):   R ____ B ____ H ____

Laryngostroboskopie:
In der folgenden Abbildung ist der laryngoskopische Befund bei Respiration dokumentiert.

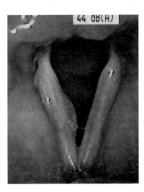

Wie würden Sie den Befund bewerten?
- ☐ keine morphologischen Veränderungen erkennbar
- ☐ morphologische Veränderungen im membranösen Anteil der rechten Stimmlippe
- ☐ morphologische Veränderungen im kartilaginären Anteil der rechten Stimmlippe

◘ **Abb. 20.9** Übungsbeispiel 9

Stimmdiagnostik – Ein Leitfaden für die Praxis		
Praktische Übungen	**Übungsbeispiel 9**	**Seite 2**

Stimmfeldmessung:

In der folgenden Abbildung sind die Leistungen von Singstimme (grün), leiser Sprechstimme (schwarz) und Rufstimme (blau) zusammengefasst.

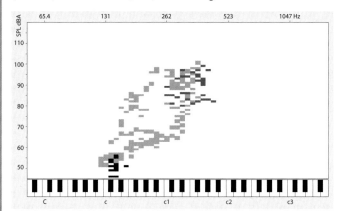

Bei welcher mittleren Frequenz findet sich die leise Sprechstimme der Patientin?

Notenname __   Frequenzangabe ___Hz (siehe Anhang 4)

Ist diese Frequenz im Vergleich zur weiblichen Indifferenzlage:

☐ physiologisch

☐ eher hoch

☐ eher tief

Bewerten Sie die Leistungen der Singstimme im Vergleich zur Rufstimme. Würden Sie meinen, dass die Patientin die physiologische Grenze des oberen Tonumfangs erreicht hat?

☐ ja

☐ nein

Bewerten Sie die Leistungen der Singstimme. War die Patientin in der Lage; Töne im Kopfregister zu singen?

☐ ja

☐ nein

Diagnose:
Welche Diagnose vermuten Sie?

◘ **Abb. 20.9** *(Fortsetzung)* Übungsbeispiel 9

20.11 Übungsbeispiel 10 ◨ Abb. 20.10

Stimmdiagnostik – Ein Leitfaden für die Praxis		
Praktische Übungen	**Übungsbeispiel 10**	**Seite 1**

Patient:
Männlich, 38 Jahre

Anamnese:
Von Jugend an geringe Heiserkeit, aufgrund hoher beruflicher Stimmbeanspruchung (Rundfunksprecher) zunehmende Stimmprobleme, vor 1 Jahr logopädische Therapie absolviert
Allergien: Gräser
Komorbiditäten: allergisches Asthma bronchiale
Medikamente: saisonale Antihistaminikaeinnahme und inhalative Kortisontherapie
Nichtraucher

Auditive Stimmklangbeurteilung:
Beurteilen Sie den Stimmklang des Patienten vor logopädischer Therapie (CD-Track 23) und nach logopädischer Therapie (CD-Track 24)

CD-Track 23 (vor Therapie):   R ____ B ____ H ____

CD-Track 24 (nach Therapie):   R ____ B ____ H ____

Laryngostroboskopie:
Betrachten Sie die folgenden Abbildungen und beurteilen Sie den laryngoskopischen Befund.

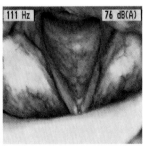 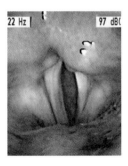

Respirationsphase   Phonationsphase: maximale Amplitude

Welcher Befund fällt Ihnen auf?

_____
_____
_____

◨ **Abb. 20.10** Übungsbeispiel 10

Stimmdiagnostik – Ein Leitfaden für die Praxis

Praktische Übungen	Übungsbeispiel 10	Seite 2

Bei leiser Phonation kann der Patient keinen vollständigen Stimmlippenschluss erreichen: Zunächst persistiert eine posteriore Schlussinsuffizienz (obere Abbildung), erst bei Intensitätssteigerung kann ein vollständiger Glottisschluss erreicht werden (untere Abbildung).

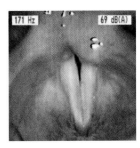

Posteriore Schlussinsuffizienz bei leiser Phonation

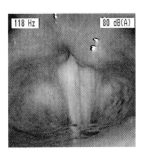

Vollständiger Stimmlippenschluss bei Intensitätssteigerung

Stimmfeldmessung:

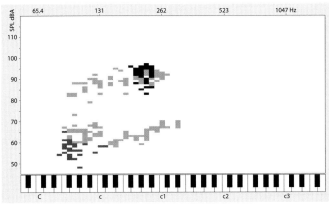

■ Abb. 20.10 (Fortsetzung) Übungsbeispiel 10

Stimmdiagnostik – Ein Leitfaden für die Praxis

Praktische Übungen	Übungsbeispiel 10	Seite 3

Wie bewerten Sie folgende Kriterien der stimmlichen Leistungsfähigkeit des Patienten entsprechend der obigen Abbildung?

leise Sprechstimme (blau)	☐ "normal" laut ☐ zu laut ☐ zu leise
Rufstimme (schwarz)	☐ "normal" laut mit $SPL_{max} > 90$ dB ☐ zu leise mit $SPL_{max} > 90$ dB
Schalldruckpegel der Singstimme (grün)	☐ normal ☐ Pianoverlust ☐ Fortverlust

Akustische Stimmklanganalyse:

Das in der folgenden Abbildung dargestellte Heiserkeitsdiagramm stellt die Ergebnisse der akustischen Stimmklanganalysen dar. Einige Vokale zeigen große Streuungen der Irregularitätswerte, die durch irreguläre und zum Teil instabile Phonationsabläufe verursacht werden.

Diagnose?

Welche Verdachtsdiagnose würde Sie stellen?

_____

_____

_____

◩ **Abb. 20.10** *(Fortsetzung)* Übungsbeispiel 10

Lösungen

21.1   Übungen zur auditiven Stimmklangbeurteilung
         nach dem RBH-Schema – 302
21.1.1   Aufgabe 1 – 302
21.1.2   Aufgabe 2 – 302

21.2   Lösung zu Übungsbeispiel 1 – 303

21.3   Lösung zu Übungsbeispiel 2 – 305

21.4   Lösung zu Übungsbeispiel 3 – 307

21.5   Lösung zu Übungsbeispiel 4 – 308

21.6   Lösung zu Übungsbeispiel 5 – 310

21.7   Lösung zu Übungsbeispiel 6 – 312

21.8   Lösung zu Übungsbeispiel 7 – 314

21.9   Lösung zu Übungsbeispiel 8 – 316

21.10   Lösung zu Übungsbeispiel 9 – 317

21.11   Lösung zu Übungsbeispiel 10 – 318

B. Schneider-Stickler, W. Bigenzahn, *Stimmdiagnostik*,
DOI 10.1007/978-3-7091-1480-3_21, © Springer-Verlag Wien 2013

21.1   Übungen zur auditiven Stimmklangbeurteilung nach dem RBH-Schema

21.1.1 Aufgabe 1

R 1 B 3 H 3

21.1.2 Aufgabe 2

R # B 3 H 3
oder
R – B 3 H 3

21.2 Lösung zu Übungsbeispiel 1 ◻ Abb. 21.1

Stimmdiagnostik – Ein Leitfaden für die Praxis		
Lösungen	**Übungsbeispiel 1**	**Seite 1**

Patient:

Männlich, 56 Jahre, Nichtraucher

Auditive Stimmklangbeurteilung:

Hören Sie sich auf der beiliegenden CD den Track 15 an. Beurteilen Sie den Stimmklang nach dem RBH-Schema:

R 3 B 3 H 3

s / z-Ratio:

Berechnen Sie die s / z-Ratio, wie ist das Ergebnis zu bewerten?

stimmloses /s:/	15 s	
stimmhaftes /z:/	5 s	
s / z-Ratio	3	☐ normal ☒ pathologisch

Phonationsquotient:

Berechnen und bewerten Sie den Phonationsquotienten

Vitalkapazität	1.900 ml	
Tonhaltedauer auf /a:/	2 s	
PQ =	950 ml / s	☐ normal ☒ pathologisch

Laryngostroboskopie

Wie bewerten Sie den Stimmlippenbefund des Patienten unter Verwendung der vorgegebenen Kategorien?

Stimmlippenstellung		☐ normal / symmetrisch ☒ pathologisch / asymmetrisch
Stimmlippenkonfiguration	rechts	☒ normal ☐ exkaviert / pathologisch
	links	☐ normal ☒ exkaviert / pathologisch
Stimmlippenschluss		☐ vollständig ☐ posteriorer Spalt ☒ Glottisschlussinsuffizienz ☐ anteriorer Spalt

◻ **Abb. 21.1** Lösung zu Übungsbeispiel 1

Stimmdiagnostik – Ein Leitfaden für die Praxis

Lösungen	Übungsbeispiel 1	Seite 2

Stimmfeldmessung

Wie kann man die stimmlichen Leistungen unter Verwendung der angegebenen Merkmale beschreiben?

leise Sprechstimme (schwarz)	melodischer Akzent: 5 HT dynamischer Akzent: ca. 22 dB
Rufstimme (blau)	melodischer Akzent: 9 HT dynamischer Akzent: ca. 15 dB

Ist die Stimmleistung des Patienten:

☐ normal

☑ pathologisch

Akustische Stimmklanganalyse:

Beurteilen Sie, wie viele ausgehaltene Vokale analysiert wurden:

4 Vokale

Wie sind die Mittelwerte der Rausch- bzw. Irregularitätskomponenten zu bewerten:

☑ beide pathologisch

☐ Rauschkomponente normal, Irregularitätskomponente pathologisch

☐ Rauschkomponente pathologisch, Irregularitätskomponente normal

☐ beide normal

Diagnose?

Welche Verdachtsdiagnose vermuten Sie?

Rekurrensparese links

◨ **Abb. 21.1** (*Fortsetzung*) Lösung zu Übungsbeispiel 1

21.3 Lösung zu Übungsbeispiel 2 ◘ Abb. 21.2

Stimmdiagnostik – Ein Leitfaden für die Praxis

Lösungen	Übungsbeispiel 2	Seite 1

Patient:
Weiblich, 19 Jahre

Auditive Stimmklangbeurteilung:
Hören Sie sich auf der beiliegenden CD den Track 16 an. Wie beurteilen Sie den Stimmklang nach dem R B H-Schema:

R 2 B 2 H 2

Laryngostroboskopie:
Wie beschreiben Sie den laryngoskopischen Befund?
Beidseits am Übergang vom vorderen zum mittleren Stimmlippendrittel breitbasige knötchenartige Verdickungen am freien Stimmlippenrand

Wie beschreibt man den Glottisschluss in der folgenden Abbildung?
☐ vollständig
☐ posteriorer Spalt
☐ medianer Spalt
☑ Sanduhrglottis
☐ anteriorer Spalt
☐ komplette Glottisschlussinsuffizienz

Stimmprofilmessung:
Wie groß ist der Tonhöhenumfang der Singstimme (grün in der obigen Abbildung), Angabe in Halbtönen und wenn möglich vom tiefsten bis zum höchsten Ton in Notennamen (siehe Anhang 4)?

tiefster Ton	d (147 Hz)
höchster Ton	gis[1] (415 Hz)
Tonhöhenumfang	18 HT

Ist dieser Wert:
☐ physiologisch
☑ pathologisch

Erreicht die Patientin mit der Singstimme Schalldruckpegel von mindestens 90 dB?
☐ ja
☑ nein

◘ **Abb. 21.2** Lösung zu Übungsbeispiel 2

Stimmdiagnostik – Ein Leitfaden für die Praxis

Lösungen	Übungsbeispiel 2	Seite 2

leise Sprechstimme (schwarz)	melodischer Akzent: 2 HT dynamischer Akzent: ca. 10 dB
Rufstimme (blau)	melodischer Akzent: 5 HT dynamischer Akzent: ca. 25 dB

Erreicht die Patientin mit der Rufstimme Schalldruckpegel von mindestens 90 dB?

☑ ja

☐ nein

Akustische Stimmklanganalysen:

Wie sind die Mittelwerte der Rausch- bzw. Irregularitätskomponenten zu bewerten:

Mittelwerte im Normalbereich, allerdings hohe Streuung

Anmerkung Normwerte im Heiserkeitsdiagramm (Mittelwert)

Normal:

Rauschkomponente < 2,5, Irregularitätskomponente < 4,5

Diagnose?

Welche Verdachtsdiagnose stellen Sie?

Beidseitige Stimmlippenknötchen

◘ **Abb. 21.2** *(Fortsetzung)* Lösung zu Übungsbeispiel 2

21.4   Lösung zu Übungsbeispiel 3 ◘ Abb. 21.3

Stimmdiagnostik – Ein Leitfaden für die Praxis

Lösungen	Übungsbeispiel 3	Seite 1

Patient:
Männlich, 42 Jahre

Phonationsquotient:
Berechnen Sie den Phonationsquotienten:

Vitalkapazität	3.500 ml	
Tonhaltedauer auf /a:/	8 s	
PQ =	437,5 ml / s	☐ normal ☑ pathologisch

Laryngostroboskopie
Beurteilen Sie den laryngealen Befund in obiger Abbildung:
Stimmlippen beidseits gerötet und ödematös verdickt, starke Rötung im Bereich der Processus vocales bds., Interarytaenoidregion mit weißlichen hyperkeratotischen Schleimhautveränderungen („Hahnenkammphänomen")

Welche Verdachtsdiagnose haben Sie?
Reinke-Ödeme bei gastroösophagealem Reflux

Welche weitere Diagnostik empfehlen Sie?
z. B. 24 h-pH-Metrie, Ösophagusmanometrie, Gastroösophagoskopie, röntgenologische Schluckuntersuchung, Videokinematographie des Schluckaktes

---

◘ **Abb. 21.3** Lösung zu Übungsbeispiel 3

21.5   Lösung zu Übungsbeispiel 4 ◘ Abb. 21.4

Stimmdiagnostik – Ein Leitfaden für die Praxis		
Lösungen	Übungsbeispiel 4	Seite 1

Patient:
Weiblich, 20 Jahre

Auditive Stimmklanganalyse:
Beurteilen Sie den Stimmklang dieser Patientin (CD-Track 17) nach dem R B H-Schema!
R 1 B 1 H 1

Laryngostroboskopie:
Wie nennt man das stroboskopische Merkmal, das in diesem Einzelbild während einer stroboskopischen Schwingungsuntersuchung dargestellt ist?
☐ Geschwindigkeitsquotient
☑ maximale Amplitude
☐ Glottisschluss
☐ Irregularität

Wie nennt man das stroboskopische Merkmal, das in dem folgenden Einzelbild während einer stroboskopischen Schwingungsuntersuchung dargestellt ist?
☐ Geschwindigkeitsquotient
☐ maximale Amplitude
☑ Glottisschluss
☐ Irregularität

Stimmfeldmessung:
Wie groß ist der Tonhöhenumfang der Singstimme, bitte Angabe in Halbtönen und wenn möglich vom tiefsten bis zum höchsten Ton in Notennamen und Hertzangabe (siehe Anhang 4):

tiefster Ton	cis (131 Hz)
höchster Ton	h² (992 Hz)
Tonhöhenumfang	33 HT

Ist der Tonhöhenumfang in diesem Beispiel:
☑ physiologisch
☐ pathologisch

Erreicht die Patienten mit der Singstimme Schalldruckpegel von mindestens 90 dB?
☑ ja
☐ nein

◘ **Abb. 21.4** Lösung zu Übungsbeispiel 4

Stimmdiagnostik – Ein Leitfaden für die Praxis

Lösungen	Übungsbeispiel 4	Seite 2

Besteht bei der Patientin:

☑ ein Pianoverlust in höheren Frequenzbereichen

☐ ein Forteverlust in höheren Frequenzbereichen

leise Sprechstimme (blau)	melodischer Akzent: 4 HT dynamischer Akzent: ca. 15 dB
Rufstimme (schwarz)	melodischer Akzent: 5 HT dynamischer Akzent: ca. 24 dB

Erreicht die Patienten mit der Rufstimme Schalldruckpegel von mindestens 90 dB?

☑ ja

☐ nein

Diagnose?

Welche Verdachtsdiagnose stellen Sie?

Funktionelle Dysphonie mit hyperfunktioneller Symptomatik (stimmdiagnostische Hinweise: verlängerte Schlussphasen, Pianoverlust im Stimmfeld)

Bemerkung: Im Falle einer Dysodie bestehen anamnestische keine Probleme beim Sprechen.

■ **Abb. 21.4** (*Fortsetzung*) Lösung zu Übungsbeispiel 4

21.6   Lösung zu Übungsbeispiel 5 ◘ Abb. 21.5

Stimmdiagnostik – Ein Leitfaden für die Praxis		
Lösungen	**Übungsbeispiel 5**	**Seite 1**

Patient:
Männlich, 22 Jahre

Auditive Stimmklangbeurteilung:
Beurteilen Sie den Stimmklang nach dem R B H-Schema (CD-Track 18)
R 0 B 0 H 0
s/z-Ratio:

Die s/z-Ratio ergab den Wert von 0,8. Ist dieser Wert:
☑ physiologisch
☐ pathologisch

Stimmfeldmessung:
Bewerten Sie die Leistungen der Sprechstimme:

leise Sprechstimme (blau)	melodischer Akzent: 4 HT dynamischer Akzent: 10 dB
Rufstimme (schwarz)	melodischer Akzent: 6 HT dynamischer Akzent: 20 dB

Leistungen der Singstimme:

Tonhöhenumfang in Halbtönen bei lautem Singen	25 HT
Tonhöhenumfang in Halbtönen bei leisem Singen	20 HT
Abstand zwischen mittlerer Sprechstimmlage bei leisem Sprechen (H/123,5 Hz) von der unteren Stimmgrenze in Halbtonschritten	6 HT

◘ **Abb. 21.5** Lösung zu Übungsbeispiel 5

Stimmdiagnostik – Ein Leitfaden für die Praxis

| **Lösungen** | **Übungsbeispiel 5** | **Seite 2** |

Könnte eine konstitutionelle/konditionelle Hypofunktion der Stimme vorliegen?

☐ ja

☑ nein (90 dB werden erreicht)

Vermuten Sie bei dem Patienten eine:

☐ organische Dysphonie oder

☑ eine funktionelle Störung?

Diagnose?

Welche Verdachtsdiagnose haben Sie?

Dysodie

◨ **Abb. 21.5** (*Fortsetzung*) Lösung zu Übungsbeispiel 5

21.7 Lösung zu Übungsbeispiel 6 ◘ Abb. 21.6

Stimmdiagnostik – Ein Leitfaden für die Praxis

Lösungen	Übungsbeispiel 6	Seite 1

Patient:
Weiblich, 28 Jahre

Anamnese:
Seit etwa 1 Jahr progrediente Heiserkeit, keine Schmerzen
Tonsillektomie im 6. Lebensjahr, keine regelmäßige Medikamenteneinnahme, keine Allergien, keine Komorbiditäten, Nichtraucherin

Auditive Stimmklangbeurteilung:
Beurteilen Sie den Stimmklang (CD Track 19):
R 2 B 2 H 2

s/z-Ratio:
Berechnen Sie die s/z-Ratio, wie ist der von Ihnen errechnete Wert zu bewerten?

stimmloses /s:/	17 s	
stimmhaftes /z:/	8 s	
s/z-Ratio	2,1	☐ normal ☑ pathologisch

Phonationsquotient:
Berechnen Sie den Phonationsquotienten, wie ist dieser Wert zu bewerten?

Vitalkapazität	3.900 ml	
Tonhaltedauer auf /a:/	10 s	
PQ =	390 ml/s	☐ normal ☑ pathologisch

Laryngostroboskopie:
Beschreibt die Abbildung die
☑ Respirationsphase
☐ Phonationsphase?

◘ **Abb. 21.6** Lösung zu Übungsbeispiel 6

Stimmdiagnostik – Ein Leitfaden für die Praxis

| Lösungen | Übungsbeispiel 6 | Seite 2 |

Stimmfeldmessung:

Tonhöhenumfang der Singstimme vom tiefsten zum höchsten Ton:

tiefster Ton	d (147 Hz)
höchster Ton	f¹ (349 Hz)
Tonhöhenumfang	15 HT

Ist dieser Wert:

☐ physiologisch
☑ pathologisch

Erreicht die Patientin mit der Singstimme Schalldruckpegel von mindestens 90 dB?

☑ ja
☐ nein

Beurteilen Sie die Leistungen der Sprechstimme!

| leise Sprechstimme (schwarz) | melodischer Akzent: 3 HT
dynamischer Akzent: ca. 10 dB |
| Rufstimme (blau) | melodischer Akzent: 6 HT
dynamischer Akzent: ca. 12 dB |

Erreicht die Patientin mit der Rufstimme Schalldruckpegel von mindestens 90 dB?

☑ ja
☐ nein

Akustische Stimmklanganalysen:

Bei welcher Stimmintensität (Lautstärke) ist der Stimmklang objektiv besser?

☐ bei leiser Phonation
☑ bei lauter Phonation

Diagnose?

Welche der folgenden Diagnosen würden Sie in Zusammenschau der vorliegenden Befunde in Erwägung ziehen?

☐ Normalbefund
☐ Stimmlippenzyste links
☑ Larynxpapillomatose
☐ Stimmlippenknötchen

◻ **Abb. 21.6** (*Fortsetzung*) Lösung zu Übungsbeispiel 6

21.8   Lösung zu Übungsbeispiel 7 ◘ Abb. 21.7

Stimmdiagnostik – Ein Leitfaden für die Praxis		
Lösungen	**Übungsbeispiel 7**	**Seite 1**

Patient:
Weiblich, 39 Jahre

Laryngostroboskopie:
Die untenstehende Abbildung zeigt die laryngeale Situation der Patientin: beiderseits sind die freien Stimmlippenränder glatt. Dennoch lassen sich beidseits Veränderungen an den Stimmlippen erkennen. Wie würden Sie diese beschreiben?
Teleangiektasien/Vasektasien auf beiden Stimmlippen

Wie nennt man die Stimmlippenveränderungen, die bei Phonation beginnende Knötchenbildung vermuten lassen?
Funktionelle Phonationsverdickungen

Stimmfeldmessung:
Wie groß ist der Tonhöhenumfang der Singstimme, bitte Angabe in Halbtönen und wenn möglich vom tiefsten bis zum höchsten Ton in Notennamen und Hertzangabe (siehe Anhang 4):

tiefster Ton	H (123,5 Hz)
höchster Ton	2a (880 Hz)
Tonhöhenumfang	34 HT

Ist dieser Wert:
☑ physiologisch
☐ pathologisch

Erreicht die Patientin mit der Singstimme Schalldruckpegel von mindestens 90 dB?
☑ ja
☐ nein

Besteht bei der Patientin:
☐ ein Pianoverlust
☐ ein Forteverlust
☑ keines von beiden

◘ **Abb. 21.7** Lösung zu Übungsbeispiel 7

Stimmdiagnostik – Ein Leitfaden für die Praxis

| **Lösungen** | **Übungsbeispiel 7** | **Seite 2** |

Beurteilen Sie die Leistungen der Sprechstimme in der obigen Abbildung:

| leise Sprechstimme (schwarz) | melodischer Akzent: 7 HT
dynamischer Akzent: ca. 18 dB |
| Rufstimme (blau) | melodischer Akzent: 6 HT
dynamischer Akzent: ca. 25 dB |

Erreicht die Patientin mit der Rufstimme Schalldruckpegel von mindestens 90 dB?

☑ ja

☐ nein

Diagnose:

Welche Diagnose vermuten Sie?

Teleangektasien auf beiden Stimmlippen

Funktionelle Phonationsverdickungen, möglicherweise infolge einer funktionellen Dysphonie mit hyperfunktioneller Symptomatik

◨ **Abb. 21.7** (*Fortsetzung*) Lösung zu Übungsbeispiel 7

21.9   Lösung zu Übungsbeispiel 8 ◘ Abb. 21.8

Stimmdiagnostik – Ein Leitfaden für die Praxis		
Lösungen	Übungsbeispiel 8	Seite 1

Patient:
Männlich, 49 Jahre

Auditive Stimmklangbeurteilung:
Beurteilen Sie den Stimmklang (CD Track 20)
R 1 B 0 H 1

Phonationsquotient:
Berechnen Sie den Phonationsquotienten, wie ist dieser Wert zu bewerten?

Vitalkapazität	4.500 ml	
Tonhaltedauer auf /a:/	34 s	
PQ =	132 ml/s	☑ normal ☐ pathologisch

Stimmfeldmessung:
Besteht bei dem Patienten beim Singen:
☑ ein Pianoverlust
☐ ein Forteverlus
☐ keines von beiden

Wurde die Rufstimme (blau) bzw. die laute Singstimme Ihrer Meinung nach regelrecht gesteigert?
☐ nein, da die Schalldruckpegel keine 90 dB erreichen
☐ nein, da sie völlig unterschiedliche maximale Schalldruckpegelerreichen
☑ ja, beide erreichen etwa gleiche maximale Schalldruckpegel von über 90 dB

Was schlussfolgern Sie beim Vergleich zwischen unterer Tonhöhenumfangsgrenze beim Singen und leiser Sprechstimme (schwarz)?
☐ die leise Sprechstimme liegt physiologisch im unteren Drittel des Tonhöhenumfanges
☑ die leise Sprechstimme liegt außerhalb des Singstimmfeldes, dieser Befund ist pathologisch

◘ Abb. 21.8 Lösung zu Übungsbeispiel 8

21.10 Lösung zu Übungsbeispiel 9 ◘ Abb. 21.9

Stimmdiagnostik – Ein Leitfaden für die Praxis

Lösungen	Übungsbeispiel 9	Seite 1

Patient:

Weiblich, 52 Jahre

Auditive Stimmklangbeurteilung:

Beurteilen Sie den Stimmklang der Patientin (CD Track 21), mit dem sich die Patientin erstmalig vorstellte. Beurteilen Sie den Stimmklang nach phonochirurgischer Intervention (CD-Track 22).

CD-Track 21 (vor Therapie):   R 2 B 1 H 2

CD-Track 22 (nach Therapie):   R 1 B 0 H 1

Laryngostroboskopie:

Wie würden Sie den Befund bewerten?

☐ keine morphologischen Veränderungen erkennbar

☑ morphologische Veränderungen im membranösen Anteil der rechten Stimmlippe

☐ morphologische Veränderungen im kartilaginären Anteil der rechten Stimmlippe

Stimmfeldmessung:

Bei welcher mittleren Frequenz findet sich die leise Sprechstimme der Patientin?

Notenname d	Frequenzangabe 147 Hz (siehe Anhang 4)

Ist diese Frequenz im Vergleich zur weiblichen Indifferenzlage:

☐ physiologisch

☐ eher hoch

☑ eher tief

Bewerten Sie die Leistungen der Singstimme im Vergleich zur Rufstimme. Würden Sie meinen, dass die Patientin die physiologische Grenze des oberen Tonumfangs erreicht hat?

☐ ja

☑ nein

Bewerten Sie die Leistungen der Singstimme. War die Patientin in der Lage; Töne im Kopfregister zu singen?

☐ ja

☑ nein

Diagnose:

Welche Diagnose vermuten Sie?

Reinke-Ödem rechts

◘ **Abb. 21.9** Lösung zu Übungsbeispiel 9

21.11 Lösung zu Übungsbeispiel 10 ◘ Abb. 21.10

Stimmdiagnostik – Ein Leitfaden für die Praxis		
Lösungen	**Übungsbeispiel 10**	**Seite 1**

Patient:

Männlich, 38 Jahre

Auditive Stimmklangbeurteilung:

Beurteilen Sie den Stimmklang des Patienten vor logopädischer Therapie (CD-Track 23) und nach logopädischer Therapie (CD-Track 24).

CD-Track 23 (vor Therapie):   R 2 B 0 H 2

CD-Track 24 (nach Therapie):   R 0 B 0 H 0

Laryngostroboskopie:

Welcher Befund fällt Ihnen auf?

Rinnenbildung am freien Stimmlippenrand (Sulcus vocalis)

Stimmfeldmessung:

Wie bewerten Sie folgende Kriterien der stimmlichen Leistungsfähigkeit des Patienten?

leise Sprechstimmlage (blau)	☐ „normal" laut ☑ etwas zu laut ☐ zu leise
Rufstimme (schwarz)	☑ „normal" laut mit SPLmax > 90 dB ☐ zu leise mit SPLmax < 90 dB
Schalldruckpegel der Singstimme (grün)	☐ normal ☑ Pianoverlust ☐ Fortverlust

Diagnose?

Welche Verdachtsdiagnose würde Sie stellen?

Sulcus vocalis

◘ **Abb. 21.10** Lösung zu Übungsbeispiel 10

Serviceteil

A Anhang – 320

Literatur – 327

Stichwortverzeichnis – 334

B. Schneider-Stickler, W. Bigenzahn, *Stimmdiagnostik*,
DOI 10.1007/978-3-7091-1480-3, © Springer-Verlag Wien 2013

A Anhang

A.1 Anhang 1

- **Standardtext „Der Nordwind und die Sonne" (Fabel von Aesop)**

Einst stritten sich Nordwind und Sonne, wer von ihnen beiden wohl der Stärkere wäre, als ein Wanderer, der in einen warmen Mantel gehüllt war, des Weges kam. Sie wurden einig, dass derjenige für den Stärkeren gelten sollte, der den Wanderer zwingen würde, seinen Mantel abzunehmen. Der Nordwind blies mit aller Macht, aber je mehr er blies, desto fester hüllte sich der Wanderer in seinen Mantel ein. Endlich gab der Nordwind den Kampf auf. Nun erwärmte die Sonne die Luft mit ihren freundlichen Strahlen und schon nach wenigen Augenblicken zog der Wanderer seinen Mantel aus. Da musste der Nordwind zugeben, dass die Sonne von ihnen beiden der Stärkere war.

A.2 Anhang 2

Voice Handicap Index (VHI) in deutscher Fassung ◼ Abb. A.1.

A.3 Anhang 3

- **Stimmklangbeispiele für ausgewählte Patientenbeispiele**

Die dem Lehrbuch beigelegte CD enthält Stimmbeispiele von Patienten mit verschiedenen Stimmerkrankungen. Einige Tracks ergänzen die im Text dargestellten Patientenbeispiele durch Stimmbeispiele mit entsprechenden auditiven Stimmklangbeurteilungen nach dem RBH-System. Andere Tracks wurden für das selbständige Üben der RBH-Beurteilung im Rahmen der Übungsbeispiele zusammengestellt. Die jeweilige Bewertung ist nicht nur in nachfolgender Tabelle ◼ Tab. A.1, sondern auch in den Lösungsvorgaben für die Übungsbeispiele enthalten.

Sämtliche Stimmbeispiele wurden in Gruppenhörversuchen der Mitarbeiter der Klinischen Abteilung Phoniatrie-Logopädie der Univ.HNO-Klinik Wien bewertet. Es wurden die Mittelwerte (MW) berechnet und auf ganze Zahlen gerundet.

A.4 Anhang 4

Halbtonstufen entsprechend der Klaviertastatur (Tastatur mit grauen und weißen Abstufungen symbolisiert) mit Angabe der deutschen Notennamen und Frequenz (in Hz) sowie den in den meisten Stimmfeldmessungen verwendeten Halbtonstufen ◼ Abb. A.2.

	niemals	fast nie	manchmal	fast immer	immer
1. Aufgrund meiner Stimme können mich andere nur schwer hören.	O (0)	O (1)	O (2)	O (3)	O (4)
2. In einem Raum mit Störgeräuschen werde ich von anderen nur schwer verstanden.	O (0)	O (1)	O (2)	O (3)	O (4)
3. Meine Familie hat Schwierigkeiten, mich zu hören, wenn ich im Hause nach ihr rufe.	O (0)	O (1)	O (2)	O (3)	O (4)
4. Ich benutze das Telefon seltener, als ich es gerne tun würde.	O (0)	O (1)	O (2)	O (3)	O (4)
5. Aufgrund meiner Stimmstörung tendiere ich dazu, Gruppenveranstaltungen zu meiden.	O (0)	O (1)	O (2)	O (3)	O (4)
6. Aufgrund meiner Stimmstörung unterhalte ich mich seltener mit Freunden, Nachbarn oder Verwandten.	O (0)	O (1)	O (2)	O (3)	O (4)
7. Ich werde gebeten, mich zu wiederholen, wenn ich mich direkt mit jemandem unterhalte.	O (0)	O (1)	O (2)	O (3)	O (4)
8. Meine Stimmstörung schränkt mein privates und soziales Leben ein.	O (0)	O (1)	O (2)	O (3)	O (4)
9. Ich fühle mich von Unterhaltungen aufgrund meiner Stimme ausgeschlossen.	O (0)	O (1)	O (2)	O (3)	O (4)
10. Aufgrund meiner Stimmstörung verdiene ich weniger Geld, als ich sonst verdienen würde.	O (0)	O (1)	O (2)	O (3)	O (4)
11. Ich werde kurzatmig, wenn ich spreche.	O (0)	O (1)	O (2)	O (3)	O (4)
12. Der Klang meiner Stimme verändert sich im Tagesverlauf.	O (0)	O (1)	O (2)	O (3)	O (4)
13. Ich werde von anderen angesprochen, was denn bloß mit meiner Stimme los sei.	O (0)	O (1)	O (2)	O (3)	O (4)
14. Meine Stimme klingt knarrend und trocken.	O (0)	O (1)	O (2)	O (3)	O (4)
15. Ich habe das Gefühl, mich anstrengen zu müssen, wenn ich meine Stimme einsetze.	O (0)	O (1)	O (2)	O (3)	O (4)
16. Bevor ich spreche, kann ich nicht sagen, wie meine Stimme wohl klingen wird.	O (0)	O (1)	O (2)	O (3)	O (4)
17. Ich versuche, meine Stimme zu verändern, um anders zu klingen.	O (0)	O (1)	O (2)	O (3)	O (4)

■ **Abb. A.1** Voice Handicap Index (deutsche Fassung)

	niemals	fast nie	manchmal	fast immer	immer
18. Ich strenge mich sehr an, um zu sprechen.	O (0)	O (1)	O (2)	O (3)	O (4)
19. Meine Stimme ist abends schlechter.	O (0)	O (1)	O (2)	O (3)	O (4)
20. Meine Stimme versagt mir mitten in der Unterhaltung.	O (0)	O (1)	O (2)	O (3)	O (4)
21. Aufgrund meiner Stimme bin ich angespannt, wenn ich mich mit anderen unterhalte.	O (0)	O (1)	O (2)	O (3)	O (4)
22. Meine Stimme scheint andere Menschen zu irritieren.	O (0)	O (1)	O (2)	O (3)	O (4)
23. Ich finde, dass andere Menschen mein Stimmproblem nicht verstehen.	O (0)	O (1)	O (2)	O (3)	O (4)
24. Mein Stimmproblem regt mich auf.	O (0)	O (1)	O (2)	O (3)	O (4)
25. Aufgrund meines Stimmproblems gehe ich seltener aus.	O (0)	O (1)	O (2)	O (3)	O (4)
26. Aufgrund meiner Stimme fühle ich mich behindert.	O (0)	O (1)	O (2)	O (3)	O (4)
27. Ich ärgere mich, wenn ich aufgefordert werde, mich zu wiederholen.	O (0)	O (1)	O (2)	O (3)	O (4)
28. Es ist mir peinlich, wenn ich aufgefordert werde, mich zu wiederholen.	O (0)	O (1)	O (2)	O (3)	O (4)
29. Aufgrund meiner Stimme fühle ich mich "unfähig".	O (0)	O (1)	O (2)	O (3)	O (4)
30. Ich schäme mich für mein Stimmproblem.	O (0)	O (1)	O (2)	O (3)	O (4)

◻ **Abb. A.1** (*Fortsetzung*) Voice Handicap Index (deutsche Fassung)

Tab. A.1 Bewertung der Stimmklangbeispiele

CD-Track	Diagnose	Alter, Geschlecht	R	B	H
1	Chronische Laryngitis	29 Jahre, weiblich	2	2	2
2	Chronische Laryngitis mit Leukoplakien	44 Jahre, männlich	0	0	0
3	Reinke-Ödem vor phonochirurgischer Abtragung	74 Jahre, weiblich	3	2	3
4	Reinke-Ödem nach phonochirurgischer Abtragung		1	2	2
5	Larynxpapillomatose	21 Jahre, weiblich	2	2	2
6	Rekurrensparese links	42 Jahre, männlich	1	2	2
7	Rekurrensparese links vor Thyroplastik	56 Jahre, männlich	2	3	3
8	Rekurrensparese links nach Thyroplastik		1	0	1
9	Dysodie	57 Jahre, weiblich	0	0	0
10	Stimmlippenknötchen vor logopädischer Therapie	38 Jahre, weiblich	1	1	1
11	Stimmlippenknötchen nach logopädischer Therapie		0	0	0
12	Stimmlippenpolyp links	25 Jahre, weiblich	2	1	2
13	Stimmlippenpolyp links vor phonochirurgischer Abtragung	21 Jahre, weiblich	1	2	2
14	Stimmlippenpolyp links nach phonochirurgischer Abtragung		0	0	0
15	Rekurrensparese links	56 Jahre, männlich	3	3	3
16	Stimmlippenknötchen	19 Jahre, weiblich	2	2	2
17	Funktionelle Dysphonie mit hyperfunktioneller Komponente	20 Jahre, weiblich	1	1	1
18	Dysodie	22 Jahre, männlich	0	0	0
19	Larynxpapillomatose	28 Jahre, weiblich	2	2	2
20	Supraglottisch gelegenes Lipom	49 Jahre, männlich	1	0	1
21	Reinke-Ödem vor phonochirurgischer Abtragung	52 Jahre, weiblich	2	1	2
22	Reinke-Ödem nach phonochirurgischer Abtragung		1	0	1
23	Sulcus vocalis vor logopädischer Therapie	38 Jahre, männlich	2	0	2
24	Sulcus vocalis nach logopädischer Therapie		0	0	0
25	Reinke-Ödeme (Aufnahme ausgehaltener Vokale)	55 Jahre, weiblich	1	1	1
26	Reinke-Ödeme	66 Jahre, männlich	3	2	3
27	Glottisches Larynxkarzinom	71 Jahre, männlich,	2	1	2
28	Sulcus vocalis beidseits	62 Jahre, männlich	2	1	2
29	Normale Mutation	14 Jahre, männlich	2	1	2
30	Dysodie	24 Jahre, weiblich	0	0	0
31	Funktionelle Dysphonie bei hyperfunktioneller Stimmgebung mit sekundären funktionellen Phonationsverdickungen	18 Jahre, weiblich	1	0	1

Für Schnitt und Bearbeitung der Stimmbeispiele danken wir Johannes Bigenzahn

Halbtonstufen ab A2 („erster-Ton") bis c⁵	Notennamen	Frequenz in Hz	Halbtonstufe ab A1 (Beginn der x-Skala in den meisten Stimmfeld-messprogrammen) bis zur oberen Messgrenze g³
88	c^5	4186	
87	h^4	3951	
86	ais^4/b^4	3729	
85	a^4	3520	
84	gis^4/ges^4	3322	
83	g^4	3136	
82	fis^4/ges^4	2960	
81	f^4	2794	
80	e^4	2637	
79	dis^4/es^4	2489	
78	d^4	2349	
77	cis^4/des^4	2217	
76	c^4	2093	
75	h^3	1976	
74	ais^3/b^3	1865	
73	a^3	1760	
72	gis^3/as^3	1661	
71	g^3	1568	59
70	fis^3/ges^3	1480	58
69	f^3	1397	57
68	e^3	1319	56
67	dis^3/es^3	1245	55
66	d^3	1175	54
65	cis^3/des^3	1109	53
64	c^3	1047	52
63	h^2	988	51
62	ais^2/b^2	932	50
61	a^2	880	49
60	gis^2/as^2	831	48
59	g^2	784	47
58	fis^2/ges^2	740	46
57	f^2	698	45

◻ **Abb. A.2** Halbtonstufen der Klaviertastatur

Halbtonstufen ab A2 („erster-Ton") bis c⁵	Notennamen	Frequenz in Hz	Halbtonstufe ab A1 (Beginn der x-Skala in den meisten Stimmfeld-messprogrammen) bis zur oberen Messgrenze g³
56	e^2	659	44
55	dis^2/es^2	622	43
54	d^2	587	42
53	cis^2/des^2	554	41
52	c^2	523	40
51	h^1	494	39
50	ais^1/b^1	466	38
49	a^1	440	37
48	gis^1/as^1	415	36
47	g^1	392	35
46	fis^1/ges^1	370	34
45	f^1	349	33
44	e^1	330	32
43	dis^1/es^1	311	31
42	d^1	294	30
41	cis^1/des^1	277	29
40	c^1	262	28
39	h	247	27
38	ais/b	233	26
37	a	220	25
36	gis/as	208	24
35	g	196	23
34	fis/ges	185	22
33	f	175	21
32	e	165	20
31	dis/es	156	19
30	d	147	18
29	cis/des	139	17
28	c	131	16
27	H	123	15
26	Ais/B	117	14
25	A	110	13

◘ **Abb. A.2** (*Fortsetzung*) Halbtonstufen der Klaviertastatur

Halbtonstufen ab A2 („erster-Ton") bis c⁵	Notennamen	Frequenz in Hz	Halbtonstufe ab A1 (Beginn der x-Skala in den meisten Stimmfeld-messprogrammen) bis zur oberen Messgrenze g³
24	Gis/As	104	12
23	G	98	11
22	Fis/Ges	92	10
21	F	87	9
20	E	82	8
19	Dis/es	78	7
18	D	73	6
17	Cis/Des	69	5
16	C	65	4
15	H1	62	3
14	Ais1/B1	58	2
13	A1	55	1
12	Gis1/As1	52	
11	G1	49	
10	Fis1/Ges1	46	
9	F1	44	
8	E1	41	
7	Dis1/Es1	39	
6	D1	37	
5	Cis1/Des1	35	
4	C1	33	
3	H2	31	
2	Ais2/B2	29	
1	A2	28	

◾ **Abb. A.2** (*Fortsetzung*) Halbtonstufen der Klaviertastatur

Literatur

Adelmann W (1999) Bitte nicht so hoch! Anwendbare Kinderstimmumfänge im Vor- und Grundschulalter. Sprache Stimme Gehör 23:163–167

Aderhold E, Wolf E (1997) Sprecherzieherisches Übungsbuch, 10. Aufl. Henschel Verlag, Berlin

Aichinger P, Feichter F, Aichstill B, Bigenzahn W, Schneider-Stickler B (2012) Inter-device reliability of DSI measurement. Logoped Phoniatr Vocol Jun 15. [Epub ahead of print]

Aloia JF, McGowan DM, Vaswani AN, Ross P, Cohn SH (1991) Relationship of menopause to skeletal and muscle mass. Am J Clin Nutr 53:1378–1383

Alves LA, do Carmo Cruz Robazzi ML, Marziale MH, de Felippe AC, da Conceição Romano C (2009) Health disorders and teachers' voices: a workers' health issue. Rev Lat Am Enfermagem 17(4):566–72

American Thoracic Society ATS (1995) Standardization of spirometry. Am J Respir Crit Care Med 152:1107–1136

Arndt HJ, Schäfer A (1994) The width-length quotient of the glottis as a measure of amplitude values. Folia Phoniatr 46:265

Baba M, Natsugoe S, Shimada M, Nakano S, Noguchi Y, Kawachi K, Kusano C, Aikou T (1999) Does hoarseness of voice from recurrent nerve paralysis after esophagectomy for carcinoma influence patient quality of life? J Am Coll Surg 188:231–236

Baken RJ (1992) Electroglottography. J Voice 6:98–110

Barrreto-Munévar DP, Cháux-Ramos OM, Estrada-Rangel MA, Sánchez-Morales J, Moreno-Angarita M, Camargo-Mendoza M (2011) Environmental factors and vocal habits regarding pre-school teachers and functionaries suffering voice disorders. Rev Salud Publica (Bogota) 13(3):410–20

Bele IV. The speaker's formant. J Voice. 2006 Dec;20(4):555–78. Epub 2005 Dec 1.

Berger R (1998) Stimmtauglichkeitsuntersuchungen notwendig oder unwichtig? Sprache Stimme Gehör 22:39–42

de Bermúdez Alvear RM, Barón FJ, Martínez-Arquero AG (2011) School teachers' vocal use, risk factors, and voice disorder prevalence: guidelines to detect teachers with current voice problems. Folia Phoniatr Logop 63(4):209–15 (Epub 2010 Oct 12)

Bistrizki Y, Frank Y (1981) Efficacy of voice and speech training of prospective elementary school teachers. Isr J Speech Hear 10:16–32

Blitzer A, Crumley RL, Dailey SH, Ford CN, Floeter MK, Hillel AD, Hoffmann HT, Ludlow CL, Merati A, Munin MC, Robinson LR, Rosen C, Saxon KG, Sulica L, Thibeault SL, Titze I, Woo P, Woodson GE (2009) Recommendations of the Neurolaryngology Study Group on laryn-geal electromyography. Otolaryngol Head Neck Surg 140(6):782–793 (Epub 2009 Apr 9)

Böhme G (2003) Sprach-, Sprech-, Stimm- und Schluckstörungen, 4. Aufl. Urban Fischer Verlag, München Jena

Böhme G, Gross M (2001) Stroboskopie und andere Verfahren zur Analyse der Stimmlippenschwingungen. Median Verlag von Killich-Horn GmbH,

Böhme G (2003) Sprach-, Sprech-,Stimm- und Schluckstörungen. Bd 1. Urban & Fischer Verlag,

Bouchayer M, Cornut G (1984) Les vergetures des cordes vocales. Rev Laryngol 105:421

Bouchayer M, Cornut G, Witzig E, Loire R, Roch JB, Bastian RW (1985) Epidermoid cysts, sulci, and mucosal bridges of the true vocal cord: a report of 157 cases. Laryngoscope 95(9 Pt 1):1087–1094

Boulet MJ, Oddens BJ (1996) Female voice changes around and after the menopause – an initial investigation. Maturitas 23:15–21

Bové M, Daamen N, Rosen C, Wang CC, Sulica L, Gartner-Schmidt J (2006) Development and validation of the vocal tremor scoring system. Laryngoscope 116(9):1662–7

Bressmann T, Sader R, Whitehill TL, Awan SN, Zeilhofer HF, Horch HH (2000) Nasalance distance and ratio: two new measures. Cleft Palate Craniofac J 37(3):248–256

Broniatowski M, Tucker HM, Nosé Y (1990) The future of electronic pacing in laryngeal rehabilitation. Am J Otolaryngol 11(1):51–62 (Review)

Buchtal F (1959) Electomyography of intrinsic laryngeal electromyography. J Exp Physiol 44:137–148

Calvet J, Malhiac G (1952) Courbes vocals et mue de la voix. J Franc Otorhinolaygol 1:115–124

Casiano RR, Zaveri V, Lundy DS (1992) Efficacy of videostroboscopy in the diagnosis of voice disorders. Otolaryngol Head Neck Surg 107:95–100

Celik O, Boyaci Z, Yelken K, Atespare A, Celebi S, Koca O (2012) Septorhinoplasty with spreader grafts enhances perceived voice quality without affecting acoustic characteristics. J Voice 26(4):493–5 (Epub 2011 May 8)

Childers DG, Krishnamurthy AK (1985) A critical review of electroglottography. Crit Rev Biomed Engin 12:131–161

Coleman R, Mott JB (1978) Fundamental frequency and sound pressure level profiles of young female singers. Folia Phoniatr 30:85–160

Corey JP, Gungor A, Nelson R, Fredberg J, Lai V (1997) A comparison of the nasal cross-sectional areas and volumes obtained with acoustic rhinometry and magnetic resonance imaging. Otolaryngol Head Neck Surg 117(4):349–354

Dalston RM, Warren DW, Dalston ET (1991) Use of nasometry as a diagnostic tool for identifying patients with velopharyngeal impairment. Cleft Palate Craniofac J 28(2):184–8

Damste PH (1988) Disorders of the voice. Textbook of Otolaryngology.

Dang J, Honda K, Suzuki H (1994) Morphological and acoustical analysis of the nasal and the paranasal cavities. J Acoust Soc Am 96(4):2088–100

Dejonckere PH, Bradley P, Clemente P, Cornut G, Crevier-Buchman L, Friedrich G, van de Heyning P, Remacle M, Woissard V (2001) A basic protocol for functional assessment of voice pathology, especially for evaluation of efficacy of (phonosurgical) treatments and evaluating new assessment techniques. Eur Arch Otorhinolaryngol 258:77–82

Dejonckere PH, Obbens C, de Moor GM, Wieneke GH (1993) Perceptual evaluation of dysphonia: rehability and relevance. Folia Phoniatr 45:76–83

Dejonckere PH, Remacle M, Fresnel-Elbaz E, Woisard V, Crevier-Buchman LC, Millet B (1996) Differentiated perceptual evaluation of pathological voice quality: reliability and correlations with acoustic measurements. Rev Laryngol Otol Rhinol 114:219–224

Dikkers FG, Nikkels PG (1995) Benign lesions of the vocal folds: histopathology and phonotrauma. Ann Otol Rhinol Laryngol 104:698–703

Dikkers FG, Nikkels PG (1999) Lamina propria of the mucosa of benign lesions of the vocal folds. Laryngoscope 109:1684–1689

Echternach M, Mencke T, Richter B, Reber A (2011) Laryngeal alterations following endotracheal intubation and use of larynx masks. HNO 59(5):485–98 (Article in German)

Eckel FC, Boone D (1981) The s/z-ratio as an indicator of laryngeal pathology. J Speech Hear Disord 46:147–149

Eckerbom B, Lindholm CE, Alexopoulos C (1986) Airway lesions caused by prolonged intubation with standard and with anatomically shaped tracheal tubes. A post-mortem study. Acta Anaesthesiol Scand 39:366–373

Elias ME, Sataloff RT, Rosen DC, Heuer RJ, Spiegel JR (1997) Normal strobovideolaryngoscopy: Variability in healthy singers. J Voice 11:104–107

Eysholdt U, Rosanowski F, Hoppe U (2003) Messung und Interpretation von irregulären Stimmlippenschwingungen. HNO 51:710–716

Faaborg-Andersen K (1957) Electromyographic investigation of intrinsic laryngeal muscles in humans. Acta Physiol 41:1–149

Faborg-Andersen K, Buchtal F (1956) Action potentials from internal laryngeal muscles during phoniation. Nature 177:340–341

Fabre P (1957) Un procédé électrique percutané d'inscription de l'accolement glottique au cours de la phonation: glottographie de haute fréquence; premiers résultats. Bull Acad Nat Med 141:66–69

Fant G (1960) Acoustic theory of speech production. 'sGravenhage, Mouton

Farnsworth DW (1940) High-speed motion pictures of the human vocal cords. Bell Telephone Records 18:203–208

Feldmann (1994) Das Gutachten des Hals-Nasen-Ohren-Arztes, 3. Aufl. Thieme, Stuttgart, New York

Filaire M, Mom T, Laurent S, Harouna Y, Naamee A, Vallet L, Normand B, Escande G (2001) Vocal cord dysfunction after left lung resection for cancer. Eur J Cardiothorac Surg 20:705–711

Fletcher SG (1972) TONAR II: an instrument for use in management of nasality. Ala J Med Sci 9:333–338

Fourcin AJ (1981) Laryngographic assessment of phonatory function; in Ludlow Hart. Proc. Conf. on the Assessment of Vocal Pathology. ASHA Rep 11: 116–127

Frank F, Sparber M (1970) Stimmumfänge bei Erwachsenen aus neuer Sicht. Folia Phoniatr 22:403–412

Friedrich G (1996) Qualitätssicherung in der Phoniatrie. HNO 44:401–416

Friedrich G (1998) Stimmdiagnostik in der Praxis. Logopädie 4:8–15

Friedrich G (2005) Basisprotokoll für die Stimmdiagnostik – Richtlinien der European Laryngological Society (ELS). logoTHEMA 3:17–21

Friedrich G, Bigenzahn W (2001) Phonochirurgie – Moderne stimmverbessernde Kehlkopfchirurgie. Acta Chir Austriaca 33:187–193

Friedrich G, Bigenzahn W, Zorowka P (2000) Phoniatrie und Pädaudiologie, 2. Aufl. Verlag Hans Huber,

Friedrich G, Bigenzahn W, Zorowka P (2005) Phoniatrie-Pädaudiologie, 3. Aufl. Verlag Hans Huber, Bern

Friedrich G, Kainz J, Anderhuber F (1988) Der Einfluss der Schildknorpelkonfiguration auf Asymmetrien des dorsalen Kehlkopfeingangspfeilers und deren Bedeutung für die Stimmfunktion. HNO 36:241–250

Friedrich G, Kainz J, Freidl W (1993) Zur funktionellen Struktur der menschlichen Stimmlippe. Laryngo Rhino Otol 72:215–224

Fröhlich M, Michaelis D, Kruse E (1998) Objektive Beschreibung der Stimmgüte unter Verwendung des Heiserkeits-Diagramms. HNO 46:684–689

Frokjaer-Jensen B, Prutz S (1976) Registration of voice quality. Brüel Kjaer Tech Rev

Fuchs M, Meuret S, Geister D, Pfohl W, Thiel S, Dietz A, et al. Empirical criteria for establishing a classification of singing activity in children and adolescents. J Voice 2007 Nov 19; [Epub ahead of print].

Gall V, Gall D, Hanson J (1971) Larynx-Fotokymographie. Arch Ohr Nas Kehlk Heilkd 200:34–41

Gilbert H, Weismer G (1974) The effect of smoking on the speaking fundamental frequency of adult women. J Psycholing Res 3:225–231

Gildersleeve-Neumann CE, Dalston RM (2001) Nasalance scores in noncleft individuals: why not zero? Cleft Palate Craniofac J 38(2):106–11

Goldhan W (1980) Kennzeichen der Sängerstimme. VEB Deutscher Verlag für Musik, Leipzig

Gugatschka M, Rechenmacher J, Chibidziura J, Friedrich G (2007) [Comparability and conversion of Stimmstörungsindex (SSI) and Voice Handicap Index (VHI)]. [Article in German]. Laryngorhinootologie 86(11):785–8. Epub 2007 Jul 12

Hajek M (1891) Anatomische Untersuchungen über das Larynxödem. Langenbecks Arch klin Chir 42:46–93

Hammarberg B, Frizell B, Gauffin J, Sundberg J, Wedin L (1980) Perceptual and acoustic correlates of abnormal voice quality. Acta otolaryngol 90:441–451

Hartman E, von Cramon D (1984) Acoustic measurement of voice quality in central dysphonia. J Commun Disord 17:425–440

Heylen L, Wuyts FL, Mertens F, De Bodt M, Van de Heyning (2002) Normative voice range profiles of male and female professional voice users. J Voice 16(1):1–7

Hillmann RE, Holmberg EB, Perkell JS, Walsh M, Vaughan C (1990) Phonatory function associated with hyperfunctionally related vocal fold lesions. J Voice 4:52–63

Hirano (1989) Objective evaluation of the human voice. Folia Phoniatr 41:89–144

Hirano M (1981) Clinical examination of voice. Springer Verlag, New York

Hirano M et al (1992) Stroboscopic examination of the normal larynx. In: Blitzer A, Brian MF, Sasaki CT (Hrsg) Neurologic disorders of the larynx. Thieme Verlag, New York, S 135

Hobbs CG, Sterne JA, Bailey M, Heyderman RS, Birchall MA, Thomas SJ (2006) Human papillomavirus and head and neck cancer: a systematic review and meta-analysis. Clin Otolaryngol 31(4):259–66

Hocevar-Boltezar I (2009) Prevalence and risk factors for voice problems in priests. Wien Klin Wochenschr 121(7-8):276–81

Hogikyan ND, Sethuraman G (1999) Validation of an instrument to measure voice-related quality of life (V-RQOL). J Voice 13:557–569

Holmberg EB, Doyle P, Perkell JS, Hammarberg B, Hillman RE (2003) Aerodynamic and acoustic voice mearsurements of patients with vocal nodules: variation in baseline and changes across voice therapy. J Voice 17:269–282

Hong KH et al (1997) The assessment of nasality with a nasometer and sound spectrography in patients with nasal polyposis. Otolaryngol Head Neck Surg 117(4):343–348

Horii Y (1979) Fundamental frequency perturbation observed in sustained phonation. J Speech Hear Res 22:5–19

Horii Y (1980) Vocal shimmer in sustained phonation. J Speech Hear Res 23:202–209

Hosemann W (1998) Influence of endoscopic sinus surgery on voice quality. Eur Arch Otorhinolaryngol 255:499–503

Hulscher JBF, van Sandick JW, Devriese PP, van Lanschot JJB, Obertop H (1999) Vocal cord paralysis after subtotal oesophagectomy. Br J Surg 86:1583–1586

Iwata S, von Leden H (1970) Phonation quotient in patients with laryngeal diseases. Folia Phoniatr 22:117–128

Jacobson BH, Johnson A, Grywalski C, Silbergleit A, Jacobson G, Benninger MS, Newman CW (1997) Voice Handicap Index (VHI): Development and validation. Am J Speech Lang Pathol 6:66–70

John A, Sell D, Sweeney T, Harding-Bell A, Williams A (2006) The cleft audit protocol for speech-augmented: A validated and reliable measure for auditing cleft speech. Cleft Palate Craniofac J 43(3):272–288

Jotz GP, Cervantes O, Abrahão M, Settanni FAP, de Carrara Angelis E (2002) Noise-to-harmonics ratio as an acoustic measure of voice disorders in boys. J Voice 16:28–31

Kang BH, Hsiung MW, Wang HW (2005) Possible involvment of nitric oxide and peroxynitrite in the pathogenesis of human vocal fold polyps and nodules. Eur Arch Otorhinolaryngol 262:72–76

Karnell MP (1995) Nasometric discrimination of hypernasality and turbulent nasal airflow. Cleft Palate Craniofac J 32(2):145–148

Kasuya H, Ogawa S, Kikuchi Y (1986) An adaptive comb filtering method as applied to acoustic analysis of pathological voice. ICASSP 86, Tokyo: 669–672

Keilmann A, Biermann G, Hörmann K (1997) CO2-Laser versus konventionelle Mikrolaryngoskopie bei gutartigen Veränderungen der Stimmlippe. Laryng Rhino Otol 76:484–489

Keilmann A, Scharfenberger M (2002/2003) Eignen sich Hochgeschwindigkeitsaufnahmen der Stimmlippen zur routinemäßigen Beurteilung des Stimmeinsatzes? In: Aktuelle phoniatrisch pädaudiologische Aspekte, Median Verlag Heiselberg, 37–40

Kitzing P, Akerlund L (1993) Long-term average spectrograms of dysphonic voice before and after therapy. Folia Phoniatr 45:53–61

Kleinsasser O (1987) Tumoren des Larynx und Hypopharynx. Thieme, Stuttgart

Kleinsasser O (1991) Mikrolaryngoskopie und endolaryngeale Mikrochirurgie. Schattauer, Stuttgart New York

Klingholz F (1987) The measurement of the signal-to-noise-ratio (SNR) in continuous speech. Speech Communication 6:15–26

Kocak I, Aslan G, Dogan M, Comunoglu N (2010) Vocal fold bridge: a complication of a sulcus cyst surgery. J Voice 24:240–241

Koda J, Ludlow CL (1992) An evaluation of laryngeal muscle activation in patients with vocal tremor. Otolaryngology&Head and Neck. Surgery 107(5):684–696

Koike Y, Takahashi H, Calcaterra TC (1977) Acoustic measures for detecting laryngeal pathology. Acta Otolaryngol 84:105–117

Koufman J, Isaacson G (1991) Voice disorders. The Otorhinolaryngologic Clinics of North America. Saunders, Philadelphia

Kramer H, Pérez Álvarez JC, Hacki T (1999) Stimmleistungscharakterisierende Kurventypen im Stimmbelastungstest. In: Gross M (Hrsg) Aktuelle phoniatrisch-pädaudiologische Aspekte. Bd 6. Median Verlag von Killisch-Horn GmbH, Heidelberg, S 75–79

Kramme R (2011) Medizintechnik, 4. Aufl. Springer Verlag, (Vollständig überarbeitete und erweiterte Auflage)

Kramme R () Medizintechnik: Verfahren – Systeme – Informationsverarbeitung, 4. Aufl. Springer Verlag,

Kruse E (1991) Funktionale Stimmtherapie – therapeutisch-konzeptionelle Konsequenz der laryngealen Doppelventilfunktion. Sprache Stimme Gehör 15:127–134

Kruse E (2004) Systematik und Klinik laryngealer Innervationsstörungen. In: Aktuelle phoniatrisch-pädaudiologische Aspekte. Verlag videel OHG, Niebüll

Ladefoged P, McKinney NP (1963) Loudness, sound pressure and subglottal pressure in speech. J Acoust Soc Am 35:454–460

Laver (1981) aus http://www.informatik.uni-frankfurt.de/~ifb/exphon/ss95/analyv_1.html)

Lazarus H, Sust Ch, Steckel R, Kulka M, Kurtz P (2007) Akustische Grundlagen sprachlicher Kommunikation. Springer Verlag, Berlin Heidelberg

Leino T, Laukkanen AM, Radolf V (2011) Formation of the actor's/speaker's formant: a study applying spectrum analysis and computer modeling. J Voice 25(2):150–8 (Epub 2010 Apr 24)

Lieberman P (1961) Perturbation in vocal pitch. J Acoust Soc 33:597–603

Lieberman P (1963) Some acoustic measures of the fundamental periodicity of normal and pathologic larynges. J Acoust Soc Am 35:344–353

Linville SE (1987) Maximum phonational frequency range capabilities of women's voices with advancing age. Folia Phoniatr 39:297–301

Luchsinger R, Arndt GE (1970) Die Stimme und ihre Störungen, 3. Aufl. Springer Verlag, Wien New York (Band 1 und 2)

Ludlow CL, Bassich CJ, Connor NP, Coulter DC, Lee YJ (1987) The validity of using phonatory jitter and shimmer to detect laryngeal pathology. In: Baer, Sasaki, Harris (Hrsg) Laryngeal function in phonation and respiration. College-Hill, San Diego

Lundy DS, Casiano RR, Sullivan PA, Roy S, Xue JW (1999) Incidence of abnormal laryngeal findings in asymptomatic singing students. Otolaryngol Head Neck Surg 121:69–77

Maasz M, Keschmann L (1999) Beruf: Lehrer, Diagnose: Dysphonie. (Diplomarbeit an der Akademie für den logopädisch-phoniatrisch-audiologischen Dienst des AKH Wien)

Marcotullio D, Magliulo G, Pietrunti S, Suriano M (2002) Exudative laryngeal disease of Reinke's space: A clinicohistopathological framing. J Otolaryngol 31:376–38084

Martins RH, Tavares EL, Fabro AT, Martins MG, Dias NH (2012) Mucosal bridge of the vocal fold: difficulties in the diagnosis and treatment. J Voice 26(1):127–31 (Epub 2011 Feb 25)

Master S, De Biase N, Chiari BM, Laukkanen AM (2008) Acoustic and perceptual analyses of Brazilian male actors' and nonactors' voices: long-term average spectrum and the "actor's formant". J Voice 22(2):146–54 (Epub 2006 Nov 28)

Master S, De Biase NG, Madureira S (2012) What about the "actor's formant" in actresses' voices? J Voice 26(3):e117–22 (Epub 2011 Mar 3)

McAllister A, Sederholm E, Sundberg J, Gramming P (1994) Relations between voice range profile and physiological and perceptual voice characteristics in ten-year-old children. J Voice 8(3):230–239

Mehrabian A, Ferris SR (1967) Inference of Attitude from Nonverbal Communication in Two Channels. In: The Journal of Counselling. Psychology 31:248–252

Mendoza E, Muñoz, Valencia, Naranjo N, Trujillo H (1996) Differences in voice quality between men and women: use of the long-term average spectrum (LTAS). J Voice 10:59–66

Michaelis D, Gramss T, Strube HW (1995) Glottal-to-noise excition ratio – a new measure for describing pathological voices. Acta Acoustica 81:700–706

Mlynski G, Beule A (2008) Diagnostic methods of nasal respiratory function. HNO 56(1):81–99 (Article in German)

Nawka T, Anders LC, Cebulla M, Zurakowski D (1997) The speaker's formant in male voices. J Voice 11(4):422–8

Nawka T, Evans R (2005) RBH–Training und Diagnostik. WEVOS Verlag,

Nawka T, Gonnermann U (2003) Stimmstörungsindex (SSI). In: Gross M (Hrsg) Aktuelle phoniatrisch-pädaudiologische Aspekte. Median Verlag, , S 375–379

Nawka T, Hosemann W (2005) Gestörte Stimme-Chirurgische Verfahren. Laryng Rhin Otol 84:S201–S212

Nawka T, Wiesmann U, Gonnermann U (2003) Validierung des Voice Handicap Index (VHI) in der deutschen Fassung. HNO 51:921–929

Ng ML, Gilbert HR, Lerman JW (1997) Some aerodynamic and acoustic characteristics of acute laryngitis. J Voice 11:356–363

Orlikoff RF, Baken JR (1990) Consideration of the relationship between the fundamental frequency of phonation and vocal jitter. Folia Phoniatr 42:31–40

Orringer MB, Marshall B, Iannettoni MD (2001) Transhiatal esophagectomy for treatment of benign and malignant esophageal disease. World J Surg 25:196–203

Pascher W, Spehr WE, Giffhorn A, Hansen J, Homoth R, Knipp P (1976) Larynxasymmetrie. Überlegungen zur Ätiologie und Pathogenese. In: Loebell E (Hrsg) 16. International Congress of Logopaedics and Phoniatrics. Karger, Basel

Patel NJ, Jorgensen C, Kuhn J, Merati AL (2004) Concurrent laryngeal abnormalities in patients with paradoxical vocal cord dysfunction. Otolaryngol Head Neck Surg 139:686–689

Pierie JP, Goedegebuure S, Schuerman FABA, Leguit P (2000) Relation between functional dysphagia and vocal cord palsy after transhiatal oesophagectomy. Eur J Surg 166:207–209

Plant RL (2005) Aerodynamics of the human larynx during vocal fold vibration. Laryngoscope 115:2087–2100

Pontes PL, Behlau M, Goncalves MI (1994) Minimal structural alterations (MSA)of the larynx: basic considerations. Acta AWHO 13:2–6

Prades JM, Dumollard JM, Duband S, Timoshenko A, Richard C, Dubois MD, Martin C, Peoch M (2010) Lamina propria of the human vocal fold: histomorphometric study of collagen fibers. Surg Radiol Anat 32(4):377–82 (Epub 2009 Oct 20)

Probst R, Grevers G, Iro H (2004) Hals-Nasen-Ohren-Heilkunde, 2. Aufl. Georg Thieme Verlag, Stuttgart/New York

Qunjer P, Tammeling GJ, Cotes JE, Pedersen O, Peslin R, Yernault J (1993) Lung volumes and forced ventilatory flows. Report of a working party. Standardization of lung function tests, European Community of Steel and Coal. Official Statement of the European Respiratory Society. Eur Respir 16:s5–s40 (Suppl)

Raabe J, Pascher W (1999) Das Reinke-Ödem: Eine Untersuchung zu Fragen der Ätiologie, der Prognose und der Wirksamkeit therapeutischer Interventionen. Laryng Rhin Otol 78:97–102

Rabinov CR, Kreimann J, Gerratt BR, Bielamovic S (1995) Comparing reliability of perceptual ratings of roughness and acoustic measure of jitter. J Speech Hear Res 38:794–811

Randolph GW, Dralle H, International Intraoperative Monitoring Study Group, Abdullah H, Barczynski M, Bellantone R, Brauckhoff M, Carnaille B, Cherenko S, Chiang FY, Dionigi G, Finck C, Hartl D, Kamani D, Lorenz K, Miccolli P, Mihai R, Miyauchi A, Orloff L, Perrier N, Poveda MD, Romanchishen A, Serpell J, Sitges-Serra A, Sloan T, Van Slycke S, Snyder S, Takami H, Volpi E, Woodson G. Electrophysiologic recurrent laryngeal nerve monitoring during thyroid and parathyroid surgery (2011) International standards guideline statement. Laryngoscope 121 Suppl 1:S1–16. Review

Reinke F (1895) Untersuchungen über das menschliche Stimmband. Fortschr Med 13(12):478

Reinke F (1897) Über die funktionelle Struktur der menschlichen Stimmlippe. Anatomische Hefte 9:105–116

Reveiz L et al (2005) Antibiotics for acute laryngitis in adults. Cochrane Database Syst Rev 1: CD004783

Richter B: Biofeedback in der Stimmtherapie: Möglichkeiten und Grenzen. http://www.egms.de/en/meetings/dgpp2004/04dgpp14.shtml

Röcker K (2001) Vitalkapazität. Dtsch Z Sportmed 52:295–296

Rogerson J, Dodd B (2005) Is there an effect of dysphonic teachers' voices on children's processing of spoken language? J Voice 19(1):47–60

Rothenberg M (1981) Some relations between glottal air flow and vocal fold contact area. ASHA Reports 11:88–96

Rothschedl R (2002) Die Stimme im Alter. (Diplomarbeit an der Akademie für den logopädisch-phoniatrisch-audiologischen Dienst des AKH Wien)

Ruben RJ (1999) Redefining the survival of the fittest: communication disorders in the 21st century. Int J Ped Otorhinolaryngol 49:37–38

Russel A, Penny L, Pemberton C (1995) Speaking fundamental frequency changes over time in women: a longitudinal study. J Speech Hear Res 38:101–109

Sataloff RT, Mandel S, Mann EA, Ludlow CL, AAEM Laryngeal Task Force (2003) Laryngeal electromyography: an evidence-based review. Muscle Nerve 28(6):767–72

Saxman J, Burk K (1967) Speaking fundamental frequency characteristics of middle-aged females. Folia Phoniatr 19:167–172

Schade G, Kirchhoff T, Hess M (2005) Geschwindigkeitsmessung der Stimmlippenbewegung. Folia Phoniatr 57:202–215

Schmidt H, Stasche N (2000) Digitale Foto- und Videodokumentation Teil 1. HNO 48:963–971

Schmidt H, Stasche N (2001) Digitale Foto- und Videodokumentation Teil 2. HNO 49:70–81

Schneider B, Bigenzahn W (2002) Ergebnisse videostroboskopischer Untersuchungen an stimmlich beschwerdefreien Bewerbern für Sprechberufe. Laryng Rhin Otol 81:894–899

Schneider B, Bigenzahn W (2003) Influence of glottal closure configuration on vocal efficacy in young euphonic women. J Voice 17:468–480

Schneider B, Bigenzahn W (2004) Vocal risk factors for occupational voice disorders in female teacher students. Eur Arch Otorhinolaryngol 262:272–276

Schneider B, Bigenzahn W (2005) How we do it: Voice therapy to improve vocal constitution and endurance in female student teachers. Clin Otolaryngol 30:66–71

Schneider B, Cecon M, Hanke G, Wehner S, Bigenzahn W (2004) Bedeutung der Stimmkonstitution für die Entstehung von Berufsdysphonien. HNO 52:461–467

Schneider B, Enne R, Cecon M, Diendorfer-Radner G, Wittels P, Bigenzahn W, Johannes B (2005) Towards the influence of vocal constitution and autonomic stress related reactivity on vocal endurance in female teacher students. J Voice [Epub ahead of print]

Schneider B, Seidner W, Wendler J (2002) The relevance of stroboscopy in functional dysphonias. Folia Phoniatr 54:44–54

Schneider B, Seidner W, Wendler J, Bigenzahn W (2001) Quantitative assessment of selected stroboscopic parameters in euphonic voices. Acta Phon Lat 23:281–291

Schneider B, van Trotsenburg M, Hanke G, Bigenzahn W, Huber J (2004) Voice impairment in the menopause. The Menopause 11:151–158

Schneider B, Zumtobel M, Prettenhofer W, Aichstill B, Jocher W (2010) Normative voice range profiles in vocally trained and untrained children aged between 7 and 10 years. J Voice 24(2):153–60 (Epub 2009 Mar 20)

Schönhärl E (1960) Die Stroboskopie in der praktischen Laryngologie. Thieme Verlag, Stuttgart

Schönweiler R, Hess M, Wübbelt P, Ptok M (1999) /2000) Zur Unschärfe der Bewertung heiserer Stimmen: ein auditives oder ein akustisches Problem. Aktuelle phoniatrisch-pädaudiologische Aspekte 7:64–68

Schönweiler R, Wübbelt P, Hess M, Ptok M (2001) Psycho-akustische Skalierung akustischer Stimmklangparameter durch multizentrisch validierte RBH-Bewertung. Laryng Rhin Otol 80:117–122

Schuberth St, Hope U, Döllinger M, Lohscheller J, Eysholdt U (2002) High-precision measurement of the vocal fold length and vibratory amplitudes. Laryngoscope 112:1043–1049

Schultz-Coulon HJ (1980) Die Diagnostik der gestörten Stimmfunktion. Arch Otorhinolaryngol 227:1–169

Schultz-Coulon HJ, Battmer RD (1981) Die quantitative Bewertung des Sängervibratos. Folia Phoniatr 33:1–14

Seidner W, Krüger H, Wernecke KD (1985) Numerische Auswertung spektraler Stimmfelder. Sprache-Stimme-Gehör 9:10–13

Seidner W, Schutte HK (1982) Empfehlung der UEP: Standardisierung Stimmfeldmessung/Phonetographie. HNO-Praxis 7:305–307

Seidner W, Wendler J (1997) Die Sängerstimme, 3. Aufl. Henschel Verlag, Berlin (erweiterte Ausgabe)

Simberg S, Laine A, Sala E, Rönnemaa AM (2000) Prevalence of voice disorders among future teachers. J Voice 14:231–235

Sinard RJ (1998) The aging voice: how to differentiate disease from normal changes. Geriatrics 53:76–79

Snow V, Mottur-Pilson C, Gonzales R (2001) Principles of appropriate use for treatment of non-specific upper respiratory tract infections in adults. Ann Intern Med 134:487–489

Soneghet Santos RP, Behlau M, Habermann W, Friedrich G, Stammberger H (2002) Nasalance Changes After Functional Endoscopic Sinus Surgery. J Voice 16:392–397

Sonninen A (1970) Phoniatric viewpoint on hoarseness. Acta Otolaryngol 263:68–81

Sorensen D, Horii Y (1983) Frequency and amplitude perturbation in the voices of female speakers. J Commun Disord 16:57–61

Stemple JC (1993) Voice therapy: a clinical study. Mosby Year Book, St. Luis

Stemple JC, Glaze LE, Gerdemann BK (1995) Clinical voice pathology. Theory and management. Singular Publishing Group, San Diego

Steurer M, Passler C, Denk DM, Schneider B, Niederle B, Bigenzahn W (2002) Advantages of recurrent laryngeal nerve identification in thyroidectomy and parathyroidectomy and the importance of preoperative and postoperative laryngoscopic examination in more than 1000 nerves at risk. Laryngoscope 112:124–133

Stoicheff M (1981) Speaking fundamental frequency characteristics of non-smoking female adults. J Speech Hear Res 24:437–441

Streim H, Pancocelli-Calzia (1915) Inwieweit Ausmessungen von kymographischen Tonhöhen-Aufnahmen mit der Wirklichkeit übereinstimmen. Vox 25:1–272

Strohner H (2006) Kommunikation-Kognitive Grundlagen und praktische Anwendung, 2. Aufl. Vandenhoeck & Ruprecht GmbH &Co KG, Göttingen

Sundberg J (1997) Die Wissenschaft von der Singstimme. Orpheus Verlag GmbH, Bonn

Sundberg Birch JP, Gümoes B, Stavad H, Prytz S, Karle A (2007) Experimental findings on the nasal tract resonator in singing. J Voice 21:127–137

Sundberg J, Andersson M, Hultquist C (1999) Effects of subglottal pressure variation on professional baritone singers' voice source. J Acoust Soc Am 105:1965–1971

Sundberg J, Titze I, Scherer R (1993) Phonatory control in male singing: a study of the effects of subglottal pressure, fundamental frequency, and mode of phonation on the voice source. J Voice 7:15–29

Svec JG, Granqvist S (2010) Guidelines for selecting microphones for human voice production research. Am J Speech Lang Pathol 19(4):356–68 (Epub 2010 Jul 2)

Swennen GR, Grimaldi H, Upheber J, Kramer FJ, Dempf R (2004) Nasalance measures in German-speaking cleft patients. Source J Craniofac Surg 15(1):158–164

Tanner K, Roy N, Ash A, Buder E (2005) Spectral moments of the long-term average spectrum: sensitive indices of voice change after therapy. J Voice 19:211–222

Tanner K, Roy N, Merrill RM, Sauder C, Houtz DR, Smith ME (2011) Spasmodic dysphonia: onset, course, socioemotional effects, and treatment response. Ann Otol Rhinol Laryngol 120(7):465–73

The American Speech-Language-Hearing Association's (ASHA): Consensus Auditory-Perceptual Evaluation of Voice (CAPE-V)"http://www.asha.org/NR/rdonlyres/3FA67246279B-4DA2-84D8-BEF-CA5D99345/0/22559_1.pdf

Titze IR (1994) Mechanical stress in phonation. J Voice 8:132–145

Titze IR, Sundberg J (2002) Vocal intensity in speakers and singers. J Acoust Soc Am 5:2936–2946

Tsunoda K, Soda Y (1996) Hoarseness as the initial manifestation of systemic lupus erythematosus. J Laryngol Otol 110(5):478–479

Uloza V, Sareris V, Uloziene I (2005) Perceptual and acoustic assessment of voice pathology and the efficacy of endolaryngeal phonomicrosurgery. J Voice 19:138–145

Vilkman E (2000) Voice problems at work: A challenge for occupational safety and health arrangement. Folia Phoniatr 52:120–125

von Leden H (1997) The history of phonosurgery. In: Sataloff RT (Hrsg) Professional voice-the schience and the art of clinical care, 2. Aufl. Singular Publishing Group, San Diego

Waar CH, Damste PH (1968) Het fonetogram. Logop Foniat 40:198–201

Wallis L, Jackson-Menaldi C, Holland W, Giraldo A (2003) Vocal fold nodule vs. vocal fold polyp: Answer from surgical pathologist and voice pathologist point of view. J Voice 18:125–129

Weddel G, Feinstein B, Pattle RE (1944) The electrical activity of voluntary muscle in man under normal and pathological conditions. Brain 67:178–257

Wendler J (1967) Zur Bedeutung der Stimmstärke bei der stroboskopischen Untersuchung. Folia Phoniatr 19:73–88

Wendler J (1992) Stroboscopy. J Voice 6:149–154

Wendler J, Köppen K (1988) Schwingungsmessungen der Stimmlippen: Zur klinischen Relevanz der Stroboskopie. Folia Phoniatr 40:297

Wendler J, Rauhut A, Krüger H (1986) Classification of voice qualities. J Phonet 14:483–488

Wendler J, Seidner W, Eysholdt U (2005) Lehrbuch der Phoniatrie-Pädaudiologie, 4. Aufl. Georg Thieme Verlag, Stuttgart New York

Williams NR (2003) Occupational groups at risk of voice disorders: a review of the literature. Occup Med (Lond) 53(7):456–60

Wolf SR (2000) Electrophysiological diagnosis of the caudal cranial nerves. Laryngorhinootologie 79(12):792–802 (Review. German)

Wuyts FL, De Bodt MS, Molenberghs G, Remarcle M, Heylen L, Millet B, Van Lierde K, Raes J, Van de Heyninhg

PH (2004) The dysphonia severity index: an objective measure of vocal quality based on a multiparametric approach. J Speech Lang Hear Res 43:796–809

Wuyts FL, Heylen L, Mertens F, du Caju M, Rooman R, van den Heyning PH, de Bodt M (2003) Effects of age, sex, and disorder on voice range profile characteristics of 230 children. Ann Otol Rhinol Laryngol 112:540–548

Xue Q, Wang H, Wang J (2010) Recurrent respiratory papillomatosis: an overview. Eur J Clin Microbiol Infect Dis 29(9):1051–4 (Epub 2010 May 28)

Yang A, Berry DA, Kaltenbacher M, Döllinger M (2012) Three-dimensional biomechanical properties of human vocal folds: parameter optimization of a numerical model to match in vitro dynamics. J Acoust Soc Am 131(2):1378–90

Yang A, Stingl M, Berry DA, Lohscheller J, Voigt D, Eysholdt U, Dollinger M (2011) Computation of physiological human vocal fold parameters by mathematical optimization of a biomechanical model. J Acoust Soc Am 130(2):948–64

Ylitalo R, Heimburger M, Lindestad PA (2003) Vocal fold deposits in autoimmune disease – an unusual cause of hoarseness. Clin Otolaryngol 28(5):446–450

Yumoto E, Gould WJ, Baer T (1982) Harmonics-to-noise ratio as an index of the degree of hoarseness. J Acoust Soc Am 71:1544–1550

Yumoto E, Sasaki Y, Okamura H (1984) Harmonics-to-noise ratio and psychophysical measurement of the degree of hoarseness. J Speech Hear Res 27:2–6

Zealear DL, Dedo HH (1977) Control of paralysed axial muscles by electrical stimulation. Acta Otolaryngol 83(5–6):514–27

Zumtobel M, End A, Bigenahn W, Klepetko W, Schneider B (2006) Reduced quality of life after thoracic surgery for unilateral vocal cord paralysis. Chirurg 30:1586–1591

Stichwortverzeichnis

A

Abtastrate   140
Akustik   60
Akzent
– dynamischer   108
– melodischer   107
Amyloidose   194
Ansatzraum   35
– Resonanz- und Filterfunkti-
  on   35
Antiformant   36
Aphonie   10
Artikulation   38
Artikulationsarten   38
Artikulationsort   38
Atemfunktionsparameter   68
Atemwegswiderstand   71
Atemzugvolumen   68

B

Bamboo nodes   194
Behauchtheit   130, 131
Berufsdysphonie   6, 12, 243
Biofeedback   22
Bodyplethysmographie   70
– Ablauf   71
Brechung
– Schall   27
Breitbandspektrogramm   154

C

CAPE-V   132
Cepstrumanalyse   159

D

Diplophonie
– stroboskopische Objektivie-
  rung   95
Druck
– subglottischer   77
DSI   172
Dysodie   244
– Stimmfeldmessung   244
Dysphonia Severity Index   172

Dysphonie   10
– funktionelle   12, 240
– hyperfunktionelle   241
– hyperfunktionelle, Untersuchungsbefunde   241
– hypofunktionelle   240
– hypofunktionelle, Untersuchungsbefunde   240
– organische   11
– spasmodische   235
Dysphonie-Index   172
Dystonie
– Untersuchungsbefunde   237
Dystonien   235

E

Echo   28
Elektroglottographie   102
Elektromyographie Larynx   164
– Einsatzgebiete   164
– Elektroden   165
– Untersuchungsbefunde   167
EMG   164
– Reinnervationspotenziale   168
– Spontanaktivität   167
– Willküraktivität   167
Endoskope
– Aufbereitung   87
– flexible   84
– starre   83
Endoskopie
– Befunddokumentation   86
Entzündungen
– laryngeale   181
Epiglottitis   181
Euphonie   10
European Laryngological Society
– Basisprotokoll   63
Explosionsschall   155

F

Falsett   55
Fast-Fourier Transformation   150
FITC. Siehe Fluoresceinisothiocy-
  anat
Flow   68
Formant   36
Formanttuning   53
Fourier-Analyse   150

Fourier-Synthese   151
Frequenz   24
Fresnel-Huygen-Prinzip   27
Frikationsrauschen   156

G

Ganzkörperplethysmographie   70
Gesangspädagogik   22
Gesprochene Sprache
– akustische Charakteristika   50
Glottal-to-Noise-Excitation-Ra-
  tio   145
Glottisschluss   92
Glottisschlussinsuffizienz   92
GNE   145
Göttinger Heiserkeitsdia-
  gramm   143
GRBAS-Skala   128
– Bewertung   130
– Methodik   129
Grenzfrequenz
– obere   140

H

Hahnenkamm   192
Halligkeit   28
Heiserkeit   128
Hochgeschwindigkeitsvideokine-
  matographie   99
Hochleistungsstimmberufe   7
Hypernasalität   43
Hyperrhinophonie   43
Hypofunktion
– konditionelle   242
– konstitutionelle   12, 242
– stimmliche   20
Hyponasalität   43
Hyporhinophonie   43

I

Impedanzpneumographie   76
Induktionsplethysmographie   76
Intonationsprobleme   53
Intonationssicherheit   53
Intubationsschäden   223
– Einteilung   223
– Untersuchungsbefunde   224

J

Jitter   141
– Berechnung   142

K

Kardinalvokale   40
Kehlkopfklang
– primärer   35
Kehlkopfuntersuchung
– Endoskopie   81
– Inspektion   81
– Palpation   81
Klang   24, 156
Klangfarbe   37
Klimakterium   230
– Stimmveränderungen   230
– Untersuchungsbefunde   231
Kommunikation
– nonverbale   2
– verbale   2
Konsonanten
– Bildung   39
Kontaktgranulom   262
– Untersuchungsbefunde   262
Kontaktulkus   262
Kopfregister   55
Krupp   182
Kymographie   101

L

Lärmheiserkeit   243
Laryngitis
– akute   181
– chronische   184
– rheumatische   194
– Untersuchungsbefunde aku-
  te   182
– Untersuchungsbefunde chroni-
  sche   185
Laryngoskopie
– indirekte   81
Larynxkarzinom   202
– Untersuchungsbefunde   202
Larynxpapillomatose   198
– Untersuchungsbefunde   199
Leukoplakie   195
Linear Predictive Coding   159
Linguistik   3
Logopädie   4
– Stimmdiagnostik   17
Long Term Average Spectrum   159
LPC   159

LTAS   159
Lungenfunktionsdiagnostik
– Referenzwerte   73
Lungenkapazitäten   68

M

MDVP   146
Meerrettichperoxidase. Siehe
  Peroxidase
Messparameter
– akustische   137
Mikrophonauswahl   138
Monochorditis   182
Mucosal Bridge   216
Mukosuktion   188
Multi-Dimensional Voice Pro-
  gram   146
Mutation
– physiologische   225
– Untersuchungsbefunde   226
Mutationsdysphonien   225
Mutatio praecox   225, 228
Mutatio tarda   225

N

Nasalanz   44
Nasale   156
Nasalit
– operative Eingriffe   47
Nasalität   43
– Nasennebenhöhlen   46
– Untersuchungsmöglichkei-
  ten   44
Näsel-Formant   44
Neuromonitoring   164
Nitrocellulose. Siehe Celloidin

O

Oberton
– Definition   35
Obertöne   24
Operationen
– stimmverbessernde   15
Oszillographie   139

P

Papillomatose
– adulte   199
– juvenile   198

Papillome   198
Periode   24
Periodendauer   24
Periodenkorrelation   143
Periodizitätsanalyse   141
Phonation   30
Phonationsquotient   74
Phonationstrauma   8
Phonationsverdickungen   12, 250
– Diagnostik   250
– funktionelle   13, 250
Phonationsvorgang   34
Phoniatrie   4
Phonochirurgie   15
– Definition   16
Phonologie   43
Pneumographie   76
Pneumotachographie   70
Präkanzerosen   195
– Definition   195
– Untersuchungsbefunde   195
Presbyphonie   231
– Untersuchungsbefunde   232
Prosodie   133
Pseudokrupp   182

Q

Qualitätssicherung   10
Quecksilberchlorid. Siehe Sublimat

R

Randödeme   253
Rauigkeit   130
Raumakustik   28
– geometrische   28
RBH-Klassifikation   128
– Bewertung   130
– Methodik   130
Reflexion   27
Refluxlaryngitis   192
– Untersuchungsbefunde   192
Register   55
Registerbruch   111
Reinke-Ödem   187
– Untersuchungsbefunde   187
Reinke-Raum   33, 187
Rekurrensparese   207
– einseitige   210
Reservevolumen
– exspiratorisches   68
– inspiratorisches   68
Residualvolumen   68
Rhinomanometrie   45

Rhinometrie   46
Rhinoresistometrie   46

S

Sängerformant   56
Sängerstimme   52
– Ausbildung   52
Sarkoidose   193
Schall
– stummer   156
Schalldämmung   27
Schalldruck   25, 138
Schalldruckpegel   25
Schalldruckpegelmessung   26
Schalldruckschwingung   24
Schallmessung
– Frequenzbewertung   26
– Zeitbewertung   26
Schallpegel   25
Schallquelle   26
Schauspielerformant   52
Schleimhautbrücken   216
Schmalbandspektrogramm   154
Schneidetechnik. Siehe Mikrotomie
Schreiknötchen   255, 257
Screeninguntersuchungen   19
Septumdeformitäten   45
Shimmer   142
– Berechnung   142
Shutter-Technik   97
Singstimme
– Messparameter   113
Singstimmfeldmessung
– Auswertung   113
– Durchführung   111
– Vergleichswerte   114
Sonagramm   154
Sonagraphie   154
Spektralanalyse   141, 150
Spektrogramm   153
– Heiserkeitsbeurteilung   157
Spirometrie   70
Sprecherformant   52
Sprecherstimme   50
Sprecherziehung
– Grundfähigkeiten   51
Sprechstimme
– Messparameter   108
– Schulung   50
Sprechstimmfeldmessung
– Auswertung   108
– Durchführung   106
– Vergleichswerte   110
SSI   177

Stillstand
– phonatorischer   94
Stimmanalysesoftware   143
Stimmansatzzeit   156
Stimmbelastbarkeit   123
Stimmbelastungstest   122, 269
– Auswahl   125
– Auswertung   123
– Durchführung   122
– Indikationen   126
Stimmberufe   4
Stimmbildungsprogramme   18
Stimmdiagnostik
– Systematik   61
Stimmfeldmessung
– Kinder   114
– Voraussetzungen   106
Stimmklanganalysen
– akutische   137
– Anwendungsbeschrän-
  kung   147
Stimmlagen
– Klassifizierung   57
– männliche   58
– weibliche   58
Stimmlippen   31
– mehrschichtiger Aufbau   32
Stimmlippenfunktion   60
Stimmlippenhämatom   220
– Untersuchungsbefunde   221
Stimmlippenknötchen   13, 255,
  258
– Untersuchungsbefunde   256
Stimmlippenlähmung   206
– Leitsymptome   210
– Untersuchungsbefunde   208
– Ursachen   206
Stimmlippenpolypen   14, 260
– Untersuchungsbefunde   260
– Ursachen   260
Stimmlippenschwingung   33
– Ablauf   33
– Zwei-Massen-Modell   33
Stimmlippenveränderungen   12
– phonationsassoziierte   250
– sekundär organische   250
Stimmlippenzyste   217
– Untersuchungsbefunde   219
Stimmproduktion
– Funktionsbereiche   30
Stimmprofil   111
Stimmschall   24
Stimmsignal
– Darstellung   139
– Signalaufnahme   139
Stimmsignale
– akustische Analyse   140

Stimmstörungen
– Diagnostik   10
– Hauptsymptome   10
– Prävention   17
– Rsikofaktoren   18
– Verlaufsbeurteilung   16
Stimmstörungsbewusstsein   176
Stimmstörungsindex   177
Stimmtauglichkeit   19, 21
– Screening   271
Stimmtauglichkeitsuntersuchung
– Inhalte   20
Stimmtauglichkeitsuntersuchun-
  gen   266
Stimmtrainingsprogramm   18
Stimmtremor   234
– Untersuchungsbefunde   235
Stroboskopie   60
– Anwendungsbeschränkung   98
– Anwendungsgrenzen   89
– Auswertung   90
– geometrische Merkmale   91
– Gerätetechnik   89
– klinische Anwendung   94
– Prinzip   88
– Quantifizierung   96
– zeitabgängige Merkmale   93
Sulcus glottidis   214
Sulcus vocalis   214
– Untersuchungsbefunde   214
Synkinese   168
s / z-Ratio   75
– Messung   75

T

Tauglichkeitsbeurteilung
– phoniatrische   20
Tauglichkeitsuntersuchung
– stimmliche   19
Teleangiektasie   220
Testikuläre Feminisierung   227
Timbre   54
Tonhaltedauer
– maximale   74
– verkürzte   74
Tremolo   56
TRITC. Siehe Tetramethylrhodamin-
  isothiocyanat

U

Untersuchung
– stroboskopische   89

V

Vasektasie   220
VHI   176
Vibrato   56
Videostrobokymographie   98
Visuelle Analogskala   176
Vitalkapazität   68
– Messung   70
Vocal Fold Mucosal Bridge   216
Voice Handicap Index   176
Voice-related Quality of Life   177
Voice Tremor   234
Vokalausgleich   53
Vokale
– Bildung   39
Vokalviereck   40
V-RQOL   177

W

Wegener-Granulomatose   194
Wellenlänge   25